Fuß und Bein

ihre Erkrankungen und deren Behandlung

Ein Lehrbuch

Von

Professor Dr. med. **Georg Hohmann**

Direktor der Orthopädischen Universitäts-Klinik Frankfurt a. M.

Dritte Auflage

Mit 405 Abbildungen. VII, 462 Seiten. 1939

RM 26.70; gebunden RM 28.80

Inhaltsübersicht:

1. Bau und Funktion des Fußes und Beines. 2. Die Untersuchungsmethoden. 3. Die Pflege des Fußes. 4. Der Knickfuß und Knickplattfuß. 5. Hallux valgus und Spreizfuß. 6. Metatarsalgie (Mortonsche Neuralgie, Fußgeschwulst, Deutschländersche Erkrankung des Mittelfußes). 7. Ballenfuß, Hohlfuß, Hackenfuß. 8. Die Malacie der Metatarsalköpfchen (A. Köhler II). 9. Arthrosis und Arthritis deformans der Fußgelenke. 10. Arthrosis und Arthritis deformans im Kniegelenk. 11. Arthrosis und Arthritis deformans des Hüftgelenks. 12. Die Behandlung der Arthrosen und Arthritiden. 13. Hallux rigidus oder flexus. 14. Hallux malleus. 15. Beugekontraktur der Großzehe. 16. Gichtische Gelenkerkrankungen. 17. Hammerzehen, Krallenzehen, Klauenzehen, Varuszehen. 18. Der untere Fersensporn. 19. Andere krankhafte Zustände an der Ferse. 20. Der schlecht geheilte Fersenbeinbruch. 21. Wachstumsstörungen an Fuß und Bein. 22. Akzessorische Knochenstücke am Fuß. 23. Processus trochlearis calcanei. 24. Sehnenscheidenentzündung am Fuß und Unterschenkel. 25. Angeborene Fehlbildungen des Fußes. 26. Pes adductus. 27. Angeborene Fehlbildungen der Zehen. 28. Erkrankung der Sesambeine des 1. Mittelfußzehengelenks. 29. Der dorsale Knochenhöcker am 1. Keilbein-Mittelfußknochengelenk. 30. Die Muskelhärten. 31. Distorsion des Sprunggelenks. 32. Die Sudecksche sog. Knochenatrophie. 33. Sportschäden an Fuß und Bein. 34. Der Knieverband. 35. Die Bedeutung der Fußleiden für Staat und Volk. 36. Statische Beinveränderungen durch Beinverkürzung. 37. Die künstliche Wade. 38. Das intermittierende Hinken oder die Gangstockung. 39. Nervenstörungen am Fuße. 40. Der Wadenkrampf. 41. Erkrankungen der Fußsohle. 42. Schwielen und Hühneraugen. 43. Warzen an der Fußsohle. 44. Fettgeschwülste an Fuß und Bein. 45. Der Schweißfuß. 46. Frostbeulen. 47. Malum perforans pedis. 48. Der eingewachsene Nagel. 49. Krampfadern, Beingeschwür und Venenentzündung. 50. Die dicken Beine. 51. Hämangiome der Wadenmuskulatur. 52. Der Zinkleimverband. — Schrifttumsverzeichnis. Sachverzeichnis.

Das

Widerstandsvermögen des Fußes

Eine qualitative Untersuchung

unter besonderer Berücksichtigung der Fußbekleidung

Von

Dr.-Ing. **Erhard Möhler**

Klotzsche bei Dresden

Mit einem Geleitwort von Dr. Hellmut Eckhardt, Berlin

Mit 25 Textabbildungen. V, 90 Seiten. 1939. RM 6.90

Inhaltsverzeichnis:

I. Aufgabe. II. Erkenntnisse. III. Meßverfahren. A. Zustandsmessung. 1. Die eindimensionale Messung. 2. Die zweidimensionale Messung. 3. Die dreidimensionale Messung. B. Kräftemessung. IV. Art der Untersuchung. V. Fußanatomische Fragen. A. Stützgewebe. B. Spanngewebe. 1. Passive Spanngewebe. a) Die Gelenkkapseln. b) Die Bänder. c) Die Binden. 2. Aktive Spanngewebe. VI. Die Gewebefunktionen des Fußes. A. Die Stützgewebe. B. Die Spanngewebe. 1. Die passiven Spanner. a) Die Gelenkkapseln. b) Die Bänder. c) Die Binden. 2. Die aktiven Spanner. VII. Die Knickbereitschaft des Fußes. VIII. Das Schwingvermögen des Fußes. IX. Die Wirkungsfelder des Spannapparates. X. Zusammenfassung. XI. Allgemeine Folgerungen. XII. Besondere Folgerungen für die Schuhwirtschaft. XIII. Ausblick. XIV. Schrifttumsverzeichnis. XV. Namen- und Sachverzeichnis.

SPRINGER-VERLAG BERLIN HEIDELBERG GMBH

HEFTE ZUR UNFALLHEILKUNDE

BEIHEFTE ZUR „MONATSSCHRIFT FÜR UNFALLHEILKUNDE
UND VERSICHERUNGSMEDIZIN"

HERAUSGEGEBEN VON PROF. DR. M. ZUR VERTH, HAMBURG

HEFT 31

BEHANDLUNGSERGEBNISSE VON 250 FERSENBEINBRÜCHEN

VON

WALTER GOLLASCH

FRÜH. ASSISTENZARZT AM UNFALLKRANKENHAUS
IN WIEN

MIT 72 TEXTABBILDUNGEN

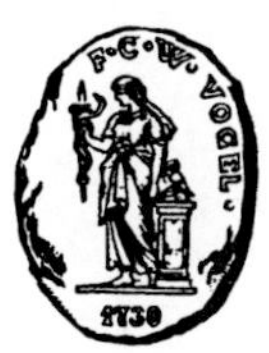

SPRINGER-VERLAG BERLIN HEIDELBERG GMBH 1941

ISBN 978-3-662-39236-2   ISBN 978-3-662-40250-4 (eBook)
DOI 10.1007/978-3-662-40250-4

Inhaltsübersicht.

(Aus dem Unfallkrankenhaus in Wien. — Leiter: Professor Dr. *Böhler*.)

1. Übersicht über die Verletztenzahl.

In den 10 Jahren — 1. Januar 1926 bis 31. Dezember 1935 — wurden im Unfallkrankenhaus Wien 231 Verletzte mit 250 frischen Fersenbeinbrüchen — im folgenden kurz Fb. genannt — behandelt. Bei 3 Personen handelte es sich um pathologische Brüche. Sie bleiben unberücksichtigt.

Prozentual beträgt der Anteil der verbleibenden 247 Fb. bei 228 Verletzten unter den Verletzungen des Unfallkrankenhauses an der Gesamtzahl a) der frischen Verletzungen 0,36 %, b) der frischen Knochenbrüche 2,09 %, c) der frischen Knochenbrüche im Bereich des Fußes 10,10 %.

Zu b werden angegeben von *Kazda* 1,2 %, *Schindler* 1,4 %, *Werner* 1,8 %, *Bartley* 2,0 %, *Schoffield* 2,56 %. Angaben zu a und c finden sich in dem mir zugänglichen Schrifttum nicht.

2. Entstehung der Fersenbeinbrüche.

Fb. können entstehen a) bei Sturz bzw. Fall auf die Füße, b) durch Stoß von unten (Schiffsexplosionen), c) sonstige direkte Gewalt (Überfahren u. a. m.), d) durch indirekte Gewalt.

a) Aufsprung auf den Boden (Sturz oder Fall) ist die häufigste Ursache eines Fb. (bei unseren Verletzten in 85 %, bei *Bartleys* Verletzten in 65 %). Nach dem Aufkommen des Fersenbeins auf dem Boden wirkt die ganze Wucht des Fallens im Körper noch weiter und kommt in der Achse des Schwerpunkts des Körpers im Fersenbein — meist in Fortsetzung der Schienbeinachse — zur Auswirkung. Die Wucht des Falles staucht das Sprungbein in das Fersenbein hinein. Dieses bricht unter der Gewalt.

Ähnlich ist der Vorgang zu erklären wie er in 2 Fällen von *Blind* (zitiert nach *Vidal*) und einer von *Vidal* selbst mitgeteilten Beobachtung zu einem Fb. geführt hat: eine erhebliche Gewalt traf den im Knie und Hüftgelenk abgebeugten Oberschenkel bei auf dem Boden aufgestellten Fuß. Die den Oberschenkel treffende Gewalt setzte sich über das Schienbein auf das Fersenbein fort und führte zum Fb.

Die Gewalt wird am Fersenbein als Abscherung, Stauchung oder Zertrümmerung wirksam. Stauchungs- und Trümmerbrüche sind bei unseren Verletzten die am häufigsten vorkommenden Bruchformen, Scherbrüche (in reiner Form) sind seltener. Für das Zu-

1*

standekommen einer dieser Bruchformen spielen 2 Momente eine wesentliche Rolle:

1. Die Wucht des Aufpralls auf den Boden, die abhängig ist von der Fallhöhe, der Beschaffenheit der Aufsprungsfläche und dem Körpergewicht.

2. Das Alter (Sprödigkeit des Knochens).

Über die häufigsten Formen von Scher-, Stauchungs- und Trümmerbrüchen wird gelegentlich der „Einteilung der Fb." (S. 11) noch zu sprechen sein.

b) Eine das Fersenbein von der Sohle aus treffende Gewalt kommt bei Explosionen im Innern von Schiffen vor; dabei wird das Schiffsdeck, auf dem der Verletzte steht, durch die im Schiffsinnern stattfindende Explosion heftig emporgestoßen und umgekehrt, wie bei der im vorigen Abschnitt beschriebenen Gewalteinwirkung nach Fall bzw. Sturz, das Fersenbein in das Sprungbein hineingetrieben. Diese Gewalteinwirkung ist entsprechend der Explosionskraft des Sprengstoffes sehr groß; daher kommt es, daß die Mehrzahl der auf diese Weise entstandenen Fb. sehr schwere, zum Teil offene Brüche sind (*Magnus, zur Verth*). Es handelt sich bei ihnen fast immer um Trümmerbrüche.

Auch durch einen zurückschlagenden Kickstarter eines Motorrades kann das Fersenbein einmal von der Sohle getroffen werden. *Vidal* beschreibt einen solchen Fall. Der Entstehungsmechanismus ist der gleiche wie bei den durch Schiffsexplosionen entstandenen, nur ist die Gewalt in der Regel geringer.

c) Sonstige, das Fersenbein direkt treffende Gewalten sind selten (unter unseren Verletzten in 7,6% der Fälle). Sie treffen entweder den knieenden oder liegenden Verletzten. In dieser Stellung ist das Fersenbein meist nur von der Seite und über dem vorderen Fortsatz von oben zu treffen, weniger von der Sohle her. Die das Fersenbein von der Seite her treffende Gewalt kann sich an dem kurzen spongiösen Knochen kaum auswirken, sondern wird in der Regel die benachbarten Gelenke und Knochen in Mitleidenschaft ziehen.

Von unseren Verletzten, die durch direkte Gewalt einen Fb. davontrugen, fiel einem, bei dem in knieender Stellung der Fuß am Boden auf die Zehen aufgestützt war, ein herabstürzender Balken auf die Ferse. Die Folge war bei dem 69jähr. Mann ein Abscherungsbruch des hinteren, oberen Anteils des Fersenbeinkörpers (Entenschnabelbruch). Bei Fersenbeinverletzungen durch Überfahren stehen ausgedehnte Verletzungen, besonders auch der Weichteile der unteren Extremität, im Vordergrund; das Fersenbein ist in der Regel nur geringfügig und dann meist im Fersenbein-Würfel-beingelenk betroffen.

d) Rißbrüche am Fersenbein sind umstritten. In unserer Ver-letztenzahl findet sich kein einziger Fall eines Rißbruches.

Wagner beschreibt 1932 einen Fb. eines 34jähr. an progressiver Paralyse er-krankten Mannes. Nach seinen Angaben entstand dieser Fb. in einem schweren Aufregungsanfall „durch überstarke ungehemmte Kontraktur des Musc. tric. surae". In Wirklichkeit dürfte es sich um einen neuropathisch veränderten Knochen ge-handelt haben.

Schindler erwähnt einen Fb. eines 57jähr. Paralytikers, der beim Spazieren-gehen einen leichten Schmerz in der linken Ferse verspürte, ohne daß er eine be-stimmte Ursache dafür anzugeben wußte. Er konnte weiter laufen und kam erst zur Klinikaufnahme, als sich eine Schwellung und Verfärbung der linken Ferse entwickelt hatte. Das Röntgenbild bot den typischen Befund einer Entenschnabel-fraktur. Die geringe Schmerzhaftigkeit erlaubte die Einrichtung ohne Narkose.

Schuppler berichtet von einem Entenschnabelbruch eines Mannes, der infolge überstarker Dorsalflexion des Fußes bei gleichzeitiger starker Kontraktur der Wadenmuskulatur dadurch zustande gekommen sein soll, daß die hintere obere Kante des Tuber calc. wie eine Rolle wirkte, über die die Achillessehne gespannt wurde. Diese gesteigerte Spannung soll nach *Schupplers* Ansicht den Abriß des Tuberanteils bewirkt haben.

Wir selbst verfügen über einen Fall eines pathologischen Enten-schnabelbruches bei spinaler Kinderlähmung.

Es ist zunächst bezeichnend, daß unter unseren 247 frischen Fb., der größten Anzahl, die bisher veröffentlicht wurde, sich nicht ein einziger Fall eines Fb. findet, der als Rißbruch entstanden ist. Ein bloßer Zufall kann bei dieser großen Zahl keine entscheidende Rolle spielen. Die Gelegenheiten zur Entstehung eines Rißbruches sind sicher sehr selten; am ehesten liegen sie vor, wenn sie ein neuropathisch verändertes Skelett treffen, wie es bei der Tabes, Paralyse, Kinderlähmung und anderen Erkrankungen der Fall ist. Ähnlich günstige Bedingungen liegen beim kalkarmen Skelet im Alter vor.

Für den Entenschnabelbruch des gesunden Knochens hat *zur Verth* nachgewiesen, daß es sich bei dieser Bruchform nicht um einen Abrißbruch handeln kann.

Zusammenfassung: Fb. entstehen meist durch Einstau-chung des Sprungbeins in das Fersenbein (Sturz bzw. Fall), durch eine Einstauchung des Fersenbeins über das Sprung-bein (Gewalteinwirkung bei Schiffsexplosionen), durch eine das Fersenbein direkt treffende Gewalt (fallende Gegenstände, Überfahrung). Seltene Ereignisse sind Rißbrüche (infolge Muskel-zuges).

3. Erkennung der Fersenbeinbrüche.

Die Erkennung des Fb. ergibt sich aus: 1. der Vorgeschichte, 2. dem klinischen Befund, 3. dem Röntgenbild.

In vielen Fällen werden Vorgeschichte und klinischer Befund zur Erkennung des Fb. genügen. Sichergestellt ist die Diagnose erst durch das Röntgenbild.

ad 1. Für die Erhebung der Vorgeschichte sind von Bedeutung die Fragen nach dem a) Unfallhergang, b) Beruf, c) Alter.

a) Sturz von der Leiter, vom Gerüst, in den Schacht, aus dem Fenster u. a. m. sind bei 84% unserer Verletzten die Ursache des Fb. Fall- bzw. Sturzhöhe, Beschaffenheit der Aufsprungsfläche sind wichtige Faktoren bei der Entstehung des Fb. Direkte Gewalten trafen bei unseren Verletzten nur in 7,6% das Fersenbein.

b) Angehörige des Baugewerbes, Monteure, Schlosser (im übrigen s. unter Statistik, S. 136) stellen unter unseren Verletzten den größten Anteil. Bei anderen Berufen ist die Angabe der Beschäftigung (auf der Leiter) ebenfalls ein Hinweis, an einen Fb. zu denken.

c) Bevorzugt sind das 4.—6. Lebensjahrzehnt (verminderte Elastizität des Knochens, größeres Körpergewicht, dadurch größere Wucht beim Aufprall, eine durch das Alter bedingte Ungeschicklichkeit). Fb. bei Kindern gehören zu den Seltenheiten — unter unseren Verletzten ein 10jähr. Schüler (67, IV, 24 der Liste). Jenseits des 6. Lebensjahrzehnts ist ein Mensch nur noch ausnahmsweise in der Lage, auf Leitern und Gerüsten Arbeit zu verrichten. Wegen der fehlenden Unfallsgelegenheit ist der Fb. jenseits des 6. Lebensjahrzehntes eine Ausnahme.

ad 2) Klinisch äußert sich der Fb. in a) der gestörten Funktion des betroffenen Fußes, b) der sichtbaren Veränderung der Fersengegend, c) dem Druckschmerz über dem Fersenbein.

a) Bei den schweren Fb. (Trümmer- und Stauchungsbrüchen) ist die Belastungsfähigkeit des verletzten Beines vollkommen aufgehoben. Nur das Tuberculum mediale betreffende Brüche (Gruppe II) lassen eine beschränkte Belastung des Fußes bei Entlastung der Ferse zu. Bei Fissuren ist häufig der Gang zwar schmerzhaft und hinkend, aber doch möglich.

Selbsttätig ist dementsprechend bei Gelenkbrüchen (Gruppe III bis VIII, in einzelnen Fällen auch Gruppe IV) die Beweglichkeit im unteren Sprunggelenk immer aufgehoben, fast immer wird sie auch im oberen Sprunggelenk (vor allem beim Erheben des Fußes!), seltener in den Zehengelenken, schmerzhaft gesperrt sein. Brüche der Gruppe II (Tuberculum med.) sperren naturgemäß das untere Sprunggelenk nicht.

Die Streckung im Kniegelenk wird bei Fb. der Gruppen IV bis VIII durch den Zug der Achillessehne als schmerzhaft empfunden.

b) Äußerlich zeigen schon unmittelbar nach dem Unfall die Trümmer- und Stauchungsbrüche eine nicht zu verkennende — je nach der Schwere des Fb. unterschiedlich große — Verbreiterung der Fersengegend, die durch die Auseinandersprengung des Fersenbeins und das Bruchhämatom bedingt ist. Das Fußgewölbe ist durch das Höhertreten des Fersenanteils der Fußsohle (Einstauchung des Sprungbeins in das Fersenbein, Zug der Achillessehne am hinteren Bruchstück) zu einem traumatischen Plattfuß abgeflacht, die Malleolengabel ist der Fußsohle genähert. Im Röntgenbild entspricht dieser Veränderung die Verminderung des Tubergelenkswinkels (*Böhler*). Die im Röntgenbild sichtbare Verkürzung des Fersenbeins bei diesen Bruchformen ist klinisch meist nicht sehr ausgeprägt.

Brüche des Tuberculum med. (Gruppe II) und des Sustentaculum tali (Gruppe III) lassen äußerlich keine Veränderung der Fersengegend erkennen.

Im Verlaufe einiger Tage wird das Bruchhämatom der Trümmer- und Stauchungsbrüche auf der Fußsohle zu beiden Seiten der Ferse und auf der Beugeseite des Unterschenkels durch eine intensiv blaue Verfärbung der Haut, die mit der Zeit in eine grünlich-gelbliche übergeht, sichtbar. Diese Ausbreitung des Bruchhämatoms unter der Haut erfolgt unter dem Einfluß der horizontalen Lagerung (*Braun*sche Schiene oder Flachlagerung im Bett), die die aufgehobene Funktion des Fußes erforderlich macht. Die aufgezeigte Ausbreitung des Bruchhämatoms ist für den Fb. typisch und steht in ihrer klinisch-diagnostischen Auswertung mit an erster Stelle in der Erkennung der Fb.

c) Der Druckschmerz ist bei den Trümmer- und Stauchungsbrüchen entsprechend der Schwere der Verletzung von der Sohle her und von beiden Seiten der Ferse entsprechend stark ausgeprägt. Brüche des Tuberculum med. (Gruppe II) sind an umschriebener Stelle druckempfindlich. Bei Fissuren kann neben einer manchmal nur unbedeutenden Gebrauchseinschränkung des befallenen Fußes der Druckschmerz an der Stelle der Fissur den Verdacht auf eine Fersenbeinverletzung bestärken. In diesen zweifelhaften Fällen gibt erst das Röntgenbild Aufschluß über das Vorliegen einer Verletzung.

Ein Aneinanderreiben der Bruchstücke wird sich als sicheres Zeichen eines Bruches nur selten erzielen lassen, weil seine Ausführung sehr schmerzhaft und bei den kleinen Bruchstücken auch nur schwer herbeizuführen ist.

In vielen Fällen von schwersten Fb. werden auch Gefäße stark in Mitleidenschaft gezogen. Klinisch ist das an einem Fehlen des Pulses in der Fußrückenarterie zu erkennen. (Vergleich mit der unverletzten Seite!) Wenn dieses Zeichen bei einseitigen Fb. doppelseitig gefunden wird, ist es meist ein Zeichen einer chronischen Gefäßschädigung (Diabetes, Arteriosklerose). In solchen Fällen ist die Prognose als nicht günstig zu bezeichnen.

ad 3. Röntgenaufnahmen sind nötig, um

a) bei Verdacht auf einen Fb. bei klinisch unklaren Symptomen die Diagnose aus dem Bild zu stellen,

b) bei einem klinisch festgestellten Fb. die Schwere des Bruches festzustellen, bzw. ihre Einreihung in eine Gruppe vornehmen zu können,

c) auf Grund der festgestellten Gruppe die zweckmäßige Behandlung festzulegen,

d) unter der Behandlung durch Kontrollaufnahmen im Vergleich zum primären Bild und dem der nichtverletzten Seite den Erfolg des eingeschlagenen Behandlungsweges zu überprüfen.

In jedem Falle ist die Röntgenaufnahme nicht allein von der verletzten, sondern auch von der unverletzten Seite zu fordern. Diese Forderung ist weniger dringlich bei den Fb. der Gruppen II und III, notwendig ist die Vergleichsaufnahme bei den Brüchen der Gruppen IV—VIII zur Beurteilung des Tubergelenkwinkels und der Verbreiterung der Ferse. Die vergleichende Messung (verletzte—unverletzte Seite) des Tubergelenkswinkels bestimmt den Grad des traumatischen Plattfußes, die vergleichende Messung auf der Serie der folgenden Kontrollaufnahmen gibt Aufschluß über das erreichte Behandlungsergebnis.

Auf der vergleichenden plantar-dorsalen Aufnahme kommt die Verbreiterung durch den Fb. und die Verkürzung des Fersenbeins meßbar zum Ausdruck. Zum anderen werden auch quer durch den Fersenbeinkörper verlaufende Bruchflächen sichtbar. Es gibt Fälle, bei denen die seitliche Aufnahme ein unverletztes Fersenbein vortäuschen kann oder die Diagnose nicht sicher klärt, während im plantar-dorsalen Bild die Bruchflächen unschwer zu erkennen sind. Der Vergleich der primären Aufnahme mit den nach der Reposition angefertigten gibt Aufschluß darüber, inwieweit es gelungen ist,

Verkürzung und Verbreiterung durch die Einrichtung zu beeinflussen.

Brüche des Tuberculum mediale (Gruppe II) und des Sustentaculum tali (Gruppe III) kommen nur in plantar-dorsaler Richtung einwandfrei zur Darstellung.

Röntgenbilder von Fb. sind bei vollständigen Brüchen nicht schwierig zu beurteilen, können aber bei dem Vorliegen einer Fissur den Ungeübten leicht täuschen, namentlich dann, wenn die Fissur sich mit dem Verlauf der Spongiosastruktur deckt und eine Einstauchung vorhanden ist. In diesen Fällen ist von einem Bruchspalt nichts zu erkennen, doch sieht man bei genauerer Betrachtung häufig schmale Spongiosaverdichtungen, die dem Verlauf der Fissur entsprechen (Abb. 1b u. 2b). In plantar-dorsaler Richtung gemachte Aufnahmen geben dann häufig zu Fehlschlüssen Veranlassung, wenn bei leichter Drehung der Ferse im Sinne der Supination sich die äußere untere Kante des Fersenbeins in den Schatten des Fersenbeinkörpers als eigene Linie projiziert. Letztere wird dann gelegentlich als Fissur gedeutet. Eine derartige Fissurlinie kommt aber nicht vor, wäre auch aus einem Unfallmechanismus nicht zu erklären (Abb. 8a).

Auch hinsichtlich des klinischen Befundes nimmt der Entenschnabelbruch gegenüber den anderen Fb. eine Sonderstellung ein. Jede Bewegung im oberen Sprunggelenk ist gesperrt, Gehen und Stehen unmöglich. Äußerlich besteht oberhalb des Achillessehnenansatzes eine scharfe Vortreibung der Sehne nach hinten und eine Einziehung oberhalb der Ferse zwischen dem sicht- und fühlbaren Bruchstück und der Ferse. Bei den klaren diagnostischen Zeichen dieser Bruchform ist es verständlich, daß gerade sie als Form eines Fb. schon vor *Malgaigne* bekannt war. Die treffende Bezeichnung „Entenschnabelbruch" stammt von *zur Verth.*

Im seitlichen Röntgenbild sieht man den abgesprengten horizontalen Anteil des Fersenbeinkörpers mit seinem hinteren Anteil nach oben verlagert (Abb. 37).

Folgen eines verkannten Fb. können sehr schwerwiegende sein. Denn durch die Unterlassung einer zweckentsprechenden Behandlung kann es noch nachträglich zur Verwerfung im unteren Sprunggelenk und zur Ausbildung eines traumatischen Plattfußes mit allen seinen Folgen für den Verletzten kommen. Belastung beim Gehen und dauernder Zug der Achillessehne bringen den verkannten Bruchspalt zum Klaffen, der hintere Anteil des Fersenbeins tritt höher.

In jedem Fall sind Bilder in beiden Aufnahmsrichtungen erforderlich, bei Verdacht auf Verrenkung des vorderen Fersenbeinfortsatzes (Gruppe VIII) auch solche in dorsoplantarer Richtung.

Der Tubergelenkswinkel.

Verbindet man im seitlichen Röntgenbild die obere Kante des vorderen Fersenbeinfortsatzes mit der oberen Kante des äußeren Anteils der hinteren Gelenkfläche des Fersenbeins und diesen Punkt wiederum mit der hinteren oberen Kante des Tuber, so erhält man im Schnittpunkt beider Linien einen Winkel von 140 bis 160° und einen zugehörigen Supplementwinkel von 30—40°. Entsprechend dem Verlauf der Schenkel nannte ihn *Böhler* Tubergelenkswinkel, der stets in den Graden des Supplementwinkels angegeben wird. Mit dem Grad der Einstauchung der Fersenbeinbruchstücke nimmt auch der Tubergelenkswinkel an Größe ab, umgekehrt nimmt er mit dem Grad der Wiederaufrichtung des gebrochenen Fersenbeines an Größe zu.

Bis zur Einführung des Tubergelenkswinkels durch *Böhler* war es dem Empfinden des einzelnen überlassen, den Grad des traumatischen Plattfußes nach einem Fb. als „schwer, mittelschwer oder leicht" anzugeben. Noch mehr wirkte sich das Fehlen eines exakten Maßes bei der Beurteilung des Einrichtungsergebnisses aus. Mit dem einheitlich festgelegten Maß des Tubergelenkswinkels sind nunmehr sowohl der Grad des traumatischen Plattfußes nach einem Fb. wie auch der Erfolg eines Einrichtungsmanövers festgelegt.

Technik der Röntgenaufnahmen bei Fersenbeinbrüchen.

Seitliche Aufnahme: Lagerung der Ferse auf der Außenseite des liegenden Verletzten. Zentralstrahl ist eingestellt etwa einen Querfinger unterhalb der Spitze des inneren Knöchels, d. i. die Stelle, die etwa dem Gelenkspalt zwischen Fersenbein und Sprungbein entspricht.

Plantar-dorsale Aufnahme: Rückenlage des Verletzten. Der Fuß wird durch eine Binde, die der Verletzte selbst hält, in maximale Dorsalflexion gebracht. Die Platte liegt unter der Fersenhacke und dem angrenzenden Unterschenkelanteil. Der Zentralstrahl verläuft etwa in einem Winkel von 45° auf die Fußsohle zu und schneidet diese an der Stelle, die dem vorderen Sprunggelenk entspricht.

Beim Verdacht auf einen Fb. der Gruppe VIII ist auch eine **Aufnahme in dorso-plantarer Richtung** notwendig, um die Verrenkung des vorderen Fersenfortsatzes gegen das Würfelbein festzustellen. Dabei kommt der Fuß in möglichster Plantarflexion auf die Röntgenplatte zu stehen.

Plattengröße für beide Aufnahmen zusammen 10 × 24 cm. Für beide Aufnahmen richten sich Belichtungszeit nach Apparatur und Stromstärke einerseits, andererseits auch nach der Kalkdichte des Knochens (Alter!). Zur Herstellung einwandfreier Fersenbeinaufnahmen bedarf es großer Erfahrung.

4. Einteilung der Fersenbeinbrüche.

a) Einteilung anderer Autoren.

Dessault, Lisfranc, Boyer und ihre Zeitgenossen kannten nur den sogenannten Entenschnabelbruch. Das ist bei den grobanatomischen Veränderungen gerade dieser Bruchform, die kaum mit einer anderen zu verwechseln ist, begreiflich. *Malgaigne* beschrieb 1843 als erster die Zeichen des typischen Fb. (des vollständigen Trümmer- und Stauchungsbruches) auf Grund eingehender Studien an der Leiche. Das Röntgenverfahren deckte schließlich auch noch die Abbrüche der Fersenbeinfortsätze, der Tuberculum mediale und des Sustentaculum tali auf.

Bei der Vielgestaltigkeit der Fb. war man schon bald nach der Einführung der Röntgendiagnostik bestrebt, sie in einzelne Gruppen zu unterteilen. *Mertens* (zitiert nach *zur Verth*) unterschied 1901 Brüche mit stark verschobenen Bruchstücken, mit deutlichen Bruchlinien ohne erhebliche Verschiebung und endlich mit fehlenden oder undeutlichen Bruchlinien und Fissuren. Diese Einteilung war ausschließlich aus der Betrachtung des seitlichen Röntgenbildes entsprungen.

Kaufmann stieß sich daran, daß *Mertens* Einteilung die Entstehungsart der Fb. unberücksichtigt lasse, und baute auf dieser und anatomischen Beobachtungen seine Einteilung auf.

zur Verth schloß sich im großen und ganzen der *Kaufmann*schen Einteilung an, bezog aber in seine gleichzeitig therapeutisch-klinische Grundsätze mit ein. Er unterschied Kompressionsbrüche a) leichten Grades ohne Störung des Fußgerüstes und b) schweren Grades mit Zersprengung des Fußgerüstes (meist Trümmerbrüche). Ursache der Zersprengung sei das Eindrücken des Sprungbeins in das Fersenbein. Einmal kann der Sprungbeinhals das Fersenbein eindrücken — dann handelt es sich um einen Plantarflexionsbruch —, dann wiederum kann aber auch der hintere Fortsatz des Sprungbeins sich in das Fersenbein hineinpressen, dann spricht man zweckmäßig vom Dorsalflexionsbruch. Seine Beobachtungen stellte *zur Verth* wie *Kaufmann* nur am seitlichen Röntgenbild an; der Verlauf der Bruchlinien des plantar-dorsalen Bildes, das er noch nicht kannte, blieb für die Einteilung unberücksichtigt.

Allhof, Werner, Schindler und viele andere — in neuester Zeit auch *Bode* — begnügen sich mit der Einteilung in leichte, mittelschwere und schwere (bzw. schwerste) Brüche. Es werden zumeist die einzelnen Gruppen anatomisch auch näher umrissen, jedoch stimmen in der Begriffsbestimmung einer Gruppe keine zwei Verfasser überein. Einzelne von ihnen verfügen auch nur über eine geringe Anzahl von Fb. *Lorthioir* und *Kempeneers* messen bei frischen Fb. den Tubergelenkswinkel von *Böhler*, zählen zur Gruppe I Fb., bei denen der Tubergelenkswinkel etwa 20°, zur Gruppe II diejenigen Brüche, bei denen er zwischen 0 und 20° mißt, und zur Gruppe III diejenigen, bei denen er negativ ist. *Lenormant* und *Wilmoth* im französischen und *Olivarez* im spanischen Schrifttum haben deren Einteilung übernommen. Die für die Behandlung und das zu erwartende Heilergebnis so bedeutungsvolle Verwerfung der Gelenkfläche im unteren Sprunggelenk läßt sie unberücksichtigt. Dieser trägt *Bartley*s Einteilung bereits Rechnung. Er unterscheidet: a) Brüche des Fersenbeinkörpers (die er nochmals in solche 1. ohne Verschiebung oder Beteiligung der Gelenkfläche, 2. solche mit Verschiebung, aber ohne Beteiligung des unteren Sprunggelenkes und 3. solche mit Beteiligung des unteren Sprunggelenkes unterteilt), b) Entenschnabelbrüche und c) Brüche des Sustentaculum tali. *Bartley* nähert sich bereits weitgehend der *Böhler*schen Einteilung. *Felsenreich, Nissen-Lie, Shoffield* u. a. haben die Gruppeneinteilung nach *Böhler* übernommen.

Einteilung der Fb. nach ihrer Entstehung s. S. 3.

b) Eigene Einteilung.

Im Jahre 1933 ließ *Böhler* seine im Unfallkrankenhaus behandelten 182 frischen Fb. durch *Vidal* nachuntersuchen. Bei der Durchsicht der Röntgenserien aller Fälle kam er zu der Feststellung, daß ganz bestimmte Bruchformen in unterschiedlicher Häufigkeit immer wiederkehrten.

Hinsichtlich seines Entstehungsmechanismus und auch der Behandlung nimmt der Entenschnabelbruch eine Sonderstellung ein. Er wurde deshalb als Gruppe I an den Anfang der Gruppeneinteilung gesetzt.

Beim typischen Unfallhergang, der zum Fb. führt, beim Fall oder Sturz, wirkt sich die Gewalt senkrecht zur Längsachse des Fersenbeins aus. In das Fußskelet ist das Fersenbein in der Weise eingefügt, daß es mit seinem Tuberculum mediale einen, und zwar den einzigen hinteren von den drei Stützpunkten des Fußes bildet. Der übrige, vordere Teil des Fersenbeins ist an der Bildung des Längsgewölbes des Fußes beteiligt, findet also keine unmittelbare Unterstützung an der Fußsohle. Anatomisch ist der äußere Anteil der hinteren Fersenbeingelenkfläche nach oben zu — in das Sprungbein hinein — am weitesten vorgebaut, auf der Innenseite setzt sich als Knochenleiste das Sustentaculum tali seitwärts vorspringend an. Tuberculum mediale, als einziger hinterer Stützpunkt des Fußes und äußerer Anteil der hinteren Gelenkfläche, als gegen das Sprungbein am weitesten vorragender Fersenbeinfortsatz — in seltenen Fällen einmal, vor allem bei Supinationsstellung des Fußes, das Sustentaculum tali — fangen eine abnorme Belastung in der angegebenen Richtung beim Sturz bzw. Fall auf. Dem entsprechen in der Praxis die Brüche des Tuberculum mediale (Gruppe II) und des Sustentaculum tali (Gruppe III). Weil der nach oben vorspringende äußere Anteil der hinteren Gelenkfläche massiv in den Fersenbeinkörper eingelassen ist, wird er bei abnormer Belastung in diesen hineingedrückt. Häufig findet die zum Bruch führende Gewalt erst dann ein Ende, wenn die Bruchstücke bis auf die Fußsohle gedrückt sind. Entsprechend tritt der hintere Anteil des Fersenbeins höher — die Folge ist eine beträchtliche Verschiebung beider Schenkel des Tubergelenkswinkels, der Tubergelenkswinkel nimmt an Größe ab oder wird gar negativ. Naturgemäß ist bei diesen Brüchen die Gelenkfläche im unteren Sprunggelenk zerstört, der äußere Anteil der hinteren Fersenbeingelenkfläche ist als hervorragender Punkt gegen die Fußsohle eingestaucht und oft in typischer Weise verdreht (Gruppe V). Erreicht die Einstauchung des Sprungbeins in das Fersenbein einen gewissen Grad, dann stellt sich dadurch der vordere Fortsatz des Sprungbeins in eine Subluxationsstellung zum Kahnbein ein (Gruppe VII). In den schwersten Fällen ist auch der vordere Fersenbeinfortsatz zertrümmert und gegen das Würfelbein nach außen verrenkt (Gruppe VIII).

Brüche des Fersenbeinkörpers oder auch solche, die in das untere Sprunggelenk hineinreichen ohne es zu verwerfen, sind meist Biegungs- oder Scherbrüche des hinteren Anteils (außerhalb der Gelenkfläche) ohne daß die Fortsätze des Fersenbeins wie es das Charakteristikum der Gruppen V—VIII ist, beteiligt sind. Sie sind als Gruppe IV zusammengefaßt.

Für die Behandlung bieten die Gruppen I—III keine Schwierigkeiten. Einer Einrichtung bedarf es bei den Gruppen II und III nicht, ein Gehgipsverband ist immer ausreichend. Soweit es sich um Brüche der Gruppe IV handelt, die zwar ins Gelenk, aber ohne dieses zu verwerfen, reichen, erübrigt sich eine Einrichtung; sie erfordern Maßnahmen, die eine nachträgliche Verschiebung der Bruchstücke verhindern. Stark verschobene Brüche des Fersenbeinkörpers stellen an die Behandlung, insbesondere Einrichtung, die gleichen hohen Anforderungen wie die der Gruppen V—VIII. Unter letzteren bereitet außer der Gruppe VIII auch noch die Gruppe VI, die durch das Klaffen des hinteren Anteils des unteren Sprunggelenkes gekennzeichnet ist, erfahrungsgemäß die größten Schwierigkeiten, so daß *Böhler* diese Bruchform als eigene Gruppe führt.

Mit steigender Gruppenzahl nimmt auch die Behandlungsdauer zu. (Nähere Angaben s. in dem Abschnitt „Behandlung" S. 83 u. folg.)

Für das zu erwartende Heilergebnis (Prognose) sind neben anderen Ursachen (Alter, Schwere des Verletzten u. a. m.) 1. das Ausmaß der nach der knöchernen Heilung zurückgebliebenen Verwerfung der Gelenkflächen und 2. der Grad des traumatischen Plattfußes ausschlaggebend. Entsprechend haben die günstigsten Heilergebnisse auch die Fb. ohne Gelenkbeteiligung, das sind die Gruppen II—IV, die ungünstigeren die Gruppen V—VIII. Das drückt sich auch bei einer Zusammenstellung der Renten aus (s. S. 107): mit steigender Gruppenzahl steigende Anfangsrenten und zunehmende Rentendauer.

So geht also die *Böhler*sche Einteilung aus 1. von der Schwere des Bruches (Verwerfung des Gelenkes) unter Berücksichtigung 2. der entsprechenden Behandlungsschwierigkeiten, 3. des zu erwartenden Dauerschadens.

Gruppeneinteilung nach *Böhler:* 1. Brüche am oberen Ende des Tuber calcanei, sogenannte Entenschnabelbrüche. 2. Brüche des Processus med. des Tuber calcanei mit oder ohne Verschiebung. 3. Brüche des Sustentaculum tali allein. 4. Brüche des Fersenbeinkörpers ohne Verschiebung der Gelenkflächen gegenüber dem Sprungbein. 5. Brüche des Fersenbeinkörpers mit Verrenkung des lateralen Anteils der hinteren Gelenkfläche gegenüber dem Sprungbein. 6. Brüche des Fersenbeinkörpers mit Verrenkung der ganzen hinteren Gelenkfläche gegenüber dem Sprungbein. Man sieht bei ihnen im seitlichen Röntgenbild einen breiten Zwischenraum zwischen den hinteren Anteilen des Sprungbeins und des Fersenbeins. 7. Brüche des Fersenbeinkörpers mit Verrenkung des lateralen Anteils der hinteren Gelenkfläche gegenüber dem Sprungbein mit gleichzeitiger Subluxation zwischen Sprungbeinkopf und Kahnbein und zwischen vorderem Anteil des Fersenbeins und des Würfelbeins (Subluxation im *Chopart*schen Gelenk). 8. Brüche des Fersenbeinkörpers mit Zertrümmerung des vorderen Fortsatzes und mit Verrenkung desselben gegenüber dem Würfelbein.

5. Behandlung der Fersenbeinbrüche.

a) Behandlung seitens anderer Autoren und deren Ergebnisse.

In der Behandlung der Fb. waren zeitlich bedingte Anschauungen und Einflüsse ebenso bestimmend wie in der Behandlung der Brüche anderer Skeletteile. Andererseits beruhte sie doch in einer nicht geringen Anzahl auf mancher originellen Idee. Einzelne Behandlungsverfahren beschränkten sich nicht selten auf eine Anzahl von Ländern, andere Länder haben sie kaum jemals zur Kenntnis genommen, eine Erscheinung, die in der Behandlung der Knochenbrüche ganz allgemein beobachtet werden kann.

Die Entdeckung des typischen Fb. durch *Lisfranc* fiel in die Zeit, in der eine andere als die konservative Knochenbruchbehandlung — in strengstem Sinne — so gut wie unbekannt war. An dem Bruch wurde nichts geändert. *Lisfranc* und *Hoffa* ließen bei Bettruhe und feuchten Umschlägen die Schwellung abklingen, legten nach Abklingen der Schwellung einen festen Verband an und ließen die Verletzten nach 4—6 Wochen aufstehen. Beide sollen mit ihrer Behandlung sehr zufrieden gewesen sein: sie hielten die Behandlung der Fb. für leicht und eine der einfachsten. Beiden kann man zugute halten — das gleiche gilt für alle Chirurgen vor der Jahrhundertwende — daß ihnen ohne das Röntgenverfahren so gut wie keine Möglichkeit gegeben war, Ausdehnung des Bruches und — bei seiner Einrichtung — das Ergebnis zu überprüfen. Beim Fb. liegen die Verhältnisse in mancher Hinsicht anders als bei den Brüchen der langen Röhrenknochen, dessen Fehlstellung, vor allem in der Achse und der Verkürzung neben den anderen Bruchzeichen (auch ohne Röntgenbild) nicht zu übersehen ist.

Tietze gab für 14 Tage einen Gipsverband, dann eine Gipshülse mit Gehbügel. Der Fuß wurde deshalb freigelassen, um Massage und Bewegungsübungen des Fußes zu ermöglichen. Nach weiteren 6 Wochen bekam der Verletzte einen Schienenhülsenschuh, den er etwa ein halbes Jahr lang tragen mußte. *Deutschländer* ließ ein Fenster in der Fersengegend, um die Staubinde anlegen zu können.

Aber auch nach der Einführung der Röntgenstrahlen in die Knochenbruchdiagnostik blieb man zum Teil bei dieser passiven Einstellung gegenüber den Fb. 1913 berichtet *Drewke* aus der Charité in Berlin, daß man dort die Schwellung durch Eisblase und Umschläge zum Schwinden zu bringen trachtete. Der Fuß wurde auf der *Volkmann*schen Schiene plantarflektiert gelagert, in der Absicht, den Zug der Achillessehne möglichst auszuschalten. Nach einiger Zeit wurde ein Gipsverband in Varusstellung angelegt.

Aus der Kieler Klinik berichtet im gleichen Jahr *Allhoff* über eine rein konservative Behandlung: Bettruhe, feuchte Verbände, Schienen-, Heftpflaster- und Gipsverbände neben einer anderen, auf bestimmte Fälle beschränkten Behandlung.

Die rein passive Einstellung zum Fb. hat auch heute noch ihren Befürworter. Nach *Werner* wird in der Chirurg. Klinik Zürich der verletzte Fuß auf eine Schiene gelagert, das Abschwellen durch feuchte Umschläge begünstigt. Später wird eine Gradl-Binde angelegt. Heißen Bädern, die schon nach 8—10 Tagen verabfolgt werden, wird großer Wert beigemessen. Heißluft, Massage, aktive und passive Bewegungen setzen frühzeitig ein. In der Nachbehandlung Einlagen oder orthopädischer Stiefel.

Ohne Zweifel wird auch heute noch eine Anzahl Fb. auf diese Art behandelt, besonders in Krankenhäusern, die über eine größere unfallchirurgische Erfahrung nicht verfügen. Sie schließt auch eine unmittelbare Gefahr — insbesondere Infektion — für den Verletzten aus. Es haften ihr aber doch solche Nachteile — Ausgang in traumatischen, oft kontrakten Plattfuß — an, daß man sie auf solche Fälle beschränken wird, bei denen Gegenanzeigen gegen ein eingreifendes Verfahren vorliegen.

Die Mängel dieser passiven Einstellung sind früh erkannt worden; sie haben zur Forderung der Einrichtung auch des Fb. geführt.

Die ersten Einrichtungsversuche spielten sich in recht einfacher Form ab: mit den Händen wurde die Ferse seitlich zusammengedrückt und auf diese Weise versucht, ihr eine normale Form wiederzugeben (*Wilms* 1910). Auch *Drewke* (Berliner Charité 1913) richtete mit den Händen in Narkose ein und legte sofort einen Gipsverband für 4 Wochen an. *Magnus* stellte 1915 in Narkose die Bruchstücke gewaltsam richtig. *Kaufmann* (1917) massiert die Schwellung weg, sucht durch drehende Bewegungen die Gelenkfläche wieder herzustellen und durch Druck mit beiden Daumen die Verbreiterung zu beseitigen. Mit Wattepolsterung, Heftpflaster und Binden wird versucht, im Gipsverband die erzielte Stellung zu erhalten. *Hochenegg* (1921) nimmt nach *Kazda* die Reposition in Narkose mit der Hand vor, legt dann einen Gipsverband mit dicker, gut wattierter Sohle an; der Fersenteil kann freibleiben.

In Frankreich versuchten *Boyer*, *Legouest* und *Guermonprez* durch energischen Zug und Pressen mit kräftigen Pro- und Supinationsbewegungen die Bruchstücke in richtige Lage zu bringen und dem Fersenbein seine normale Höhe zu geben. Die Fußsohle wurde sorgfältig modelliert. Auch *Chevrier* und *Bloch* nahmen die Einrichtung mit den Händen vor. In Italien bekannte sich *Rotolo* zu der Einrichtung mit den Händen. In Amerika mobilisieren *Magnusson*, *Forrester* und *Bartley* das Fersenbein in der Regel in Plantarflexion, um die Achillessehne zu entspannen. Den Gipsverband legen sie bei Varusstellung der Ferse an, um die Neigung zur Valgusstellung zu bekämpfen.

In Europa blieb es die Regel, die Einrichtung nicht in Plantarflexion, sondern in Mittelstellung vorzunehmen, und im Gips eine leichte Valgus-Stellung der Ferse zu belassen. Eine leichte Valgusstellung ist physiologisch, verleiht auch eine gewisse Sicherheit beim Gehen.

Die Unzulänglichkeit der Wirkung, die mit den Händen allein an einem kurzen Knochen, wie es das Fersenbein mit seiner geringen Angriffsfläche ist, erzielt werden kann, liegt auf der Hand. Gewiß kann es eintreten, daß die Bruchstücke gelöst werden, wohl kaum aber reicht die Kraft beider Hände dazu aus, die Bruchstücke so aneinander zu bringen, daß das Fersenbein in seiner Höhe und Breite wiederhergestellt wird. *Bartley* verließ sich daher nicht auf die Kraft seiner Hände, sondern versuchte mit Hammerschlägen die Verbreiterung zu beseitigen. Auf die Wiederherstellung der normalen Höhe des Fersenbeins mußte auch dieses Verfahren ohne wesentliche Wirkung bleiben.

Durch die Zuhilfenahme des *Lorenz*schen Keils bei der Einrichtung — die Spitze des Keils kam quer in das Längsgewölbe zu liegen, über den Keil wurden nun Vorfuß und Hacke herabgedrückt — glaubte man, das Fersenbein wiederaufrichten zu können und damit den traumatischen Plattfuß auszugleichen. *Harding* richtete auf diese Weise ein. *Cotton* faßte das Fersenbein oberhalb des Achillessehnenansatzes mit einem Haken und konnte so die Hacke mit größerer Kraft nach abwärts ziehen. Den Vorfuß drückte er — wie es *Harding* auch tat — mit der Hand herunter.

Eine Wiederaufrichtung war auf diese Art zwar möglich, wenn auch wahrscheinlich bei erheblich verändertem Tubergelenkswinkel nicht in ganzem Umfang. Von bleibendem Wert war der Einrichtungserfolg deshalb nicht, weil durch den Zug der Achillessehne die Bruchstücke bald wieder in die alte Lage sich verschoben.

Es lag daher das Bestreben nahe, diese unerwünschte Behinderung sowohl für die Einrichtung wie für die Erhaltung des Einrichtungsergebnisses auszuschalten. Mit Hilfe der Achillotenotomie — die in der Regel durch z-förmige Spaltung subcutan ausgeführt wurde — hoffte man, das Ziel zu erreichen. Die Achillotenotomie hat in der Behandlung der Fb. dann auch eine große Verbreitung gefunden. In Amerika führten *Bartley, Forrester* und *Magnusson,* in Europa *Gelinsky, Jog* und viele andere die Achillotenotomie als regelmäßigen Eingriff vor der Einrichtung aus. Sie hat nicht das gehalten, was man anscheinend mit Recht von ihr erwartet hatte; der kräftige Wadenmuskel zog sich entsprechend zusammen und glich die durch die Achillotenotomie erreichte Verlängerung in ihrer Wirkung auf die Fersenbeinbruchstücke bald wieder aus.

Es blieb also nichts anderes übrig, als die unbequeme Kraft des Wadenmuskels durch einen entsprechenden Gegenzug bei der Einrichtung und auf die Dauer der knöchernen Heilung auszuschalten. Der erste Ansatz — die Extension nach *Bardenheuer* — war an der Unzulänglichkeit der Mittel gescheitert.

In seiner ursprünglichen Form als Heftpflasterzug gestaltete sich das *Bardenheuer*sche Verfahren zur Behandlung der Fb. etwa folgendermaßen: Längszug von etwa 8 Kilo in Adduktions- und Spitzfußstellung des Fußes. Ein zweiter Zug von etwa 2 Kilo umfaßte die Ferse von unten her und hatte die Kompression des Fersenbeins zum Ziel. Bereits in den ersten Tagen des Zuges wurden eifrig passive Bewegungen im Fußgelenk durchgeführt.

Lange hatte das Extensionsverfahren grundsätzlich als die einzige physiologische Behandlungsmethode des Fb. erkannt, da, wie er sagte, den kontinuierlich wirkenden Dislokationskräften kontinuierlich wirkende Repositionskräfte entgegenarbeiten.

Mit der Einführung des gespannten Drahtes bzw. des Nagels oder der *Schmerz*schen Klammer in die Extensionsbehandlung waren auch die technischen Voraussetzungen für eine wirksame Extension am Fersenbein selbst gegeben. Es hat heute — in der Regel angewandt nach den Angaben *Böhlers* — eine weltweite und von allen Verfahren wohl die weiteste Verbreitung. Die Ergebnisse — nicht zuletzt unsere eigenen — rechtfertigen seine überragende Bedeutung.

Strauss führte den Nagel nicht durch das Fersenbein, sondern oberhalb des Fersenbeins vor die Achillessehne. Nach der Einrichtung und dem Anlegen des Gipsverbandes zieht er den Nagel wieder. Naturgemäß wird dadurch das Einrichtungsergebnis wieder hinfällig, weil der Gipsverband allein ohne Dauerzug nicht in der Lage ist, der Verschiebung der Bruchstücke durch den Zug des Wadenmuskels wirksam entgegenzuarbeiten.

Aus der Extension hat *Böhler* das Doppelnagelverfahren — ein Nagel durch das Fersenbein, ein zweiter durch das Schienbein — entwickelt. Ursprünglich nur zur Einrichtung als Gegenzug für den Zug am Fersennagel schräg nach abwärts — bei horizontal im Schraubenzugapparat eingespanntem Unterschenkel — verwandt und nach der Einrichtung gezogen, wurde der Schienbeinnagel später im Gips belassen. Der Vorteil des Doppelnagelgipsverbandes lag darin, daß eine Verschiebung in der erzielten Stellung kaum möglich war. — Obwohl das Verfahren im wesentlichen wegen seiner schwierigen Technik von seinem Autor wieder aufgegeben ist, hat es auch heute noch viele Anhänger.

Die Idee des zweifachen Nagels in der Einrichtung und Behandlung des Fb. hat zahlreiche Anregungen gegeben zur Konstruktion von Apparaten, vor allem im Ausland. *Liendat* bezieht beide Nägel ohne vorherige Einrichtung in den Gips ein und spart die Fersengegend durch ein Fenster aus. Durch ein Schraubengewinde zwischen beiden Nägeln vergrößert er den Abstand beider Nägel und richtet so das Fersenbein auf. *Conn* verfährt ähnlich. Er bringt zwischen beide Nägel eine gekerbte Metallschiene und stellt die Schiene in den Kerben solange nach, bis er das Fersenbein aufgerichtet hat. Er legt erst nach dem Einrichten einen ungepolsterten Gipsverband, in dem die Nägel belassen werden, an. *Gilette* vermeidet den Schienbeinnagel. Er bezieht in den an der Ferse ausgesparten Gips auf der

Wadenseite 2 Schraubengewinde ein, die in Ösen den Fersennagel aufnehmen. Durch Verstellen der Schraubenmuttern quengeln sie das Fersenbein gegen die Fußsohle hin. Beide letztgenannten Verfahren machen es erforderlich, daß der Gipsverband bei abgebeugtem Knie bis zum Oberschenkel verlängert wird. *Lago-marsino* und *Arneesen* schlagen den 2. Nagel nicht durch das Schienbein, sondern durch die Mittelfußknochen. Ersterer bringt zwischen beide Nägel beiderseits eine Metallschiene von entsprechender Länge, nachdem er das Fersenbein aufgerichtet hat. Metallschienen und Nägel gipst er in einem Fußgipsverband, den er bis oberhalb der Knöchel führt, ein. Um dem Zug des Wadenmuskels, der ja durch das Fehlen des Schienbeinnagels sich weiterhin auswirkt, zu begegnen, belastet er den Fersenbeinnagel auf der *Braun*schen Schiene mit 3 Kilo. *Arneesen* behält beide Nägel unter Zug. Er benutzt eine eigens konstruierte — der *Braun*schen Schiene — ähnliche Holzschiene mit steilgestelltem Oberschenkelteil und erhöht das Fuß-ende des Bettes. Auf diese Weise wirkt das Körpergewicht des Verletzten den beiden anderen Zügen entgegen.

In völlig anderer Wirkungsweise kommt der Nagel in der Fersen-beinbruchbehandlung zur Anwendung bei einem Verfahren, wie es im wesentlichen unter dem Namen des Erlanger Chirurgen *West-hues* bekannt geworden ist. Der Nagel wird von der Hacke her in das Fersenbein eingeschlagen, das hintere Bruchstück mit dem Nagel nach abwärts gezogen, während die andere Hand den Vorfuß fest-hält und einen Gegendruck gegen das Längsgewölbe des Fußes aus-übt. Auf diese Weise wird der Tubergelenkswinkel aufgerichtet. Durch anschließenden Zug am Nagel soll die Länge des Fersenbeins wieder hergestellt und die Abduktionsstellung der Ferse beseitigt werden. Der Nagel wird in einem kurzen Gipsverband (im Ori-ginalverfahren) belassen. *Vorschütz* kommt unabhängig von *West-hues* in einem ähnlichen Gedankengang zu einem Verfahren, das dem erstgenannten weitgehend entspricht. *Bürkle-de-la-Camp* ver-wendet einen Schraubennagel, den er nach der Einrichtung eben-falls in einem Gipsverband beläßt, aber unter Zug setzt. *Ehalt* hat das *Westhues*sche Verfahren etwas abgeändert: weil er die Verkürzung durch Zug am Nagel nicht auszugleichen vermochte, gleicht er nach der Einrichtung diese durch die Fersenzwinge aus und legt einen Gehgipsverband an, mit dem der Verletzte einige Tage später aufsteht.

Ein Vorgänger des Nagels nach *Westhues* war in weitestem Sinne der Drill-bohrer, den *Becker* 1906 nach blutiger Stellung des Bruches zur Fixation in die Hacke trieb.

Die Verfahren von *Westhues*, *Vorschütz* und *Bürkle-de-la-Camp* haben einen Vorzug, der in der einfachen Anwendung liegt und dort zum Ziele führt, wo die Anzahl der Bruchstücke nicht groß ist. Bei einer Zertrümmerung des Fersenbeins aber in eine große Anzahl Bruchstücke findet der Nagel keinen Halt, und das Aufrichtungsergebnis ist dementsprechend unzureichend, wie wir selbst es in etwa 40 Fällen beobachten konnten. Die Anwendung des *Westhues*-Nagels vermag auch nicht die Ausbildung einer erheblichen Knochenatrophie zu bannen, wie wir sie früher vor allem beim Doppelnagelgips sahen. In einem beträchtlichen Anteil der Fälle ist das Endergebnis getrübt durch nachbleibende Fisteln aus dem Nagelkanal, die zwar niemals lebensbedrohlich wurden, mitunter aber recht hartnäckig waren.

Die Erfahrung, daß mit der Kraft der Hände allein eine Einrichtung des Fb. in der Regel nur recht mangelhaft zu erzielen war, führte zur Benutzung und Konstruktion von Apparaten, mit denen man eine entsprechend größere Kraft zur Anwendung bringen konnte. *Böhler* richtete eine Zeitlang mit dem Osteoklasten nach *Phelps-Gocht* ein. Zwei Schenkel des Apparates wirkten in der Weise, daß sie Vorfuß und die Hacke oberhalb des Ansatzes der Achillessehne gegen einen anderen in der Fußsohle sich anstemmenden Schenkel drückten. Naturgemäß findet der oberhalb der Hacke ansetzende Schenkel nur einen geringen Halt. Das Verfahren wurde deshalb auch nach einiger Zeit wieder verlassen. Über die Anwendung der Fersenzwinge nach *Böhler* s. S. 30. *Fischer* gab 1910 einen Gehapparat an, der eine am Fersenbein angreifende, dauernde Extension nach *Bardenheuer* ermöglichen sollte. *König* verwandte ebenfalls einen Gehapparat, in dem ständig ein Druck gegen die Fußsohle stattfand, womit dem traumatischen Plattfuß vorgebeugt werden sollte. Fußgelenke und Fußrücken blieben frei, um die Anwendung von Heißluft und Massage zu gestatten. Eine wesentliche Bedeutung haben beide Apparate in der Fb.-Behandlung nicht gehabt. *Yergasons, Polaccos* und *Boppes* Apparate dienten wie der Apparat nach *Phelps-Gocht* nur zur Einrichtung. *Yergasons* Konstruktion bestand aus 2 Holzbranchen, die durch 2 Holzschrauben einander zu nähern waren. In die beiden Enden der Branchen wurde das Fersenbein derart eingespannt, daß die eine Branche in der Fußsohle vor den vorderen Fersenbeinfortsatz, die andere oberhalb des hinteren oberen Fortsatzes des Fersenbeins angriff. Unter Herabdrücken des Vorfußes über die vordere Branche wurden die Schrauben angezogen und auf diese Weise das Fersenbein aufgerichtet. *Polacco* schlug zunächst einen Nagel durch das Fersenbein und legte dann seinen Apparat an, der durch Schraubenwirkung Zug, Druck und Kompression am Fersenbein wirksam werden ließ. *Boppes* Apparat — in seiner Wirkungsweise dem Doppelnagelverfahren ähnlich — setzt sich aus mehreren Metallschienen und Schrauben zusammen, die in ihrer Lage zueinander zu nähern sind. *Boppe* schlägt vor Anlegen des Apparates einen Schienbein- und einen Fersenbeinnagel ein.

Größere Bedeutung haben alle diese Apparate in der Behandlung der Fb. nicht gewonnen. Ihre Anwendung ist in der Regel auf ihre Erfinder beschränkt geblieben. Sie waren teilweise nicht einfach zu handhaben, andererseits haben sie keine besseren Ergebnisse zu erzielen vermocht als andere Verfahren.

Man hätte erwarten können, daß bei den großen Schwierigkeiten, die sich schon der Einrichtung gegenüberstellen, die blutige Behandlung der frischen Knochenbrüche sich gerade des Fb. angenommen hätte. Die Anzahl der Vertreter der blutigen Verfahren in der Behandlung der Knochenbrüche ist heute in Deutschland nicht gering; trotzdem ist, abgesehen von einigen wenigen Versuchen, bei uns heute nicht mehr die blutige Behandlung des Fb. erörtert worden und auch blutige Verfahren, wie sie insbesondere in Belgien und in Frankreich entwickelt wurden, haben bei uns keinen Eingang gefunden, ebensowenig wie in den meisten anderen Ländern.

Gussenhauer (1888) zog bei Rißbrüchen das obere Bruchstück mit einem Haken herab und nagelte es fest. Streng genommen kann dieses Vorgehen noch nicht zu den operativen Verfahren gerechnet werden, da das Fersenbein nicht freigelegt wurde. Somit hat wohl *Jog* den ersten Anspruch der operativen Versorgung eines frischen Fb. Er nähte 1896 nach der Achillotenotomie in offener Wunde die Bruchstücke zusammen. 1899 vereinigte *Neuschäfer* die Bruchstücke durch Catgutnähte. *Morestin* entfernte von einem Schnitt unterhalb des äußeren Knöchels eingestauchte Bruchstücke und brachte die andern in die richtige Lage zueinander. *Becker* legte (1906) den Schnitt oberhalb des äußeren Knöchels, verlängerte ihn bis auf die Außenseite der Ferse, führte dann ein Elevatorium ein, das er in einem Schnitt auf der Innenseite der Ferse wieder herausführte, und reponierte so den Bruch. Zum Festhalten der Einrichtung brachte er von der Hacke her einen Drillbohrer in das Fersenbein ein, den er für 6 Wochen beließ. *Gelinsky* (1913) führte einen Draht oberhalb des Fersenbeins durch die Haut und knüpfte ihn über einem Brett, nachdem er vorher die Fußsohle im Längsgewölbe gut ausgepolstert hatte. Den Draht setzte er unter Dauerzug. *Tanton* entfernte das Sprungbein und versteifte das neugeschaffene Gelenk zwischen Schien- und Fersenbein. 1922 fixierte *Leriche* die Bruchstücke, nachdem er sie in die richtige Lage zueinander gebracht hatte, mit einer Metallschiene. Er selbst, seine Schüler und *Cotte* haben mehrere Fälle auf diese Weise behandelt. *Comotti* (1925) geht ähnlich wie *Leriche* vor. Er hat seiner Metallschiene eine besondere Form gegeben. Die Schiene befestigt er mit Schrauben im Knochen. Das Verfahren, das nicht nur durch ihre Erfinder, sondern eine auch von anderer Seite, allerdings auf die westlichen europäischen Länder beschränkte Verbreitung erfahren hat, war das von *Lenormant* und *Wilmoth* (Frankreich) im Jahre 1938 angegebene. Die Idee ist, soweit mir bekannt, in der Behandlung frischer Knochenbrüche einmalig. Frischer dem Schienbein entnommener Knochen wird zerstückelt und, nachdem die Stellung des Fersenbeins korrigiert ist, zwischen die Bruchstücke eingebracht. *Lenormant* und *Wilmoth* hatten nämlich beobachtet, daß beim Zurücknehmen des Spatels bei der blutigen Einrichtung ein Hohlraum zurückblieb, den sie mit Knochentrümmern ausfüllten. Sie lagern das so operierte Bein zwischen Sandsäcke, warten die Wundheilung ab und geben dann einen Gipsverband für 2 Monate.

Grigoire und *Convelaire* bevorzugen eine Schnittführung, die in Höhe des Ansatzes zirkulär um die Ferse verläuft und legen einen zweiten Schnitt zum ersteren senkrecht über der Achillessehne. Eine ähnliche Schnittführung gibt *Köstler* zur Behandlung alter schlecht geheilter Fb. an, zur Ausführung der Keilosteotomie. Es fehlt bei *Köstler* der über der Achillessehne gelegte Schnitt. Nach unseren eigenen Erfahrungen an einem doppelseitigen Fb. ist diese Schnittführung ungünstig.

Die weiteste Verbreitung unter den blutigen Verfahren hat, soweit sich aus dem Schrifttum entnehmen läßt, noch das von *Lenormant* und *Wilmoth* gefunden. 10 Fälle habe ich im Schrifttum gefunden, die nach der Angabe *Leriches* behandelt worden sind. Beide Verfahren sind meines Wissens in Deutschland nicht ausgeführt worden.

Die übrigen blutigen Behandlungsverfahren haben eine Bedeutung nicht gehabt. Bezeichnend für die Mehrzahl ist, daß sie auf einem originellen Einfall beruhten.

In der Behandlung der Entenschnabelbrüche spielt hingegen die operative Behandlung eine größere Rolle. Tatsächlich sind auch in diesem Falle die Bedingungen für eine Naht des Bruchstückes wesentlich günstiger. *Finochietto* führt von einem kleinen Einschnitt auf der Außenseite die Drahtumschlingung aus, nachdem er das abgebrochene Stück in seine richtige Lage gebracht hat. *Rothberg* nähte in einem Falle mit Kängeruhsehnen. Eine andere Möglichkeit besteht darin, Bohrlöcher sowohl durch das abgebrochene Stück wie auch durch das Fersenbein zu legen, einen Draht hindurchzuführen und nach dem Anspannen zu knüpfen. Es ist dies einmal derart geschehen, daß man die Bohrkanäle horizontal legte, dann aber auch in vertikaler Richtung. Technisch schwieriger gestaltet sich das letztere Vorgehen.

b) Ergebnisse der Fersenbeinbruchbehandlung anderer Kliniken.

Größere Reihenuntersuchungen nach Fb. liegen bis auf wenige Ausnahmen nicht vor. Die Vergleichsmöglichkeiten sind aber auch weiterhin dadurch stark beeinträchtigt, daß zu einem nicht geringen Teil die Bewertung der Ergebnisse als „gut, mittel und schlecht" erfolgt. Eine solche sehr dehnbare Beurteilung ist zu einem exakten Vergleich nicht geeignet, weil derartige Angaben der subjektiven Einstellung des einzelnen Verfassers entspringen. Von beschränktem Wert sind auch solche Mitteilungen, die, wie es bei *Bode* der Fall ist, die Ergebnisse nach Behandlungsverfahren (von denen er insgesamt 9 anführt) mitteilt, ohne den Anteil der schweren bzw. leichten Bruchformen innerhalb des einzelnen Behandlungsverfahrens anzugeben. Es entsteht dann das schiefe Bild, daß z. B. die einfache Schienenlagerung des Fb. jeder anderen Behandlungsart vorzuziehen ist, weil nach dieser Behandlung die geringsten Renten gezahlt wurden, hingegen eingreifendere Verfahren — nach den höheren Rentensätzen zu urteilen — die schlechtesten Ergebnisse zeitigten. Der Fehlschluß liegt auf der Hand: der Schienenbehandlung werden eben nur die einfachsten Bruchformen zugeführt, dem eingreifenderen Behandlungsverfahren die schwersten. Bei letzteren ist von vornherein, auch bis zu einem gewissen Grade unabhängig von den einzelnen Behandlungsverfahren, der größere Dauerschaden zu erwarten.

Ich sehe davon ab, eine möglichst erschöpfende Übersicht der bisher veröffentlichten Ergebnisse zu geben — zudem wir heute an die Beurteilung von Folgen nach Knochenbrüchen ganz allgemein einen wesentlich anderen Maßstab anlegen als es etwa vor 2 Jahrzehnten der Fall war. Vielmehr soll in folgendem ein Vergleich der rein passiven Einstellung in der Behandlung des Fb. (Chirurgische Klinik Zürich, *Werner*) und der operativen Behandlung des Fb. (*Lenormant* und *Wilmoth*) mit unseren eigenen Ergebnissen den Wert des von uns eingeschlagenen Weges in der Fersenbeinbruchbehandlung ergeben. Zweitens sollen Ergebnisse, die andere Kliniken mit unserem Behandlungsverfahren erzielt haben, dartun, daß die von uns erzielten nicht an unsere Klinik gebunden sind.

Aus der Chirurgischen Klinik in Zürich, über deren rein passive Einstellung zur Fb.-Behandlung oben berichtet worden ist, teilte *Werner* mit, daß von insgesamt 24 nachuntersuchten Verletzten aller Verletzungsgrade etwa $4^1/_2$ Jahre nach dem Unfall nur 2 keine Beschwerden hatten. Als die weitaus häufigste und unangenehmste Folge des Fb. führt der Verfasser den Plattfuß an. 21 seiner Fälle hatten einen mehr oder minder starken Pes plano-valgus. Bei 11 Verletzten war der Gang hinkend. Die Pro- und Supination war häufig ziemlich stark gestört — zahlenmäßige Angaben fehlen. Aufgefallen ist *Werner* einmal die Häufigkeit der Arteriosklerose, dann aber auch deren ungünstiger Einfluß auf die Beschwerden.

Das Ergebnis der rein passiven Einstellung der Züricher Klinik zum Fb. ist folgendes: a) hinkender Gang 44%, b) traumatischer Plattfuß 84% aller Verletzen.

Lenormant und *Wilmoth* haben bei 16 eigenen nach ihrem Verfahren operativ behandelten Verletzten über folgendes Ergebnis berichtet: 15mal gute Funktion. In einem Fall schlechte Funktion. Rentenfrei waren 9 Verletzte. Einer erhielt 10%, 6 zwischen 20 und 70% als Dauerrente. Brüche 2. Grades (s. seine Einteilung S. 11) erhielten Rentensätze von 14—25%, solche 3. Grades von 10—35%, doppelseitige Fb. zwischen 50—70%. *Olivarez* berichtet über ein gutes Ergebnis in einem Falle, den er nach *Lenormant* und *Wilmoth* operiert hat. Über die nach *Leriche* operierten Fälle sagt *Lenormant*, der diese Fälle zum Teil gesehen hat, daß die Metallklammern, die bei der Operation eingesetzt werden, keinen genügenden Halt im Knochen haben. In 4 von 6 Fällen, die *Leriche* sebst operiert hat, mußten sie nach 3—4 Monaten wieder entfernt werden. Der Callus sei aber bei operierten Fb. erst nach etwa 5 Monaten fest. Also breche er wieder ein. Behandlungsergebnisse jüngerer Behandlungsverfahren — *Westhues, Vorschütz, Bürkle-de-la-Camp* — liegen zur Zeit nicht vor.

Über Behandlungsergebnisse nach unseren eigenen Behandlungsverfahren berichtet u. a. das belgische, amerikanische, norwegische und deutsche Schrifttum. *Soeur* teilt im belgischen Schrifttum 4 Fälle mit, die er innerhalb eines Jahres im Doppelnagelgipsverband behandelt hat.

Fall 1: 22 Jahre, Nebenverletzung: Bruch beider Knöchel des verletzten Fußes, Unfall Februar 1934. „Das Ergebnis war im November (des gleichen Jahres) funktionell sehr gut. Die Röntgenbilder nach dem Unfall zeigen einen Tubergelenkswinkel von —20°, nach der Einrichtung von +10°, das Sprungbein hat seine normale Stellung wieder erhalten." — Fall 2: 52 Jahre alt, Unfall Juni 1934. $5^1/_2$ Monate nach dem Unfall Wiederaufnahme der Arbeit als Lastwagenführer, trägt Lasten. Der Fuß ist schmerzfrei. Im Januar 1935 zeigt die verletzte Ferse ein vollständig normales Aussehen. Bewegungen im oberen Sprunggelenk sind frei, im unteren gering. Bewegungen im vorderen Sprunggelenk sind ein wenig schmerzhaft. Die Fußabdrücke zeigen keinen Unterschied der verletzten gegen die unverletzte Seite. Der Tubergelenkswinkel ist von —10° auf +27° vollständig wieder hergestellt. — Fall 3: 51 Jahre alt, Unfall Juli 1934. Hat seine Arbeit als Anstreicher nicht wieder aufgenommen, weil er bei dieser Arbeit in leichten Schuhen das Klettern auf die Leitern als schmerzhaft empfindet. 6 Monate nach dem Unfall waren oberes und vorderes Sprunggelenk in ihren Bewegungen frei, die Supination im unteren Sprunggelenk war ein wenig vermindert. Tubergelenkswinkel nach dem Unfall +8°, bei der Nachuntersuchung +30°. — Fall 4: 30 Jahre alt. Unfall August 1934: Doppelseitiger Fb., Nebenverletzung: Bruch des 12. Brustwirbels. 4 Monate nach dem Unfall geht der Verletzte an 2 Stöcken, „mehr aus Gründen des Wirbelbruches als aus denen des Fb." Der linksseitige Fb. ist von —16° auf +24° aufgerichtet, rechtsseitig handelt es sich um einen Bruch des Sustentaculum tali (Gruppe III). Der Verfasser kommt zum Schluß: „Die erzielten Ergebnisse sind ausgezeichnet." Nach seiner Ansicht beruht der Vorteil dieses Verfahrens gegenüber den anderen darauf, daß es mit Leichtigkeit gestattet, den Bruch aufzurichten und eine normale Gelenkfläche im Fersenbein wieder herzustellen.

Im amerikanischen Schrifttum berichtet *Schoffield* über seine Ergebnisse mit dem Verfahren des Doppelnagelgipsverbandes nach *Böhler*.

Es handelt sich um 23 Brüche; die restlichen 29 — insgesamt werden die Ergebnisse von 52 Verletzten mitgeteilt — betrafen leichtere Bruchformen, die ausschließlich im Gehgipsverband behandelt waren. Von den 23 Verletzten hatten 2 Störungen während des Heilverlaufes (Infektion, Osteomyelitis). Sie trugen einen Dauerschaden von 25 bzw. 55% davon. Bei den restlichen 21, unter denen sich 6 Verletzte mit erheblichen Nebenverletzungen befinden, betrug der Dauerschaden im Durchschnitt 9%. 2mal wurde der Dauerschaden mit 20% angenommen, das ist der höchste Satz, bei 2 Verletzten betrug der Dauerschaden 0%.

Bei den amerikanischen Unfallversicherungen wird bei Abschluß der Behandlung der Dauerschaden abgeschätzt, der Verletzte einmalig entschädigt. Dieses Entschädigungsverfahren ähnelt in vieler Hinsicht den Bestimmungen unserer privaten Unfallversicherungen.

Schoffield faßt seine Ansicht wörtlich wie folgt zusammen: „Das unblutige Verfahren (nach *Böhler* Doppelnagelgips) in der Behandlung des Fb. hat bei uns einen ausnehmend geringen Fußschaden hinterlassen." *Kessler* (ein anderer amerikanischer Autor) schätzt, daß diese schwersten Fb. (Gruppe V nach *Schoffield* bzw. *Böhler*) im günstigsten Fall einen Schaden von 20% hinterlassen.

Niessen-Lie hat seine 10 im Jahre 1934 im Krankenhaus Ullevaal (Norwegen) zur Aufnahme gelangten Fälle — 4 hatten erhebliche Nebenverletzungen —, die er im Doppelnagelgipsverband behandelt hat, nachuntersucht.

Nach dem Unfall hatten 6 Verletzte einen negativen Tubergelenkswinkel, die übrigen einen solchen von +5—15°. Bei den Kontrollaufnahmen gelegentlich der Nachuntersuchung betrug der Tubergelenkswinkel in allen Fällen mehr als 20°. 6 Verletzte werden als symptomfrei bezeichnet. In einem Fall wird die Pro- und Supination als leicht, in 2 weiteren Fällen als stark eingeschränkt angegeben. Von 8 Versicherten haben 2 einen Dauerschaden zurückbehalten, der eine von 9, der andere von 10%. Beide hatten erhebliche Nebenverletzungen. Alle 10 Verletzten sind arbeitsfähig. Keine Komplikationen.

Schindler (Universitätsklinik Leipzig) hat von 11 Verletzten mit schweren Brüchen, die eine starke Dislokation der Fragmente zeigten und die im Drahtzug — nach *Böhler* — behandelt waren, nur 4 nachuntersuchen können. Ein Verletzter war nach 1 Jahr rentenfrei, ein zweiter war $1^3/_4$ Jahr nach dem Unfall noch 20% erwerbsbeschränkt. Die restlichen 2 Verletzten waren nicht versichert. Bei einem dieser Verletzten wurde die Erwerbsminderung vom Verfasser $^1/_2$ Jahr nach dem Unfall auf 40% geschätzt. *Schindler* faßt sein Urteil dahin zusammen: „Bei den Frakturen schweren Grades, die eine intensive Behandlung erfordern, hat sich das *Böhler*sche Verfahren der Reposition und Drahtextension durchgesetzt."

Vollrath berichtet aus der Kieler Klinik über 44 Fb., die in den Jahren 1929—1935 mit der Drahtextension nach *Böhler* behandelt worden sind, „wodurch in fast allen Fällen eine wesentliche Aufrichtung des Fersenbeins gelang, davon in 20 Fällen eine Angliederung an das Normale." 4mal beobachtete er ein späteres

Zusammensinken; 2mal trat durch Knochenanbau eine Vergrößerung des Tubergelenkswinkels ein. Er faßt seine Nachuntersuchungsergebnisse dahin zusammen: „Die Reposition der Fb. nach *Böhler* hat gute Erfolge hinsichtlich der Wiederaufrichtung des Fußgewölbes und der Wiederherstellung der Funktion erzielt. Eine Reihe von Fällen bleibt jedoch übrig, bei denen eine Ursache für ihre gute oder schlechte Funktion im Röntgenbild nicht nachweisbar ist. Jedenfalls bietet die Wiederherstellung des Tubergelenkswinkels keine Gewähr für gute Funktion."

Vollrath sei zunächst auf die Abb. 11—25 bzw. den Begleittext verwiesen. Grundsätzlich sei zur Wiederaufrichtung des Tubergelenkswinkels folgendes gesagt: die Wiederaufrichtung hat 2 verschiedene Aufgaben: 1. die Wiederherstellung des Fußgerüstes, gleichbedeutend mit Vermeidung des traumatischen Plattfußes. Diese Aufgabe wird unmittelbar durch den Zug am hinteren Fersenbeinbruchstück erfüllt. 2. Die anatomische Wiederherstellung der Gelenkfläche. Durch den Zug am hinteren Fersenbeinanteil wird mittelbar auf die mit diesem noch in Verbindung stehenden und verschobenen Bruchstücke der Fersenbeingelenkfläche im unteren Sprunggelenk eingewirkt. In den Fällen, bei denen ein Zusammenhang des hinteren Fersenbeinanteiles mit den Bruchstücken der Gelenkfläche nicht mehr vorhanden ist, kann auch ein Einfluß auf die Gelenkfläche nicht mehr erreicht werden (s. Abb. 23—25).

Das Röntgenbild muß in der Mehrzahl der Fälle für die Beurteilung der anatomischen Wiederherstellung der Gelenkfläche versagen: einmal kann das untere Sprunggelenk nur in einer Ebene dargestellt werden, zum anderen wird auch die Beurteilung dieses Bildes noch durch mehrfache Überschneidungen der einzelnen Gelenkanteile im unteren Sprunggelenk schon bei normalen Verhältnissen erschwert. Über eine gelungene anatomische Wiederherstellung der Gelenkfläche entscheidet erst der Umfang der wiedererlangten Funktion, das ist die freie bzw. eingeschränkte Kantungsbewegung des Fußes.

Die unbedingte Anzeige zur Wiederaufrichtung des gebrochenen Fersenbeins ist damit klar umrissen. Für die Beurteilung der Arthrosis deformans nach Fb. im unteren Sprunggelenk, die regelmäßig eine rein destruktive ist (s. S. 128), gilt hinsichtlich der Auswertung des Röntgenbefundes das gleiche. Bindende Schlüsse auf das Ausmaß der Arthrose können aus dem Röntgenbild allein nicht gezogen werden.

c) Eigene Behandlungsverfahren.

Für die Behandlung der Fb. sind ebenso wie für die aller anderen Brüche die drei folgenden Grundgesetze der Knochenbruchbehandlung, wie sie *Böhler* aufgestellt hat, gültig:

1. Bei jedem Knochenbruch müssen die verschobenen Bruchstücke genau eingerichtet werden.

2. Die eingerichteten Bruchstücke müssen so lange ununterbrochen in guter Stellung festgehalten werden, bis sie knöchern miteinander verheilt sind.

3. Während der notwendigen Dauer der Ruhigstellung der gut eingerichteten Bruchstücke müssen möglichst viele oder alle Gelenke des verletzten Gliedes und der ganze Körper unter Vermeidung von Schmerzen aktiv im vollen Umfange bewegt werden, um Störungen des Blutumlaufes, Schwund der Muskeln und Knochen und Versteifung der Gelenke zu vermeiden (funktionelle Bewegungsbehandlung).

(„Technik der Knochenbruchbehandlung", 5. Auflage, 1937.)

1. Schmerzbetäubung.

Zur Einrichtung muß die Schmerzbetäubung so gewählt werden, daß sie nicht nur eine volle Schmerzfreiheit im Bereiche des Fb. gewährleistet, sondern auch die Kontraktionen der Wadenmuskulatur ausschaltet. Dies wird am besten erreicht durch die Lumbalanästhesie oder die Vollnarkose.

In den seltenen Fällen, in denen eine Anpressung des abgebrochenen Sustentaculum tali (Gruppe III) bei seiner Verschiebung notwendig wird, reicht zur Anwendung der Fersenzwinge ein Chloräthylrausch aus.

Behandlung der einzelnen Gruppen.

Gruppe I: Das Knie der verletzten Seite wird rechtwinklig abgebeugt und dadurch eine Entspannung der Achillessehne erreicht. Durch eine maximale Plantarflexion des Fußes und einen gleichzeitigen Druck mit den Fingern läßt sich das Fragment leicht an seinen Platz drücken, nachdem vorher der Bluterguß aus der Umgebung des Bruchspaltes nach Möglichkeit weggepreßt war. Es wird nunmehr ein ungepolsterter Gehgipsverband von der Kniekehle bis zu den Zehengrundgelenken angelegt (s. „Technik der Knochenbruchbehandlung" von *Böhler*, 6. Aufl. 1938, S. 1250 u. folg.), der oberhalb der Ferse gut anmodelliert wird und 6 Wochen liegen bleibt. Anschließend erhält der Verl. einen Zinkleimverband.

Bei unserem Verl., der im Jahre 1928 zur Behandlung kam, wurde noch, da die geschilderte Methode der Behandlung dieser Bruchform noch nicht ausgearbeitet war, eine Drahtnaht ausgeführt, ein Gehgipsverband angelegt, mit dem der Verl., nachdem die Wunde abgeheilt war, herumgehen konnte.

Brüche der Gruppe II zeigen nur ausnahmsweise eine geringe Verschiebung. Sie benötigen daher keine Einrichtung, dementsprechend auch keine Schmerzbetäubung. In seltenen Fällen ist das abgebrochene Tuberculum med. durch den Zug der Plantarfascie nach vorn verschoben. Eine Einrichtung ist auch in diesen Fällen nicht erforderlich. Das abgebrochene Stück heilt ohne Störung für die Belastung des Fußes an. In einem unserer Fälle wurde eine Einrichtung mit einem Nagel versucht, blieb aber ohne Erfolg, weil der fortwirkende Zug der Plantarfascie das abgebrochene Stück sofort wieder verlagerte. In einem weiteren Falle — atypischer Abbruch des Tuberc. med. — wurde das um 90° gedrehte Bruchstück, da es beim Gehen Schmerzen auslöste, durch einen kleinen Einschnitt entfernt (Abb. 2963, *Böhler:* „Technik der Knochenbruchbehandlung", 5. u. 6. Aufl.). Die Verl. ist beschwerdefrei, ist Turnerin und Skiläuferin.

Brüche der Gruppe III sind meist nicht verschoben. In einem unserer Fälle (40, III, 6) bestand eine Verschiebung (Abb. 2 und 3), die im Chloräthylrausch durch Anpressen mit der Fersenbeinzwinge behoben wurde. In der Regel erübrigt sich eine Betäubung.

Beide Gruppen erfordern eine Behandlung im Gehgipsverband für die Dauer von 4—8 Wochen, je nach der Bruchform. Bei leichten Fällen kommt man auch mit einem Zinkleimverband aus.

Gruppen IV—VIII. Fissuren und Brüche ohne Verschiebung, die den ganzen Fersenbeinkörper durchsetzen, (Gruppe IV) bedürfen naturgemäß keiner Einrichtung. Bei manchen Bruchformen dieser Gruppe reicht eine Ruhigstellung im Gehgipsverband aus, ohne daß im Gehgipsverband noch nachträglich eine Verschiebung zu befürchten ist. Bei anderen Bruchformen dieser Gruppe kann es trotz erhaltener anatomischer Form noch nachträglich durch die Belastung beim Gehen und durch den Zug der Achillessehne zur Verschiebung der primär nicht verschobenen Bruchstücke kommen. Diese bedürfen zwar keiner Einrichtung, aber doch solcher Maßnahmen, die zum Ziele haben, eine nachträgliche Verschiebung (durch Zug der Achillessehne und Belastung) zu verhindern. Hinsichtlich dieser Forderung gehören deshalb auch diese Bruch-

formen schon in die Behandlungsgruppe der Brüche des Fersenbeinkörpers mit Verschiebung der Bruchstücke. Letztere zerfallen
wiederum in solche, bei denen der Bruch außerhalb der Gelenkfläche verläuft und solche, bei denen die Gelenkfläche beteiligt ist.

Im Gegensatz zu den Fb. der Gruppen I—III und IVa (meist
kleine Absprengungen am vorderen Fersenbeinfortsatz), die in der
Regel sofort im Anschluß an die Verletzung versorgt werden können, haben wir die Brüche der Gruppen IV—VIII etwa auf die
Dauer von 8 Tagen auf eine *Braun*sche Schiene gelagert und mit
kühlen Umschlägen behandelt. Durch diese Maßnahme wurde erreicht, daß der meist starke Bluterguß zurückging, man andererseits nicht gezwungen war, den Nagel (bzw. Draht) durch das
frische Frakturhämatom zu schlagen. Mit dieser Maßnahme war
auch beabsichtigt, die Gefahr einer Infektion durch den Nagel zu
verringern.

Das Ziel der Einrichtung ist die Wiederherstellung der
anatomischen Form des Fersenbeins. Da die durch den
Bruch veränderte Form des Fersenbeins auf einer Verminderung des
Tubergelenkswinkels, auf einer Zerstörung der Gelenkfläche und
einer Verbreiterung und Verkürzung (mit Ausnahme der Gruppe IV)
beruht, ist die Forderung der Einrichtung: a) die Wiederherstellung des Tubergelenkswinkels, b) der Ausgleich der Verbreiterung und Verkürzung.

Auf die Gelenkfläche unmittelbar einzuwirken, haben
wir keine Möglichkeit, sondern können nur indirekt durch die
Aufrichtung des Tubergelenkswinkels eine Wiederherstellung der
Gelenkfläche anstreben.

a) Voraussetzung für die Wiederherstellung des Tubergelenkswinkels ist die Überwindung des Zuges der Achillessehne. Zur Erreichung dieses Zieles kamen folgende Behandlungsmethoden zur Anwendung:

1. Redressement a) über dem Keil, b) im Apparat nach
Phelps-Gocht;

2. die Achillotenotomie (in Verbindung mit einem Redressement);

3. Zug im Schraubenzugapparat a) einfacher Zug mit
Schmerz-Klammer, *Steinmann*-Nagel oder Draht, b) Zug durch
Steinmann-Nagel am Fersenbein und Gegenzug (durch *Steinmann*-Nagel) im unteren Drittel des Schienbeines (Transfixation);

4. durch **manuelle Einrichtung** mit einem in die Längsachse des Fersenbeines eingeschlagenen *Steinmann*-Nagel (*Westhues*-Verfahren).

2. Technik der einzelnen Behandlungsverfahren.

1. Die Einrichtung erfolgte in der Weise, daß der Keil als Hypomochlion in die Mitte der Fußsohle gelegt wurde, dann Fersenbein und Fußrücken mit den Händen gefaßt und über den Keil niedergedrückt wurden.

In ähnlicher Weise wirkte der Apparat nach *Phelps-Gocht*, dessen zwei Schenkel auf dem Fußrücken und über dem Tuber calcanei zu liegen kamen, während gegen die Fußsohle zu ein dritter Hebel in diese vermittels eines Schraubengewindes hineingedrückt wurde unter gleichzeitigem Niederziehen der beiden anderen Schenkel.

2. Etwa 3 Querfinger oberhalb des Achillessehnenansatzes wurde subcutan mit einem kleinen Messer an beiden Seiten der Achillessehne in etwa 3—4 cm Abstand voneinander eingegangen und die Achillessehne bis zur Hälfte durchtrennt. Erreicht wurde damit ihre plastische Verlängerung.

3. Ein 4 mm dicker rostfreier *Steinmann*-Nagel wird durch die hintere obere Kante des Tuber calcanei durchgeschlagen (bzw. ein Draht durchgebohrt), oder eine *Schmerz*sche Klammer an dieser Stelle angelegt, darauf der Unterschenkel in den Schraubenzugapparat eingespannt. Durch Anziehen der Schraube wird der Bruch eingerichtet.

Um eine Möglichkeit zu haben, die **Einstauchung der Bruchstücke** lösen zu können — das geschieht durch Zug in der **Fersenbeinachse** — wurde neben dem Fersenbeinnagel ein zweiter 4 mm dicker in das Schienbein 3 Querfinger oberhalb des Sprunggelenks in die Metaphyse des Schienbeins eingeschlagen. Nunmehr gelang es, indem der Schienbeinnagel als Gegenzug verwendet wurde, durch einen im Schraubenzugapparat schräg nach unten ausgeübten Zug die Verkeilung zu lösen; unter weiterwirkender Belastung wurde nunmehr der Zug in die Richtung der Unterschenkelachse gebracht.

Später wurde der Schienbeinnagel während der Einrichtung im Schraubenzugapparat durch einen Gegenzug mit einer festen Binde, die um das gut ausgepolsterte untere Drittel gelegt und an einem Querbügel des Schraubenzugapparates befestigt wurde, ersetzt. Beim Übergang in den Zug in der Achse des Unterschenkels wurde diese Binde entfernt.

Der Einrichtung im Schraubenzugapparat schloß sich immer ein zirkulärer ungepolsterter Gipsverband in typischer Weise an.

Zumeist wurden Nägel (bzw. Draht oder Klammer) für die Weiterbehandlung im Dauerzug auf der *Braun*schen Schiene belassen, nur in den Fällen, bei denen im ersten Jahr das Dauerzugverfahren noch nicht geübt wurde, sondern sich an die Einrichtung im Schraubenzugapparat sofort ein Gehgipsverband anschloß, entfernt.

In einer größeren Anzahl von Fällen, die mit der Transfixationsmethode behandelt worden sind, wurde bei belassenen Nägeln der Gipsverband mit einem Gehbügel versehen, mit dem der Verl. herumging.

4. Lagerung des Fußes auf der Außenseite, Einschlagen eines 15 cm langen und 5 mm dicken *Steinmann*-Nagels in den Tuber in Richtung der Fersenbeinachse oberhalb des Achillessehnenansatzes. Einrichtung durch Zug am Nagel mit der Hand in Richtung der Fußsohle und Druck gegen Fußgewölbe von unten. Lagerung des Unterschenkels über der Kniestütze im Schraubenzugapparat, Anlegung eines Gipsverbandes in typischer Weise unter Belassung des Nagels bei fortwirkendem Zug an diesem und Druck gegen die Fußsohle bis zum Erhärten des Gipsverbandes.

b) Der Ausgleich der Verbreiterung und Verkürzung wurde zu erreichen versucht: 1. durch seitliche Pressung mit der Hand, 2. im Apparat nach *Schultze*, 3. durch die Fersenzwinge (*Böhler*) seit 1928.

ad 1. Das Fersenbein wurde zwischen beide Daumenballen genommen und komprimiert.

ad 2. Im Redressement nach *Schultze* wurde das Fersenbein seitlich zwischen zwei Pelotten gespannt, die Pelotten angezogen und dadurch sowohl Verkürzung wie Verbreiterung auszugleichen versucht.

ad 3. Seit dem Jahre 1928 wird zur Beseitigung der Verbreiterung und Verkürzung nurmehr die Fersenzwinge nach *Böhler* verwendet. Diese besteht aus einem feststehenden Hebel und einem beweglichen, der auf einer graduierten Achse läuft und mittels eines Schraubengewindes dem unbeweglichen genähert werden kann. An beiden Hebeln ist eine abnehmbare (auskochbare) Pelotte angebracht, deren eine halbmondförmig gestaltet in den Sulcus unterhalb des Sustentaculum tali zu liegen kommt, während die andere von flacher Form der Außenseite der Ferse anliegt. Durch das Anziehen des beweglichen Hebels bis auf 3—4 cm, das wegen der Gefahr einer Hautschädigung nur für die Dauer etwa einer Sekunde erfolgen darf, wird die Verbreiterung und Verkürzung ausgeglichen. Die Fersenzwinge wird erst kurz vor Anlegen des Gipsverbandes angewandt, der Gipsverband zu beiden Seiten der Ferse gut anmodelliert.

2. Das Festhalten der eingerichteten Bruchstücke in guter Stellung bis zur festen knöchernen Vereinigung (Punkt 2 der Grundgesetze der Knochenbruchbehandlung) wurde angestrebt:

a) Im Gehgipsverband, b) durch Dauerzug im Gipsverband (4—5 kg), c) durch Belassung des Fersen- und Schienbeinnagels im Gipsverband (Transfixation), d) im Gipsverband mit belassenem *Westhues*-Nagel bei Lagerung auf der *Braun*schen Schiene.

Zu b, c (1): Nach Abschluß des Dauerzuges wurde in allen Fällen in typischer Weise ein Gehgipsverband angelegt.

Dauer sowohl des Gehgipsverbandes wie der übrigen Verfahren waren anfangs zu kurz bemessen. In den letzten Jahren wurde die Ruhigstellung des Fersenbeines für durchschnittlich 12 Wochen, davon etwa 6 Wochen in den unter b—d genannten Behandlungsarten und weitere 6 Wochen im Gehgipsverband, durchgeführt, das ist die Zeit, in der eine so feste knöcherne Vereinigung der Bruchstücke eingetreten ist, daß es unter der Belastung ohne feststellenden Verband nicht mehr zur Verschiebung der Bruchstücke kommt.

3. Aktive Bewegungsübungen unter Vermeidung von Schmerzen (funktionelle Bewegungsbehandlung). Bei der Behandlung im Gehgipsverband gehen die Verl. fleißig herum. Das genügt fast immer, um einen stärkeren Muskelschwund zu verhindern. Bei der Behandlung im Dauerzugverfahren oder nach *Westhues* sind die Verl. genötigt, zu Bett zu liegen. Während dieser Zeit bewegen sie häufig das unverletzte Bein und werden gehalten, sich mehrmals am Tage im Bett selbsttätig aufzurichten. Auf diese Weise wird der Blutumlauf gefördert. Nach Abschluß der Gehgipsbehandlung erhält jeder Verl. für einige Monate einen Zinkleimverband, der etwa alle 3 Wochen gewechselt wird. Nunmehr beginnt er zunächst mit Übungen am Bergsteigerapparat (s. „Technik der Knochenbruchbehandlung“, 5. u. 6. Aufl. 1937, S. 22), durch die die Bewegungen im oberen Sprunggelenk wieder hergestellt werden. Dann beginnt er mit den sofort nach Abnahme des Gipsverbandes hergestellten Einlagen zu gehen, wobei er besonders angehalten wird, auf den Zehenspitzen zu gehen. Zur Kräftigung der gesamten Beinmuskulatur turnt er die verschiedensten Übungen, wie Kniebeuge, Rumpfbeugen u. dgl.

Aktiven Bewegungen im Sinne der Rollbewegung im unteren Sprunggelenk messen wir nur geringe Bedeutung bei. Die Wiederherstellung der Rollbewegung im unteren Sprunggelenk ist, wie an anderer Stelle erwähnt, kein Ergebnis einer intensiven Nachbehandlung, sondern ausschließlich das Ergebnis der Einrichtung bzw. deren Erhaltung in Hinsicht auf die Gelenkfläche.

Passive Bewegungen, Massage, Elektrisieren, heiße Bäder u. dgl. verwenden wir aus bekannten Gründen auch in der Nachbehandlung der Fersenbeinbrüche nicht. Die Heißluftbehandlung wird zur Unterstützung der aktiven Bewegungsübung von den Verl. sehr angenehm empfunden und daher auch bei uns angewandt.

6. Übersicht über das eigene Verletztengut.

a) Tabellarische Gesamtübersicht.

In den 10 Jahren 1926—1935 kamen im Unfallkrankenhaus in Wien 247 frische Fersenbeinbrüche zur Behandlung. 3 pathologische Fb. (2 bei Tabes, 1 bei spinaler Kinderlähmung) sind in dieser Zahl nicht enthalten). 19mal war der Fb. doppelseitig (8 % unserer Fälle); 1 Verl. erlitt im Jahre 1929 einen rechtsseitigen, 1935 einen linksseitigen Fb. · Er wurde aus Gründen eines ordnungsgemäßen Tabellenaufbaus doppelt geführt. Mithin beträgt die Anzahl der Verl. mit frischen Fb. 228.

Auf die einzelnen Gruppen verteilen sich die 228 Verl. wie folgt:

Gruppe	Anzahl der Verl.	Anzahl der Fb.	Anzahl der Fb. in %
I	1	1	0,4
II	33	38	15,4
III	9	10	4
IV	55	57	23,1
IVa	10	10	4
V	76	82	33,2
VI	7	8	3,2
VII	14	15	6,1
VIII	23	26	10,6
Sa.	228	247	100

Bei der Einreihung der doppelten Fb. mit verschiedener Gruppenzugehörigkeit (z. B. links II, rechts V) wurde so verfahren, daß der Bruch in der Anzahl der Fb. jeder Gruppe mitgerechnet wurde, der Verl. aber nur in der höheren Gruppe einmal geführt wurde. Einzelheiten über doppelte Frakturen siehe unter Statistisches. Ebendort finden sich entsprechende Angaben über: 1. Anteil der einzelnen Berufe, 2. Alter, 3. Unfallsursachen, 4. Verteilung auf die betroffenen Seiten (rechts bzw. links), 5. offene Fb., 6. Nebenverletzungen, 7. Anteil der Männer und Frauen und 8. Anteil der Versicherten und Nichtversicherten.

Gegenüber der Angabe in der 4. Auflage von *Böhlers* „Technik der Knochenbruchbehandlung" im Jahre 1933 ist ein grober anteilsmäßiger Unterschied in der Gruppe VII (1933: 21 Fälle = 12%, 1938: 15 Fälle = 6,1%) zu erkennen. Bei der nochmaligen genauen Durchsicht aller Röntgenbilder sind wir zu dem Schluß gekommen, daß bei einer großen Anzahl von Fällen, die dieser Gruppe zugerechnet wurden, auch auf der Vergleichsseite eine in normalen Grenzen vorhandene Subluxation des Sprungbeines gegen das Kahnbein bestand. Es wurden nunmehr nur die gegen das Vergleichsbild als pathologisch erkannte Subluxation im Sprungbein-Kahnbeingelenk der Gruppe VII zugerechnet.

Aus der folgenden Tabelle sind ersichtlich Alter, Beruf des Verl., Seite der Verletzung, Nebenverletzung, Datum des Unfalls, seine Entstehung und Behandlungsart. Es folgen Angaben über Behandlungs- (bzw. Nachuntersuchungs-) Ergebnisse und Behandlungszeit, die Angabe, ob der Verl. seine Arbeit wieder aufgenommen hat und der Rentenablauf.

In der Spalte: „Tubergelenkswinkel" wird jeweils Tubergelenkswinkel und Datum des Zeitpunktes, an dem er gemessen wurde, angegeben.

Die erste Reihe zeigt bei allen Fällen den primär (nach dem Unfall) gemessenen Winkel an. Im Falle einer Gehgipsbehandlung ohne Einrichtung besagt die zweite Reihe das Ergebnis (hinsichtlich des Tubergelenkswinkels) nach der Abnahme des Gipsverbandes; im Falle einer Einrichtung das Ergebnis an. Schloß sich hieran nur eine Feststellung im Gehgipsverband, so zeigt die dritte Spalte den gemessenen Tubergelenkswinkel nach seiner Entfernung an. Bei der Behandlung im Dauerzug bzw. Transfixation gibt die dritte Reihe den Tubergelenkswinkel nach Entfernung des Dauerzuges an, in diesem Falle erst die vierte den gemessenen Tubergelenkswinkel nach Entfernung des anschließenden Gehgipsverbandes und die fünfte das Ergebnis der Nachuntersuchung an. In allen anderen Fällen zeigt die dritte Reihe (nur nach Gehgipsbehandlung ohne Einrichtung) und die vierte (nach Einrichtung und Gehgipsbehandlung) das Ergebnis bei der Nachuntersuchung auf.

In der Spalte „Lfd. Nr." bedeutet die erste Zahl die fortlaufende Nummer (von 1—228), die zweite Zahl in der Klammer die Reihenfolge innerhalb der einzelnen Gruppe, fortlaufend gezählt nach Jahren (1926—1935).

Die Gruppen II und IVa sind aus Gründen der Raumersparnis weggelassen worden. Sowohl Behandlung wie ausnahmslos gute Nachuntersuchungsergebnisse (Ausheilung mit voller Funktion) bieten nichts, was ihre gesonderte Anführung erfordert hätte.

In der Spalte „Art der Behandlung" ist die Anwendung der Fersenzwinge nicht eigens aufgeführt. Wir verwenden sie regelmäßig seit 1928 zum Ausgleich der Verbreiterung, also vor allem bei Brüchen der Gruppen V—VIII. Auch der Zinkleimverband, der regelmäßig nach Abschluß der Feststellung im Gipsverband getragen wurde, ist nicht eigens erwähnt.

Lfd. Nr.	Name, Alter, Beruf	Seite	Nebenverletzung	Datum des Unfalls, Entstehung	Art der Behandlung	Tubergelenkswinkel
						Gruppe
1 (1)	M. E., 69 J., Steinmetzmeister	re.	keine	21. 7. 28 von einem Pfosten an der Ferse im Knien getroffen	Drahtnaht	—
						Gruppe
35 (1)	V. F., 33 J., Bauarbeiter	re.	keine	11. 8. 26 Sprung vom 1. Stock auf das Pflaster	Gehgips 59 Tage	—
36 (2)	K. M., 43 J., Gerüster	re.	keine	7. 10. 28 Überfahrung durch Lastauto	Gehgips 28 Tage	
37 (3)	P. F., 38 J., Monteur[1]	li.	keine	30.7.29 Schlag m. einem Hammer	Zinkleimverband	—
38 (4)	K. J., 47 J., Gerüster	re.	keine	11. 8. 29 Sturz vom Wagen	Gehgips 49 Tage	
39 (5)	A. R., 50 J., Hilfsarbeiter	bds.	keine	10. 1. 30 Sprung aus 3 m Höhe	Gehgips beiderseits 46 Tage	—
40 (6)	S. O., 36 J., Ingenieur	re.	keine	12. 4. 30 Sturz von der Treppe $^{1}/_{2}$ m	Fersenzwinge Gehgips 55 Tage	—
41 (7)	B. L., 59 J., Maurer[2]	li.	keine	14.7.32 Sturz von einem Pfosten	Gehgips 56 Tage	—
42 (8)	S. M., 59 J., Kutscher	li.	keine	13. 10. 32 Sturz vom Wagen	Gehgips 41 Tage	—
43 (9)	B. F., 44 J., Maurer	li.	Subluxatio oss. metatars. II—V sin. Fiss. malleol. lat. sin.	18. 10. 34 Sturz vom Gerüst, 2 Stock hoch	Gehgips 8 Wochen	—

[1] Verstorben; Tod nicht Unfallfolge.   [2] Alter in je 20° varus u. Antekurvation

Atrophie	Pro- und Supination	Traumatischer Plattfuß	Besonderer Befund	Arbeit aufgenommen	Behandlungszeit			Rente
					K.H.	amb.	ges.	
I								
keine	frei	—	Plantarflexion ¹/₂ eingeschr., Arteriosklerose	nein (Alter!)	33	119	152	b. a. w. 50% (gemeins· mit Rippenverletzg· 1917 33¹/₃%, aus Folgen des Fb. 16²/₃%)
III								
keine	frei	—	—	ja	7	43	50	16²/₃% 29. 6. 27　8¹/₃% 29. 5. 28　θ
keine	frei	—	—	—	5	71	76	8¹/₃% 19. 6. 29　θ
—	—	—	—	—	—	50	50	θ
keine	frei	—	—	ja	—	50	50	25% 9. 3. 30　10% 9. 3. 31　θ%
keine	frei	—	—	ja	21	103	124	10% 17. 11. 30　θ
keine	²/₃ eingeschränkt	—	—	ja	5	entlass. zum Hausarzt		nicht versichert
keine	keine Sup., ¹/₂ Pronat.	—	Plantar- und Dorsalflexion ¹/₂ eingeschr.	nein (arbeitslos)	16	104	120	20%
keine	frei	—	—	ja	8	114	122	25% 11. 6. 34　20% 11. 2. 36　u. 8¹/₃%
gering	frei	—	Krachen im unteren Sprunggelenk	ja	7	108	115	50% 10. 2. 35　35% (mit Kopfverltzg.!) neurolog.　20% Fuß　15%

geheilter geschl. Unterschenkelbruch im dist. Drittel li.

Lfd. Nr.	Name, Alter, Beruf	Seite	Neben-verletzung	Datum des Unfalls, Entstehung	Art der Behandlung	Tubergelenkswinkel	
							Gruppe
44 (1)	K. K., 43 J., Maurer	re.	keine	1. 2. 26 Sturz von einer Mauer 4 m	Gehgips 37 Tage	18. 2. 26	25°
						20. 2. 37	20°
45 (2)	W. L., 31 J., Schlosser	re.	keine	16. 6. 26 Sturz von einer Leiter 2 m	Gehgips 43 Tage	16. 6. 26	35°
						22. 4. 37	30°
46 (3)	H. F., 35 J., Maurer	re.	keine	28. 6. 26 Sturz vom 1. Stock	Gehgips 56 Tage	28. 6. 26	15°
						23. 3. 37	10°
47 (4)	M. J., 34 J., Bauwächter[1]	re.	keine	19. 9. 26 Sturz über eine Stiege	Schraubenzugap., Schmerzklammer, Gehgips für 43 Tage	30. 9. 26	25°
						4. 10. 26	25°
48 (5)	B. A., 29 J., Hilfsarbeiter	re.	keine	14. 12. 26 Sturz vom Dach $3^{1}/_{2}$ m	Schraubenzugap., Schmerzklammer, Gehgips auf 57 Tage	14. 12. 26	10°
						16. 12. 26	15°
						3. 2. 27	10°
						2. 3. 37	10°
49 (6)	R. J., 38 J., Brauer	li.	keine	1. 6. 27 Sturz von einer Leiter	Gehgipsverband 6 Wochen	1. 6. 27	25°
						28. 7. 27	20°
						20. 2. 37	20°
50 (7)	W. J., 49 J., Kohlen-arbeiter[2]	li.	keine	16. 12. 26 Sprung von einem Wagen	Gehgips 70 Tage	16. 12. 25	25°
51 (8)	S. P., 64 J., Textil-arbeiter	bds.	keine	25. 7. 27 Sturz von einer Leiter	bds. Geh-gipsverband	25. 7. 27 li. 10° re. 25°	
						20. 2. 37 li. —5° re. —5°	
52 (9)	R. J., 48 J., Maurer[3]	li.	keine	30. 12. 27 Sturz von einer Leiter 4 m	Schultze, Gehgips 43 Tage	30. 12. 27	25°
						24. 2. 28	10°
53 (10)	H. E., 53 J., Zimmer-maler[4]	bds.	keine	21. 5. 28 Sturz von einer Leiter, 5 Sprossen hoch	bds. Geh-gipsverband 9 Wochen	21. 5. 28 li. 30° re. 30°	
						28. 7. 28 li. 30° re. 30°	

[1] Polizeilich nicht gemeldet.   [2] Zur Zeit in Haft.   [3] Gestorben am 22. 6. 29; Tod

Atrophie	Pro- und Supination	Trauma-tischer Plattfuß	Besonderer Befund	Arbeit aufge-nommen	Behandlungs-zeit			Rente
					K.H.	amb.	ges.	
IV								
—	frei	—	—	nein	8	72	80	10% 9. 6. 30 θ
—	frei	—	—	ja	5	40	45	$8^1/_3$% 12. 11. 26 θ
—	angedeutete Supin., keine Pron.	—	kein Zehengang, Arthrose i. vord. Sprunggelenk	ja	22 6 28	40 55 95	123	20% 10% 18. 6. 28 u. $8^1/_3$% 18. 5. 29
—	—	—	—		10	83	93	$16^2/_3$% 26. 6. 27 $8^1/_3$% 26. 1. 28 u. $8^1/_3$%
gering	zur Hälfte eingeschr.	—	—	ja	10	113	123	25% 16. 8. 27 $16^2/_3$% 16. 1. 28 $8^1/_3$% 16. 6. 28 u. $8^1/_3$%
mittel-stark	$^1/_3$ ein-geschr.	—	—	ja	8	121	129	20% 15. 4. 28 10% 15. 11. 29 u. $8^1/_3$%
—	—	—	—	—	10	105	115	$16^2/_3$% 9. 5. 28 $8^1/_3$% 9. 11. 28 u. $8^1/_3$%
—	re. keine Pro- u. Supin., li. angedeutet	bds.	kein Zehengang, Zehenbeweglich-keit bds. stark ein-geschr. li. stärker als re.	ja	65	39	104	20% 15. 4. 28 10% 15. 11. 29 u. $8^1/_3$%
mittel-stark	—	—	—	—	6	108	114	25% 21. 9. 28 $16^2/_3$% 25. 3. 30 u. $8^1/_3$%
gering	—	—	—	ja	12	Kas-sen-arzt		nicht versichert

eine Unfallfolge.   [4] Untersuchung verweigert.

Lfd. Nr.	Name, Alter, Beruf	Seite	Nebenverletzung	Datum des Unfalls, Entstehung	Art der Behandlung	Tubergelenkswinkel	
54 (11)	S. A., 36 J., Bauarbeiter[1]	li.	keine	12. 6. 28 Sturz durch ein Loch in der Zimmerdecke	Schultze, Schmerzklammer, Extens. Gips 28 Tage Gehgips 45 Tage	12. 6. 28 7. 7. 28 13. 8. 28 27. 9. 37	15° 40° 40° 40°
55 (12)	S. E., 40 J., Grubenmeister	re.	keine	27. 8. 28 in einer Sandgrube von einem Lastauto überfahren	Gehgips 35 Tage	27. 8. 28 12. 12. 28 13. 5. 37	30° 30° 25°
56 (13)	St. R., 48 J., Zimmermann[2]	re.	keine	2. 10. 28 Sturz von der Leiter $2^1/_2$ m	Schultze, Gips 18 Tage, Gehgips 51 Tage	2. 10. 28 7. 12. 28	12° −5°
57 (14)	B. J., 56 J., Tischler	re.	keine	22. 5. 29 Sturz von einer Leiter 3 m	Calcaneusnagel, Schraubenzugapparat, Gehgips $7^1{}_2$ Wochen (ein Weichteilnagel am Unterschenkel während der Reposition)	22. 5. 29 17. 7. 29 20. 2. 37	30° 30° 30°
58 (15)	Fr. A., 54 J., Bauarbeiter	re. offen	keine	7. 8. 29 Sturz von einer Leiter von der 3. Sprosse	Drähte, Fersenklammer, Schraubenzugapparat, Gehgips 34 Tage	7. 8. 29 28. 8. 29 17. 3. 37	15° 40° —15°
59 (16)	K. F., 37 J., Maurer[3]	li.	keine	21. 9. 29 Sturz von der Leiter $3^1/_2$ m	Schmerzklammer, Schraubenzugapparat, Gehgips 56 Tage	21. 9. 29 27. 9. 29 21. 11. 29	15° 20° 15°
60 (17)	Hr. J., 54 J., Anstreicher	li.	keine	13. 10. 29 Sturz von der Leiter 2 m	Fersenklammer, Schraubenzugapparat, Gehgips 53 Tage	13. 10. 29 20. 10. 29 23. 12. 29 20. 2. 37	12° 30° 25° 25°
61 (18)	R. F., 67 J., Monteur[4]	re.	keine	12. 2. 30 Sturz vom Gerüst 2 m	Keil, Gehgips 56 Tage	12. 2. 30 10. 4. 30 13. 1. 33	20° 25° 20°

[1] Vollkommen beschwerdefrei.   [2] Gestorben in amb. Behandlung; Tod keine Unfall-

Atrophie	Pro- und Supination	Traumatischer Plattfuß	Besonderer Befund	Arbeit aufgenommen	Behandlungszeit K.H.	amb.	ges.	Rente
mittelstark	fast frei	—	—	ja	37	164	201	20% 29. 6. 29 10% 29. 1. 30 u. 8⅓%
keine	frei	—	—	ja	15	200	215	nicht versichert
mittelstark	—	—	—	—	21 12 33	43	76	—
angedeutet	um den halben Umfang eingeschr.	—	—	ja	14	130	144	10% 11. 5. 30 u. 8⅓%
stark	gesperrt	stark	kein Zehengang, Ferse verbreitert	nein	42 7 8 57	28 14 73 115	172	30% 25. 11. 31 20%
stark	—	—	—	—	18	102	120	35% 18. 12. 30 25% 18. 12. 32 15% 18. 9. 34 u. 8⅓%
leicht	gesperrt	—	Arthros. def. im vord. Sprunggelenk	ja	16	152	168	10% 27. 6. 34 u. 8⅓%
gering	—	—	Arteriosklerose	—	20 9 13 42	14 28 53 95	137	50% 23. 11. 30 35% 23. 5. 31 25% 23. 1. 35 8⅓%

folge.   [3] Polizeilich nicht gemeldet.   [4] Gestorben; Tod nicht Unfallfolge.

Lfd. Nr.	Name, Alter, Beruf	Seite	Neben-verletzung	Datum des Unfalls, Entstehung	Art der Behandlung	Tubergelenkswinkel	
62 (19)	S. J., 57 J., Tischler	li.	keine	25. 2. 30 Sturz von der Leiter 3 m	Transfix., Gips 6 Wochen, Gehgips 4 Wochen	25. 2. 30 9. 3. 30 25. 4. 30 ——— 20. 2. 37	20° 30° 20° ——— 20°
63 (20)	K. K., 47 J., Elektriker	li.	keine	24. 3. 30 Sturz von der Leiter $1^1/_2$ m	Transfix., Gips 6 Wochen, Gehgips 4 Wochen	24. 3. 30 31. 3. 30 10. 5. 30 ——— 20. 2. 37	15° 35° 25° ——— 25°
64 (21)	K. Fl., 51 J., Schlosser	li.	keine	19. 5. 30 200 kg schweres Eisen auf den Fuß gefallen	Transfix., Gips 3 Wochen, Gehgips 5 Wochen	19. 5. 30 6. 6. 30 26. 7. 30 ——— 17. 3. 37	25° 30° 25° ——— 25°
65 (22)	K. K., 28 J., Gerüster	re.	keine	13. 6. 30 Sturz vom rutschenden Kran 5 m	Transfix., Gips $1^1/_2$ Wochen, Gehgips 8 Wochen	13. 6. 30 ——— ——— 20. 2. 37	25° ——— ——— 25°
66 (23)	W. W., 50 J., Anstreicher	li.	keine	2. 7. 30 Sturz vom Fensterbrett im Zimmer $3^1/_2$ m	Keil, Transfix., Gips 4 Wochen, Gehgips 7 Wochen	2. 7. 30 9. 7. 30 6. 8. 30 ——— 20. 2. 37	20° 40° 30° ——— 25°
67 (24)	A. F., 10 J., Schüler	li.	keine	29. 8. 30 Sturz 2 m hoch	Gehgips 42 Tage	29. 8. 30 10. 10. 30 12. 6. 37	30° 25° 25°
68 (25)	T. R., 25 J., Zimmerer[1]	li.	keine	2. 9. 30 Sturz vom Dach 4 m	Keil, Transfix., Gips 4 Wochen, Gehgips $4^1/_2$ Wochen	2. 9. 30 10. 9. 30 4. 10. 30	18° 40° 35°
69 (26)	B. K., 20 J., Bauarbeiter	re.	keine	14. 10. 30 Sturz vom Gerüst 5 m	Keil, Transfix., Gips 28 Tage, Gehgips 28 Tage	14. 10. 30 12. 11. 30 8. 12. 30 ——— 18. 3. 37	15° 25° 20° ——— 20°
70 (27)	W. R., 31 J., Maurer	li.	keine	11. 11. 30 Sturz von einer Mauer $1^3/_4$ m	Keil, Transfix., Gips 4 Wochen, Gehgips 7 Wochen	11. 11. 30 24. 11. 30 23. 12. 30 ——— 20. 2. 37	25° 35° 35° ——— 30°

[1] Polizeilich nicht gemeldet.

Atrophie	Pro- und Supination	Traumatischer Plattfuß	Besonderer Befund	Arbeit aufgenommen	Behandlungszeit			Rente	
					K.H.	amb.	ges.		
mittel-stark	stark einge-schränkt	—	Arteriosklerose d. Dorsalis ped.	ja	55	95	150	19. 9. 31 19. 10. 33 19. 6. 34	35% 25% 15% 15%
mittel-stark	frei	—	leichte Arthros. def. im vord. Sprunggelenk	ja	53	36	89	21. 11. 30 21. 10. 31 21. 5. 32 21. 9. 33 21. 6. 34	40% 20% 10% 20% 10% u. $8^1/_3$%
mittel-stark	gesperrt	—	starke Arterio-sklerose d. Dors. ped.	nein	44	144	188	9. 5. 31	35% 20%
—	frei	—	—	ja	22	64	86	6. 2. 31 6. 2. 32	20% 10% u. $8^1/_3$%
gering	frei	—	leichte Behinde-rung d. Plantar-flexion	ja	37	76	113	12. 9. 30 22. 7. 31 22. 2. 32 22. 10. 32 22. 3. 33	$66^2/_3$% 50% 35% 20% 10% u. $8^1/_3$%
keine	frei	—	—	—	—	42	42	nicht versichert	
gering	—	—	—	—	40	93	133	13. 6. 31 13. 1. 32	25% 15% u. $8^1/_3$%
mittel-stark	Sup. zur Hälfte eingeschränkt, keine Pron.	—	—	nein	33	78	111	26. 1. 32 26. 7. 32 26. 6. 34	25% $16^2/_3$% $8^1/_3$% u. $8^1/_3$%
stark	$^1/_2$ Umfang eingeschr., schmerzhaft	—	Sprung im Schien-bein, Nagel zu hoch und zuweit hinten	ja	44	94	133	26. 4. 31 26. 4. 32 26. 5. 34	35% 25% 15% u. $8^1/_3$%

Lfd. Nr.	Name, Alter, Beruf	Seite	Nebenverletzung	Datum des Unfalls, Entstehung	Art der Behandlung	Tubergelenkswinkel	
71 (28)	Z. A., 24 J., Zimmermann[1]	re.	keine	13. 12. 30 Sturz vom Gerüst 1½ m	Keil, Transfix., Gips 25 Tage, Gehgips 4 Wochen	13. 12. 30 22. 12. 30 17. 2. 31 20. 2. 37	15° 35° 35° 35°
72 (29)	S. A., 59 J., Hilfsarbeiterin[2]	re.	Fract. pelv. Fract. colli fem. dext. Fract. radii sin.	26. 1. 31 Sturz in einen Aufzugsschacht 4 m	Gips, Bettruhe	26. 1. 31 20. 2. 37	8° 3°
73 (30)	M. F., 27 J., Elektriker[3]	re.	keine	29. 3. 31 Sturz von der Leiter	Gehgips 58 Tage	29. 3. 31 29. 5. 31 15. 2. 37	15° 15° 15°
74 (31)	J. E., 42 J., Spengler	li.	Fract. condyl. med. Tibiae dext.	25. 6. 31 Sturz von der Leiter	Phelps-Gocht, Gehgips 58 Tage	26. 5. 31 10. 7. 31 2. 9. 31 20. 2. 37	15° 10° 0° −5°
75 (32)	L. J., 56 J., Maurer[3]	re.	keine	31. 8. 31 Sturz vom Gerüst	Gehgips 56 Tage	31. 8. 31 30. 10. 31 20. 2. 37	15° 15° 15°
76 (33)	S. R., 32 J., Bauarbeiter	re.	keine	21. 10. 31 Sturz vom Wagen 2 m	Gehgips 63 Tage	21. 10. 31 31. 12. 31 20. 2. 37	20° 20° 20°
77 (34)	Z. M., 30 J., Hilfsarbeiterin (Brauerei)	re.	keine	16. 1. 32 Sturz in eine Grube 1½ m	Phelps-Gocht, Achillotenotomie, Gehgips 74 Tage	16. 1. 32 28. 1. 32 21. 4. 32 20. 2. 37	10° 25° 20° 15°
78 (35)	D. A., 58 J., Fassader[4]	re.	Fract. oss. navicul. man. dext.	6. 5. 32 Sturz von einer Leiter 6 m	Gehgips 70 Tage	6. 5. 32 29. 7. 32 20. 2. 37	15° 5° 5°
79 (36)	B. J., 49 J., Maurer	re.	keine	12. 8. 32 Sturz von der Leiter 3 m	Transfix., Gehgips 12 Wochen	12. 8. 32 19. 8. 32 14. 12. 32 20. 2. 37	8° 40° 40° 40°
80 (37)	B. E., 33 J., Plakatanschläger	li.	keine	14. 12. 32 Sturz von der Leiter 4½ m	Transfix., Gehgips 10 Wochen	14. 12. 32 21. 12. 32 10. 2. 33 28. 4. 37	10° 30° 25° 25°

[1] Entzündung am Fersennagel (keine Incision).   [2] Rente wegen Schenkelhals- und

Atrophie	Pro- und Supination	Traumatischer Plattfuß	Besonderer Befund	Arbeit aufgenommen	Behandlungszeit			Rente
					K.H.	amb.	ges.	
stark	frei	—	—	ja	74	75	149	9. 6. 32 — 20% u. 8⅓%
—	eingeschr.	—	Gang hinkend, Dorsalflexion etwas eingeschr.	nein	107	220	327	b. a. w. 50%
keine	frei	—	—	ja	19	58	77	13. 12. 31 — 25% 20% / 13. 5. 32 — u. 8⅓%
keine	etwas behindert	ja	—	ja	31 / 9 / 40	38 / 51 / 89	129	27. 4. 32 — 40% 20% / 27. 11. 33 — 8⅓%
angedeutet	frei	—	—	ja	8 / 3 / 11	2 / 127 / 129	140	16. 6. 32 — 10% u. 8⅓%
mittelstark	frei	—	—	ja	13	130	143	7. 10. 32 — 25% 15% / 7. 6. 34 — u. 8⅓%
mittelstark	½ Supin. eingeschr. Pron. frei	—	—	ja	14	110	124	28. 11. 32 — 10% u. 8⅓%
stark	Supin. fast frei, keine Pron.	ja	kein Zehengang	nein	55	185	240	b. a. w. 50%
stark	Supin. eingeschr., Pron. frei	—	bds. starke Cyanose, periostale Verdickung der Schienbeinnagelstelle	nein	25 / 4 / 29	37 / 119 / 156	185	11. 3. 25 — 35% 25% / 11. 3. 27 — 8⅓%
mittelstark	gute Sup. keine Pron.	—	—	ja	29 / 30 / 59	5 / 74 / 79	138	29. 9. 33 — 25% 15% / 29. 6. 34 — u. 8⅓%

Beckenbruch. [3] Vollkommen beschwerdefrei. [4] Hochgradiges Emphysem.

Lfd. Nr.	Name, Alter, Beruf	Seite	Nebenverletzung	Datum des Unfalls, Entstehung	Art der Behandlung	Tubergelenkswinkel	
81 (38)	G. W., 38 J., Beamter	li.	keine	7. 3. 33 Sturz in eine Grube 3 m	Transfix., Gehgips 9 Wochen	7. 3. 33 15. 3. 33 8. 4. 33 25. 5. 37	12° 25° 25° 25°
82 (39)	T. K., 29 J., Zimmermann	li.	keine	4. 5. 33 Sturz von der Leiter 5 m	Transfix., Gips 3 Wochen, Gehgips 8 Wochen	4. 5. 33 12. 5. 33 —— 21. 7. 33 27. 4. 37	10° 30° 30° 30°
83 (40)	R. K., 21 J., Monteur [1]	re.	keine	20. 5. 33 Sturz von einer Mauer 8 m	Transfix., Gehgips 10 Wochen	20. 5. 33 30. 5. 33 7. 8. 33 18. 10. 33	15° 30° 30° 30°
84 (41)	S. K., 18 J., Lehrling (Spengler) [2]	re.	Fract. radii loc. typ. dext.	2. 6. 33 Sturz vom Gerüst 7 m	Keil, Transfix., Gips 3 Wochen, Gehgips 3 Wochen	2. 6. 33 —— 23. 6. 33 2. 8. 33 4. 5. 37	10° 20° 20° 20°
85 (42)	M. P., 38 J., Bedienerin [3]	li.	keine	6. 9. 33 Sturz von der Leiter 3 m	Transfix., Gips 4 Wochen, Gehgips 5 Wochen	6. 9. 33 14. 9. 33 17. 11. 33 12. 12. 33	15° 30° 30° 30°
86 (43)	W. F., 51 J., Elektrotechniker	re.	keine	20. 9. 33 Sturz von der Leiter 3 m	Gehgips 6 Wochen	20. 9. 33 2. 11. 33 6. 7. 37	25° 25° 25°
87 (44)	W. R., 50 J., Diener	re.	keine	29. 11. 33 Sturz von der Leiter 3 m	Gehgips 6 Wochen	29. 11. 33 18. 1. 34 4. 5. 37	20° 15° 15°
88 (45)	F. G., 17 J., Schneiderin [4]	li.	keine	8. 12. 33 Sturz beim Rodeln	Gehgips 8 Wochen	8. 12. 33 5. 2. 34 12. 6. 37	25° 20° 20°
89 (46)	K. J., 28 J., Tischler [4]	re.	keine	20. 4. 34 Sturz von der Leiter 2 m	Transfix., Gips 12 Tage, Gehgips 10 Wochen	20. 4. 34 27. 4. 34 16. 7. 34 —— 20. 5. 37	20° 30° 30° 30°
90 (47)	F. F., 33 J., Zimmermann	re.	keine	18. 7. 34 Sturz vom Dach 6 m	Transfix., Gips 6 Wochen, Gehgips 4 Wochen	18. 7. 34 20. 7. 34 —— 12. 9. 34 29. 4. 37	15° 40° 40° 40°

[1] 24. 6. 1936 Tod durch Motorradunfall.   [2] Vollkommen beschwerdefrei; spielt Fußball.

Atrophie	Pro- und Supination	Traumatischer Plattfuß	Besonderer Befund	Arbeit aufgenommen	Behandlungszeit K.H.	amb.	ges.	Rente
stark	gesperrt	—	Functio optima	ja	10	114	124	nicht versichert
stark	gesperrt	—	starke Arthros. def. im vorderen Sprunggelenk	ja	34 4 38	45 109 154	192	bis 11. 4. 38 35%
stark	—	—	—	—	89	272	361	50% 17. 6. 34 35% 17. 6. 35 20%
stark	zur Hälfte eingeschr.	—	starke Arthrosis def. im vorderen Sprunggelenk, Tibianagel zu weit hinten	ja	74	32	106	20% 29. 5. 34 u. $8^1/_3$%
stark	—	—	—	—	36 21 57	42 91 133	190	nicht versichert
—	zur Hälfte eingeschr.	—	—	ja	13	45	58	35% 18. 3. 34 25% 10. 8. 34 $8^1/_3$%
gering	gesperrt	—	kein Zehengang	nein	14	74	88	30% 24. 11. 34 20%
keine	$^1/_3$ vorhanden	—	leichtes Reiben im unteren Sprunggelenk	ja	17	71	88	nicht versichert
stark	frei	—	Tibianagel zu weit hinten	ja	21 8 3 32	25 33 104 162	194	25% 27. 11. 35 u. $8^1/_3$%
gering	frei	—	—	ja	59	135	194	25% 26. 7. 35 $8^1/_3$%

[3] Polizeilich nicht gemeldet.   [4] Vollkommen beschwerdefrei; Functio optima.

Lfd. Nr.	Name, Alter, Beruf	Seite	Neben-verletzung	Datum des Unfalls, Entstehung	Art der Behandlung	Tubergelenkswinkel	
91 (48)	G. F., 32 J., Gerüster	re.	keine	29. 7. 34 Sturz vom Gerüst 3 m	Transfix., Gips 19 Tage, Gehgips 6 Wochen	27. 9. 34 27. 9. 34 —— 17. 11. 34 28. 4. 37	30° 40° —— 40° 40°
92 (49)	U. F., 27 J., Gerüster	re.	Fract. apicis malleol. med. dext.	7. 11. 34 Sturz von der Leiter 5 m	Gehgips 4 Wochen	7. 11. 34 20. 12. 34 12. 6. 37	15° 15° 15°
93 (50)	W. A., 56 J. Zimmermann[1]	li.	keine	13. 12. 34 von zwei stürzenden Eisenträgern getroffen	Transfix., Gips 27 Tage, Bettruhe	13. 12. 34 13. 12. 34 5. 3. 35 3. 5. 37	20° 35° 35° 35°
94 (51)	H. M., 46 J., Kellner	re.	keine	25. 2. 35 Sturz von der Leiter	Gehgips 11 Wochen	25. 2. 35 20. 5. 35 12. 5. 37	15° 0° 0°
95 (52)	K. F., 53 J., Amtswart	re.	keine	26. 4. 35 Sturz von der Leiter 1½ m	Fersennagel, Extension, Gips 7 Wochen, Gehgips 4 Wochen	26. 4. 35 30. 4. 35 14. 6. 35 19. 7. 35 11. 5. 37	15° 20° 20° 15° 15°
96 (53)	S. J., 50 J., Maler[2]	li.	keine	23. 8. 35 Sturz von der Leiter 5 m	Fersennagel, Extension, Gips 26 Tage, Gehgips 8 Wochen	23. 8. 35 28. 8. 35 23. 9. 35 18. 11. 35 12. 5. 37	8° 25° 25° 25° 25°
97 (54)	S. A., 59 J., Maschinen-meister[3]	re.	keine	6. 9. 35 Sturz von der Leiter 3 m	Phelps-Gocht, Gehgips 7 Wochen	6. 9. 35 11. 9. 35 30. 10. 35 12. 5. 37	17° 17° 15° 15°
98 (55)	St. P., 30 J., Bauarbeiter	li.	Augen-verletzung li.	28. 10. 35 Sturz vom Bau	Westhus-Nagel, Gips 6 Wochen, Gehgips 5 Wochen	28. 10. 35 4. 11. 35 16. 12. 35 —— 4. 6. 37	0° 30° 15° —— 15°
						Gruppe	
109 (1)	K. J., 35 J., Schlosser	li.	keine	8. 2. 26 Sturz vom Gerüst 8 m	seitl. Kompression, Gehgips 8 Wochen	8. 2. 26 —— 1. 6. 37	30° —— 12°

[1] 2½ Monate nach der Arbeitsaufnahme Oberschenkelbruch re.; eitrige Infiltration am

Atrophie	Pro- und Supination	Traumatischer Plattfuß	Besonderer Befund	Arbeit aufgenommen	Behandlungszeit			Rente
					K.H.	amb.	ges.	
stark	frei	—	Krachen im unteren Sprunggel., Pseudarthrose d. Proc. post. tali	ja	44	73	117	30% 17. 5. 35　20% 17. 1. 36　$8^1/_3$%
keine	gesperrt	—	Pes abducto plano valgus utriusque	ja	13	76	89	20% 2. 9. 35　$8^1/_3$%
stark	keine	—	Nagel zu weit hinten, ausgerissen	ja	118	67	185	30% 15. 12. 35　20% 15. 11. 36　10% 15. 5. 37　u. $8^1/_3$%
stark	angedeutet	—	bds. Plattfüße, Ferse leicht verbreitert	ja	25	129	154	25% 27. 10. 36　20% 27. 7. 38　$8^1/_3$%
stark	gesperrt	—	—	ja	54	45	99	nicht versichert
mittelstark	angedeutet	—	—	nein	39 6 45	48 76 124	169	30% 20% 8. 8. 36 bis 8. 9. 37
gering	frei	—	—	ja	11	60	71	40% 30% 16. 3. 36 bis 6. 11. 37
stark	angedeutet	—	kein Zehengang, Ferse leicht verbreitert	nein	57	66	123	100% 20. 8. 36　$41^2/_3$% bis 20. 8. 37 (gemeinsam mit Augenverletzung)

V

Atrophie	Pro- und Supination	Traumatischer Plattfuß	Besonderer Befund	Arbeit aufgenommen	Behandlungszeit			Rente
—	gesperrt	ja	Ferse stark verbreitert, mäß. Arthros. def. im vord. Sprunggelenk, Arteriosklerose	nein	44	93	137	$41^2/_3$% 5. 7. 26　25% 21. 2. 28　$16^2/_3$%

Fersennagel (Punktion).　　[2] Leichte Nagelsekretion (keine Incision).　　[3] Functio optima.

Lfd. Nr.	Name, Alter, Beruf	Seite	Nebenverletzung	Datum des Unfalls, Entstehung	Art der Behandlung	Tubergelenkswinkel	
110 (2)	W. R., 59 J., Portier	re.	keine	9. 5. 26 Sturz von einer Leiter	Schmerzklammer, Dauerzug 3 Wochen, Gehgips 3 Wochen	9. 5. 26 11. 6. 26 13. 11. 26 27. 2. 37	10° 15° 10° 0°
111 (3)	B. J., 19 J., Zimmermann	re.	keine	6. 7. 26 Sturz vom Gerüst 4 m	Gehgips 56 Tage	6. 7. 26 31. 8. 26 16. 3. 37	5° −5° −20°
112 (4)	S. K., 26 J., Anstreicher	li.	keine	19. 7. 26 Sturz vom Gerüst 5 m	Gehgips 59 Tage	19. 7. 26 27. 4. 37	12° 0°
113 (5)	P. A., 67 J., Maurer[1]	bds.	keine	14. 8. 26 Sturz vom Gerüst 2 m auf Betonpflaster	Einrichtung mit Schmerzklammer, Gips u. Gehgips 10½ Wochen	li. 14. 8. 26 „ 11. 11. 26 „ 4. 5. 27 re. 14. 8. 26 „ 10. 3. 27	15° 5° 0° 15° 5°
114 (6)	H. J., 38 J., Maurer[2]	li.	keine	12. 8. 26 Sturz von einer Holzdiele	Einrichtung mit Schmerzklammer, Gehgips 8 Wo.	12. 8. 26 10. 10. 26	10° 7°
115 (7)	J. F., 43 J., Ziegeldecker[1]	re.	keine	31. 1. 27 Sturz von einer Leiter 6 m	Einrichtung mit Schmerzklammer, Gehgips	1. 2. 27	0°
116 (8)	K. K., 51 J., Gerüster	re.	Fract. apic. fibulae dext.	11. 8. 27 Sturz vom Gerüst 4 m	seitl. Pressung m. d. Händen, Gehgips 56 Tage	11. 8. 27 5. 10. 27 27. 2. 37	10° 0° 0°
117 (9)	B. J., 38 J., Maurer[2]	li.	keine	17. 8. 27 Sturz vom Gerüst	Gehgips 8 Wochen	17. 8. 27	18°

[1] Gestorben; Tod keine Unfallfolge.   [2] Polizeilich nicht gemeldet.

Atrophie	Pro- und Supination	Traumatischer Plattfuß	Besonderer Befund	Arbeit aufgenommen	Behandlungszeit			Rente
					K.H.	amb.	ges.	
stark	¹/₂ Umfang	ja	kein Zehengang, Ferse verbreitert u. verkürzt, Plantarflex. ¹/₃ behind., leichte Arthros. def. i. vord. Sprunggelenk	nein	51	152	203	kein Betriebsunfall
keine	gesperrt	ja	Dorsalflexion etwas gehemmt	ja	65	ausgeblieben	65	50% 7. 2. 27 $41^2/_3$% 7. 6. 27 25% 7. 11. 27 10% 7. 12. 28 u. $8^1/_3$%
—	Supin. angedeutet, keine Pron.	ja	geringe Verbreiterung d. Ferse	nein	43	26	69	$41^2/_3$% 25. 1. 27 25% 25. 7. 27 $16^2/_3$% 25. 5. 28 $8^1/_3$%
stark	—	—	Arteriosklerose	—	95	185	280	am 21. 1. 33 im Genusse einer 60 proz. Rente gestorben
keine	—	—	—	—	10	138	148	$16^2/_3$% 15. 7. 28 $8^1/_3$% 15. 7. 29 u. $8^1/_3$%
—	—	—	—	—	19	106	125	$16^2/_3$% 4. 10. 27 $8^1/_3$% 4. 11. 28 u. $8^1/_3$%
gering	gesperrt	ja	Gang hinkend, kein Zehengang, Plantarflex. leicht behindert, Ferse verbreitert	nein	58	127	185	$33^1/_3$% 11. 8. 28 25% 11. 8. 29 $16^2/_3$%
—	—	—	—	—	11	76	87	$66^2/_3$% 11. 4. 28 50% 11. 8. 28 $33^1/_3$% 11. 9. 29 $16^2/_3$% 11. 10. 30 $8^1/_3$% 11. 9. 31 u. $8^1/_3$%

Lfd. Nr.	Name, Alter, Beruf	Seite	Nebenverletzung	Datum des Unfalls, Entstehung	Art der Behandlung	Tubergelenkswinkel	
118 (10)	K. K., 50 J., Monteur	bds.	keine	22. 3. 28 Sturz von der Leiter 4 m	Schultze, Extension 29 Tage, Gehgips 30 Tage	li. 22. 3. 28 26. 3. 28 — 23. 5. 28 27. 2. 37 re. 22. 3. 28 26. 3. 28 — 23. 5. 28 27. 2. 37	20° 30° — 0° —5° 5° 40° — 35° 35°
119 (11)	L. K., 51 J., Zimmermann	re.	keine	21. 4. 28 Sturz von der Leiter 1¹/₂ m	Schultze, Klammerextension 21 Tage, Gehgips 28 Tage	21. 4. 28 — 15. 6. 28 27. 2. 37	20° — 15° 10°
120 (12)	G. J., 69 J., Zuckerbäcker [1]	li.	keine	6. 7. 28 auf der Stiege 5 Stufen abgestürzt	Schultze, Schmerz-Klammerextension im Gips 23 Tage, Gehgips 17 Tage	6. 7. 28 — 25. 7. 28 25. 8. 28 —	20° — 30° 10° —
121 (13)	B. F., 42 J., Monteur [2]	bds.	keine	1. 8. 28 Sturz von der Leiter 3 m	Schultze, Gehgips 57 Tage	li. 1. 8. 28 26. 9. 28 19. 11. 28 — re. 1. 8. 28 26. 9. 28 19. 11. 28 —	15° 5° 5° — 0° 0° 0° —
122 (14)	S. M., 57 J., Maurer	re.	keine	9. 10. 28 Sturz vom Gerüst 3 m	Schultze, Gehgips 51 Tage	9. 10. 28 21. 11. 28 25. 3. 37	25° 20° 10°
123 (15)	O. F., 39 J., Portier	re.	keine	8. 11. 28 über eine Wendeltreppe 1 m gestürzt	1 Weichteilnagel a. Unterschenkel (einer durch das Fersenbein belas.) Gips 2 Monate, Gehgips 13 Tage	8. 11. 28 19. 11. 28 9. 1. 29 16. 3. 37	0° 15° 15° 10°
124 (16)	G. F., 16 J., Spengler	li.	keine	7. 3. 29 Sturz vom Dach 3 m	2 Nägel (wie oben), Gips 18 Tage, Gehgips 25 Tage	7. 3. 29 9. 3. 29 29. 3. 29 22. 4. 29 27. 2. 37	15° 25° 25° 25° 25°

[1] Gestorben; Tod keine Unfallfolge.   [2] 8. 7. 29 gestorben; Tod nicht Unfallfolge.

Atrophie	Pro- und Supination	Trauma- tischer Plattfuß	Besonderer Befund	Arbeit aufge- nommen	Behandlungszeit K.H.	amb.	ges.	Rente	
stark	re. Supin. fast frei li., stark ein- geschränkt	li. ja	kein Zehengang, starke Verbreite- rung der li. Ferse	ja	64 26 90	8 51 59	149	18. 1. 29 18. 5. 29 18. 4. 34	60% 40% 30% 20%
stark	fast ganz gesperrt	ja	Arthrosis def. im vord. Sprunggel., starke Krampf- adern bds.	ja	49	170	219	24. 12. 30 24. 12. 31	40% 30% 20%
gering	—	—	Arteriosklerose d. Dors. ped.	—	30	Kas- sen- arzt		nicht versichert	
stark	—	—	—	—	55	173	228	bis 8. 7. 29	60%
gering	¹/₂ Pro. und Supin.	ja gering. Grades	—	ja	6	200 Kas- sen- arzt	206	24. 3. 10 24. 5. 30 24. 10. 31	30% 20% 10% u. 8¹/₃%
stark	gesperrt	ja gering	Arthrose im vord. Sprunggelenk, Knochendefekt durch Fersennagel	ja	84	Kas- sen- arzt	—	nicht versichert	
keine	im halben Um- fange	nein	Functio optima	ja	29	51	80	25. 11. 29	10% u. 8¹/₃%

Lfd. Nr.	Name, Alter, Beruf	Seite	Neben-verletzung	Datum des Unfalls, Entstehung	Art der Behandlung	Tubergelenkswinkel	
125 (17)	S. J., 60 J., Maschinist [1]	li.	keine	5. 7. 29 Sturz vom Asphaltofen 1½ m	1 Weichteilnagel durch den Unterschenkel, 1 Fersennagel. 10 Tage später Hebungsversuch intraartikulär mit Nagel, Gips 68 Tage, Gehgips 8 Wochen	5. 7. 29 0° 10. 7. 29 30° (Nagel entfernt) 25. 9. 29 −20° 22. 11. 29 −30° 27. 1. 30 −30° 24. 4. 37 −30°	
126 (18)	E. S., 50 J., Dachdecker [2]	li.	keine	8. 7. 29 Sturz von der Leiter 3½ m	1 Weichteilnagel, Schmerzklammer, Gips 5 Wochen, Gehgips 6 Wochen	8. 7. 29 20° 17. 7. 29 30° 25. 9. 29 −10° 22. 12. 29 −15° 8. 3. 37 −15°	
127 (19)	N. F., 46 J., Brauer	li.	keine	10. 7. 29 Sturz von der Stiege 2½ m	Weichteilnagel, Schmerzklammer, Gips 4 Wochen, Gehgips 4 Wochen	10. 7. 29 0° 25. 7. 29 15° 22. 8. 29 10° 10. 10. 29 0° 10. 3. 37 0°	
128 (20)	Th. F., 50 J., Anstreicher [3]	li.	keine	29. 7. 29 Sturz von der Leiter 1½ m	Weichteilnagel, Schmerzklammer, Gips 11 Tage, Gehgips 8 Wochen	29. 7. 29 10° 30. 7. 29 30° 1. 10. 29 10° 20. 12. 29 10° 27. 2. 37 5°	
129 (21)	R. F., 48 J., Dachdecker	re.	keine	27. 8. 29 Sturz aus Zimmerhöhe von der Leiter	1 Weichteilnagel, 1 Fersennagel, Gips 10 Tage, Gehgips 7 Wochen	2. 9. 29 5° 3. 9. 29 20° ———————— 4. 11. 29 5° 8. 3. 37 5°	
130 (22)	E. F., 22 J., Bauarbeiter	re.	keine	2. 9. 29 Sturz von der Leiter 4 m	Klammerextension, Gips 10 Tage, Gehgips 7 Wochen	2. 9. 29 5° 14. 9. 29 20° ———————— 13. 11. 29 15° 27. 2. 37 15°	
131 (23)	U. H., 52 J., Monteur	re.	keine	10. 9. 29 Sturz vom Dach auf eine Gerüstgalerie 8 m	Klammerextension, Gips 8 Tage, Gehgips 10 Wochen	10. 9. 29 −5° 20. 9. 29 5° ———————— ———————— 15. 8. 37 0°	

[1] Infektion n. Vers. einer intraartikulären Hebung d. frakturierten lat. Gelenkfläche. Mehrfache

Atrophie	Pro- und Supination	Traumatischer Plattfuß	Besonderer Befund	Arbeit aufgenommen	Behandlungszeit			Rente	
					K.H.	amb.	ges.		
stark	gesperrt	ja	stapfender Gang, kein Zehengang, Ferse stark verbreitert	nein	113	217	330	16. 6. 30 17. 1. 31 b. a. w.	100% 60%
stark	gesperrt	ja	stark eingeschr. Dors.- u. Plantarflex.; keine aktive Beweglichkeit der Großzehe, halbe der übrigen Zehen	nein	88	114	202	b. a. w.	40%
mäßig stark	gesperrt	ja	kein Zehengang, Arthrose im vord. Sprunggelenk(Calcaneocuboid)	nein	49	235	284	19. 7. 30 19. 1. 31 19. 8. 35 19. 8. 37	50% 40% 30% 25% $16^2/_3$%
mittelstark	$^1/_3$ Pro- u. Supin.	—	geringe Verbreiterung d. Ferse	ja	62	20	82	19. 4. 30 19. 12. 30 19. 12. 31.	25% $16^2/_3$% $8^1/_3$% u. $8^1/_3$%
gering	fast nicht behindert	ja (geringen Grades)	—	ja	24	134	158	15. 8. 30 15. 3. 31 15. 12. 31	30% 15% $8^1/_3$% u. $8^1/_3$%
stark	stark eingeschr.	—	Ferse verbreitert	ja	23	114	137	8. 8. 30 8. 12. 30	15% $8^1/_3$% u. $8^1/_3$%
—	gesperrt	ja (geringen Grades)	Arteriosklerose, Krampfadern bds.	nein	24	Kassenarzt		Rentenablauf unbekannt	

Incisionen. [2] Eitriges Sekret an der Klammerstelle; keine Incision. [3] 28. 2. 35 Fract. fem. dext.

Lfd. Nr.	Name, Alter, Beruf	Seite	Neben-verletzung	Datum des Unfalls, Entstehung	Art der Behandlung	Tubergelenkswinkel	
132 (24)	V. R., 42 J., Fensterputzer [1]	re.	keine	16. 12. 29 Sturz von der Leiter 3 m	Transfix.(Drähte), Gips 59 Tage, Gehgips 8 Woch., Zinkleim 4 Woch., Gehgips 4 Woch.	16. 12. 29 8. 1. 30 3. 3. 30 18. 3. 37	0° 10° 10° 10°
133 (25)	C. M., 42 J., Tischler	re.	keine	21. 12. 29 Sturz von der Leiter	Transfix., Gips 35 Tage, Gehgips 4 Wochen	21. 12. 29 15. 1. 30 18. 2. 30 27. 2. 37	8° 20° 10° 10°
134 (26)	W. F., 39 J., Bedienerin [2]	re.	keine	16. 4. 30 Sturz von der Leiter 2 m	Keil, Transfix., Gips 4 Wochen, Gehgips 11 Wochen	6. 4. 30 16. 4. 30 8. 5. 30 30. 7. 30 27. 2. 37	0° 20° 20° 20° 20°
135 (27)	P. K., 39 J., Maschinist	re.	keine	13. 6. 30 Sprung vom Gerüst auf die Straße	Keil, Transfix., Gips 3 Wochen, Gehgips 5 Wochen	13. 6. 30 25. 6. 30 16. 7. 30 24. 8. 30 5. 5. 37	15° 30° 25° 25° 25°
136 (28)	F. Ph., 35 J., Mitfahrer [3]	li.	keine	18. 6. 30 Sturz vom Lastauto 2 m	Keil, Transfix., Gips 4 Wochen, Gehgips 6 Wochen	28. 6. 30 11. 7. 30 8. 8. 30 2. 5. 37	10° 20° 20° 20°
137 (29)	N. P., 52 J., Maurer	re.	keine	30. 6. 30 Sturz von der Leiter	Keil, Transfix., Gips 5 Wochen, Gehgips 4 Wochen	30. 6. 30 14. 7. 30 19. 8. 30 27. 2. 37	7° 20° 20° 20°
138 (30)	M. F., 51 J., Maurer	li.	keine	31. 7. 30 Sturz vom Gerüst $2^{1}/_{2}$ m	Keil, Transfix., Gips 4 Wochen, Gehgips $6^{1}/_{2}$ Wochen	31. 7. 30 11. 8. 30 3. 9. 30 22. 3. 37	5° 25° 25° 25°
139 (31)	B. F., 70 J., Wachmann [4]	li.	keine	20. 8. 30 Sturz von der Stiege 6 Stufen	Gehgips 4 Wochen	20. 8. 30 24. 11. 30	0° —20°
140 (32)	B. G., 47 J., Hausgehilfin	li.	keine	13. 8. 30 Sturz von der Leiter 1 m	Keil, Transfix., Gips 5 Wochen, Gehgips $4^{1}/_{2}$ Wochen	13. 8. 30 27. 8. 30 23. 9. 30 3. 11. 30 27. 2. 37	0° 25° 20° 10° 10°

[1] Fersenbeinbruch li. 1935 siehe lfd. Nr. 227, VIII, 22.   [2] Functio optima.   [3] Re. paralyt.

Atrophie	Pro- und Supination	Trauma-tischer Plattfuß	Besonderer Befund	Arbeit aufge-nommen	Behandlungs-zeit			Rente
					K.H.	amb.	ges.	
stark	gesperrt	—	—	ja	101	175	276	40%
								16. 5. 31 30%
								16. 11. 33 20%
								16. 11. 34 10%
stark	$^1/_2$ eingeschr.	—	—	arbeits-los	64	116	180	20%
								18. 10. 31 10%
								18. 6. 33 u. $8^1/_3$%
stark	im halben Um-fange	—	Arthrose im vord. Sprunggelenk	ja	38	111	149	kein Betriebsunfall
mittel-stark	angedeutet	—	—	ja	41	34	75	50%
								27. 12. 30 30%
								27. 5. 31 20%
								27. 6. 32 10%
								27. 6. 33 u. $8^1/_3$%
stark	$^1/_3$ eingeschr.	—	—	ja	43	70	113	30%
								15. 4. 31 20%
								13. 4. 32 10%
								18. 5. 33 u. $8^1/_3$%
mittel-stark	gesperrt	—	Dorsalflex. etwas gehemmt	ja	55	60	115	25%
								27. 7. 32 15%
								27. 6. 34 $8^1/_3$%
mittel-stark	gesperrt	—	Dorsalflex. leicht eingeschr. Krachen im unt. Sprunggel. Arthros. def. im vord. Sprunggelenk	ja	44	232	276	40%
								2. 11. 31 $33^1/_3$%
								2. 2. 33 25%
								2. 2. 36 15%
stark	—	—	—	—	17	208	225	nicht versichert
mittel-stark	gesperrt	—	kein Zehengang, Plantarflex. ein-geschr.	ja	45	118	163	nicht versichert

Spitzfuß (Kriegsverletzung).   [4] Wegen Diabetes keine Reposition; polizeilich nicht gemeldet.

Lfd. Nr.	Name, Alter, Beruf	Seite	Neben-verletzung	Datum des Unfalls, Entstehung	Art der Behandlung	Tubergelenkswinkel	
141 (33)	R. J., 53 J., Bau-hilfsarbeiter	li.	keine	30. 9. 30 Sturz vom Gerüst 1 m	Keil, Transfix., Gips 5 Wochen, Gehgips 4½ Wochen	30. 9. 30 11. 11. 30 15. 12. 30 16. 1. 31 27. 2. 37	0° 15° 15° 15° 15°
142 (34)	B. F., 24 J., Glaser	li.	keine	17. 10. 30 Sturz von der Leiter 6 m	Keil, Transfix., Gips 5½ Wochen Gehgips 7 Wochen	17. 10. 30 31. 10. 30 5. 12. 30 23. 1. 31 27. 3. 37	10° 20° 15° 15° 15°
143 (35)	T. J., 57 J., Tischler[1]	li.	keine	10. 11. 30 Sturz von der Dresch-maschine 1 m	Keil, Transfix., Gips 5 Wochen, Gehgips 6½ Wochen	10. 11. 30 19. 11. 30 22. 12. 30 4. 2. 31 — — — —	15° 25° 25° 25°
144 (36)	G. F., 47 J., Köchin	li.	keine	28. 3. 31 Sturz von der Leiter 3 m	Phelps-Gocht, Transfix., Gips 5 Wochen, Gehgips 6½ Wochen	28. 3. 31 3. 4. 31 8. 5. 31 29. 6. 31 23. 3. 37	0° 25° 20° 8° 5°
145 (37)	B. E., 46 J., Haus-besorgerin	li.	keine	7. 10. 31 Sturz von der Leiter ½ m	Phelps-Gocht, Achillo-tenotomie, Gips 10 Tage, Gehgips 7½ Wochen	7. 10. 31 17. 10. 31 31. 12. 31 2. 2. 37	0° 15° 15° 5°
146 (38)	W. J., 46 J., Anstreicher	li.	keine	10. 10. 31 Sturz in der Wohnung 1½ m	Phelps-Gocht, Gips 7 Tage, Gehgips 9 Wochen	10. 10. 31 20. 10. 31 21. 12. 31 17. 3. 37	5° 15° 10° 10°
147 (39)	S. F., 61 J., Gerüster	re.	keine	2. 12. 31 Sturz in eine Grube ½ m	Gehgips 5 Wochen	2. 12. 31 15. 1. 32 10. 3. 37	25° 25° 25°
148 (40)	K. L., 39 J., Kellner[2]	li.	keine	22. 2. 32 Sturz von der Leiter 1 m	Phelps-Gocht, Achillo-tenotomie, Gips 2 Wochen, Gehgips 9 Wochen	22. 2. 32 11. 3. 32 18. 5. 32 — — — —	15° 25° 20°

[1] Polizeilich nicht gemeldet.   [2] Verzogen nach Polen; Auskunft durch Ehefrau.

Atrophie	Pro- und Supination	Traumatischer Plattfuß	Besonderer Befund	Arbeit aufgenommen	Behandlungszeit			Rente
					K. H.	amb.	ges.	
stark	fast ganz aufgehoben	—	kein Zehengang, bds. starke Plattfüße, rechts stärker als links	nein	42	25	67	45% 9. 9. 31 35% 26. 1. 35 20%
stark	im halben Umfange	—	Arthros. def. im vord. Sprunggel., bds. starke Plattfüße	nein	41	150	191	25% 9. 12. 31 10% 9. 6. 33 u. $8^1/_3$%
mäßig	—	—	Arteriosklerose d. Tibialis post.	—	45	164	209	25% 6. 11. 31 $16^2/_3$% 6. 6. 31 $8^1/_3$%
stark	gesperrt	—	Dorsalflex. 30° behindert, Arthrose i. vord. Sprunggelenk	ja	65	98	163	nicht versichert
stark	angedeutet	—	bds. Plattfüße, re. stärker als li., Arthrose i. Calcaneocuboidgelenk	ja	19	117	136	nicht versichert
stark	angedeutet	—	Dorsal- u. Plantarflex. behindert, Ferse li. verbreitert, Arthrose i. Calcaneocuboidgelenk	ja	9	112	121	nicht versichert
keine	im halben Umfange	—	bds. Ped. plan. abducti	ja	12 8 20	31 59 90	 110	25% 19. 8. 32 10% 19. 6. 34 u. $8^1/_3$%
stark	—	—	leichte Arthrose i. Calcaneocuboidgelenk	ja	18	99	117	25% 18. 4. 33 15% 18. 6. 34 $8^1/_3$%

Lfd. Nr.	Name, Alter, Beruf	Seite	Nebenverletzung	Datum des Unfalls, Entstehung	Art der Behandlung	Tubergelenkswinkel	
149 (41)	R. J., 40 J., Maurer	li.	keine	22. 3. 32 Sturz von der Leiter 3 m	1. Phelps-Gocht, Achillotenotomie, Gips 1 Woche Gehgips 1 Woche, 2. Klammer, Phelps-Gocht, Gehgips 9 Wochen	22. 3. 32 30. 3. 32 11. 4. 32 16. 6. 32 4. 3. 37	0° 25° 20° 15° 15°
150 (42)	N. R., 33 J., Fensterputzer	re.	Fract. verteb. L II. Fiss. radii dext.	18. 5. 32 Sturz von der Leiter 6 m·	Phelps-Gocht, Achillotenotomie, Gips 5 Tage, Gehgips 11¹/₂ Wochen	18. 5. 32 27. 5. 32 18. 8. 32 ——— 4. 5. 37	5° 15° 15° ——— 10°
151 (43)	B. J., 54 J., Schlosser[1]	li.	keine	5. 8. 32 Sturz von der Dreschmaschine	Transfix.-Gehgips 7 Wochen, Gehgips 2 Wochen	5. 8. 32 16. 8. 32 28. 10. 32 ———	10° 20° 10° ———
152 (44)	R. J., 55 J., Tischler[2]	bds.	keine	14. 9. 32 Sturz aus dem Aufzug 4 m	Transfix.-Gehgips 12 Wochen	li. 14. 9. 32 19. 9. 32 16. 12. 32 3. 3. 37 re. 14. 9. 32 19. 2. 32 16. 12. 32 3. 3. 37	 8° 30° 25° 25° 5° 25° 25° 25°
153 (45)	M. K., 58 J., Anstreicher	li.	keine	26. 9. 32 Sturz von einem Pfosten 3¹/₂ m	Transfix. Gehgips 11 Wochen	26. 9. 32 6. 10. 32 23. 11. 32 10. 3. 37	0° 20° 20° 20°
154 (46)	H. F., 64 J., Transportarbeiter	li.	keine	7. 10. 32 Sturz von einer Leiter	1. nur Nagel des Calc. Extension (3 kg) Gips 3 Wochen. 2. Gehgips 4 Wochen	7. 10. 32 26. 10. 32 25. 12. 32 ——— 22. 4. 37	10° 15° 15° ——— 10°
155 (47)	T. M., 49 J., Hausbesorgerin[3]	re.	keine	11. 10. 32 Sturz von der Leiter 4 m	Gehgips 9 Wochen	11. 10. 32 10. 12. 32 ———	20° 20° ———

[1] Gestorben; Tod nicht Unfallfolge.   [2] Am rechten Schienbeinnagel leichte Sekretion.

Atrophie	Pro- und Supination	Traumatischer Plattfuß	Besonderer Befund	Arbeit aufgenommen	Behandlungszeit			Rente
					K. H.	amb.	ges.	
gering	keine Pron. angedeutete Supin.	—	bds. Plattfüße, re. stärker als li.	ja	30	87	117	50% 26. 12. 32 40% 26. 12. 34 30% b. a. w. mit Augenverl. aus 1921 15% Fuß 15% b. a. w.
stark (flek-kig)	gesperrt	ja (leicht)	Dorsalflexion leicht gehemmt	ja	104	129	233	40% 18. 7. 33 30% 18. 7. 36 20% bis 18. 8. 38
stark	—	—	Fersennagel sitzt zu tief und zu weit vorn	—	95	61	156	20% 7. 1. 34 10% 7. 6. 34 $8^{1}/_{3}$%
stark	bds. gesperrt	—	Gang hinkend, kein Zehengang, li. Arthrose i. vord. Sprunggelenk, bds. Nagel zu weit hinten	ja (leich-tere Arbeit)	127	101	228	$66^{2}/_{3}$% 29. 4. 34 50% 29. 4. 35 $41^{2}/_{3}$% bis 29. 5. 39
stark	frei	—	Ferse leicht ver-breitert, Tibia-nagel gebrochen	ja	68	113	181	20% 6. 12. 33 10% 6. 6. 34 u. $8^{1}/_{3}$%
stark	gesperrt	—	Zehenbeweglich-keit gehemmt, Plantar- und Dor-salflex. je $^{1}/_{3}$ vor-handen, Ferse verbreitert, starke Arthrose i. vord. Sprunggelenk, Ar-teriosklerose der Tibialis post.	nein (Alter!)	166	117	283	60% 15. 6. 34 40%
gering	—	—	Arteriosklerose der Tibialis post.	ja	15	115	130	nicht versichert

[3] Laut Postkarte vollkommen beschwerdefrei.

Lfd. Nr.	Name, Alter, Beruf	Seite	Neben-verletzung	Datum des Unfalls, Entstehung	Art der Behandlung	Tubergelenkswinkel	
156 (48)	K. J., 28 J., Monteur [1]	li.	Fract. compl. crur. sin.	13. 2. 33 Sturz von einem Dachboden 6 m	Transfix. Gips 8 Wochen, Gehgips 4 Wochen	13. 2. 33 13. 2. 33 23. 4. 33 22. 5. 33 5. 5. 37	15° 25° 25° 25° 25°
157 (49)	S. J., 42 J., Maurer [2]	li.	keine	10. 3. 33 Sturz von der Leiter $1^1/_2$ m	Transfix		—
158 (50)	G. F., 50 J. Gartenarbeiter [3]	bds. li. Gr. II	keine	14. 3. 33 Sturz vom Baum 3 m	re. Transfix. Gips 9 Wochen Gehgips 3 Wochen li. Gehgips 3 Wochen	14. 3. 33 23. 3. 33 24. 5. 33 27. 4. 37	0° 25° 20° 15°
159 (51)	B. K., 43 J., Spiritusbrenner	li.	keine	26. 5. 33 zwischen 2 Maschinen abgestürzt	Keil, Transfix. Gips 3 Wochen Gehgips $4^1/_2$ Wochen	26. 5. 33 —————— 27. 6. 33 4. 8. 33 20. 4. 37	5° 25° 25° 25°
160 (52)	L. R., 39 J., Tischler [4]	re.	keine	4. 8. 33 Sturz über die Stiege 12 Stufen	Transfix. Gips 7 Wochen Gehgips 4 Wochen	4. 8. 33 14. 8. 33 28. 9. 33 27. 10. 33 28. 4. 37	0° 30° 30° 30° 30°
161 (53)	S. F., 41 J., Kraftwagenführer [5]	li.	keine	15. 8. 33 Sturz von der Leiter 3 m	Transfix.-Gehgips 7 Wochen	15. 8. 33 23. 8. 33 2. 10. 33 4. 5. 37	0° 25° 20° 15°
162 (54)	H. F., 40 J., Landwirt	li.	keine	26. 8. 33 Sturz von der Leiter 4 m	Keil, Transfix.-Gehgips 2 Wochen Gehgips 2 Wochen	26. 8. 33 20. 9. 33 10. 10. 33 17. 10. 33 28. 4. 37	0° 15° 10° 5° 5°
163 (55)	S. L., 58 J., Tischler	li.	Fract. vertebr. L I	17. 2. 34 Sturz aus dem Fenster 7 m	Transfix.-Gehgips 3 Woch. Fersennagel ausgerissen; neuer Gehgips 9 Woch.	17. 2. 34 3. 3. 34 25. 4. 34 23. 5. 34 29. 4. 37	10° 25° 15° 15° 15°

[1] Innenrotation des li. Unterschenkels.   [2] Phlegmonöse eitrige Infiltration an beiden des Schienbeinnagels.   [5] Eitrige Sekretion am Fersennagel; keine Incision.

Atrophie	Pro- und Supination	Traumatischer Plattfuß	Besonderer Befund	Arbeit aufgenommen	Behandlungszeit			Rente
					K.H.	amb.	ges.	
mittelstark	gesperrt	—	leicht hink. Gang, kein Zehengang, Plantarflex. einge-schr.	nein	82	177	259	50% 28. 5. 34　25% 28. 12. 37　16²/₃%
stark	gesperrt	—	Plantar- u. Dorsalflex. stark eingeschr., Zehenbeweglichkeit eingeschr.	ja	224	361	585	40% 14. 9. 35　30% 18. 1. 37　40% bis 13. 6. 39
stark	gesperrt	—	Tibianagel gebrochen. Tibia gesplittert, Nagel zu hoch u. zu weit hinten, Arthrose i. vord. Sprunggelenk	ja	118	138	256	nicht versichert
stark	frei	—	—	ja	43 4 47	13 101 114	161	30% 29. 10. 35　25% 29. 10. 37　8¹/₃%
stark	gesperrt	—	li. hink. Gang, Tibianagel gebroch.	ja	64	127	191	35% 10. 9. 34　25% 10. 9. 35　20%
stark	angedeutet	—	Arthros. def. im Calcaneo-Cuboid-Gelenk	ja	16 16 32	15 142 157	189	25% 11. 3. 34　8¹/₃%
stark	gesperrt	ja (leicht)	—	ja	20	Kassenarzt		nicht versichert
stark	im halben Umfange	—	Zehengang behindert	ja	63 28 15 106	3 4 110 117	223	40% 22. 10. 35　30% bis 22. 10. 37 gemeins. m. Fract. vertebr. L I

Nägeln, 2 Incisionen.　³ Eitrige Sekretion am Schienbeinnagel (Sequestrotomie).　⁴ Bruch

Lfd. Nr.	Name, Alter, Beruf	Seite	Nebenverletzung	Datum des Unfalls, Entstehung	Art der Behandlung	Tubergelenkswinkel	
164 (56)	K.W., 55 J., Stricker	re.	keine	19. 4. 34 Sturz über die Stiege	2 Pelotten, Gehgips 6 Wochen	19. 4. 34 6. 6. 34 28. 4. 37	25° 25° 20°
165 (57)	B. K., 46 J., Maurer[1]	re.	Fract. rad. loc. typ. sin.	3. 8. 34 Sturz vom Gerüst	Transfix. Gehgips 3 Wochen Osteomyelitis a. d. Tibianagel	3. 8. 34 3. 8. 34 1. 3. 35 27. 4. 37	0° 10° 0° 0°
166 (58)	D. K., 22 J., Maler	li.	keine	23. 8. 34 Sturz von der Leiter	Transfix. Gips 7 Wochen Gehgips 7 Wochen	23. 8. 34 27. 8. 34 15. 10. 34 8. 1. 37	5° 30° 30° 30°
167 (59)	R. K., 50 J., Maurer	re.	keine	31. 8. 34 Sturz von der Leiter 3,80 m	Transfix. Gips 7 Wochen Gehgips 4 Wochen	31. 8. 34 5. 9. 34 19. 10. 34 17. 11. 34 29. 4. 37	10° 20° 20° 20° 20°
168 (60)	L. F., 26 J., Dachdecker[2]	bds.	Fract. Tib. intraarticul. dext.	16. 10. 34 Sturz von der Leiter 6 m	re.: nur Fersenbeinnagel, Dauerzug. li.: Transfix. bds., Gips 6 Wochen, Gehgips 6 Wochen	li. 16. 10. 34 16. 10. 34 26. 11. 34 8. 1. 35 28. 4. 37 re. 16. 10. 34 16. 10. 34 26. 11. 34 8. 1. 35 28. 4. 37	 12° 25° 25° 25° 25° 13° 30° 30° 30° 30°
169 (61)	M. K., 47 J., Anstreicher	li.	keine	19. 10. 34 Sturz von der Leiter	Transfix. Gips 6 Wochen Gehgips 5 Wochen	19. 10. 34 22. 10. 34 10. 11. 34 11. 1. 35 27. 4. 37	15° 20° 20° 20° 20°
170 (62)	K. F., 26 J., Zimmermann	li.	Fract. mall. med. dext. et luxat. oss. navicul. ped. dext.	19. 11. 34 Sturz von einem Pfosten	Transfix. Gips 10 Wochen Gehgips 7 Wochen	19. 11. 34 21. 11. 34 28. 1. 35 20. 3. 35 28. 4. 37	10° 25° 25° 25° 25°

[1] Eitrige Sekretion am Schienbeinnagel; Incision. [2] Functio optima.

Atrophie	Pro- und Supination	Traumatischer Plattfuß	Besonderer Befund	Arbeit aufgenommen	Behandlungszeit			Rente
					K.H.	amb.	ges.	
keine	gesperrt	—	—	ja	13	143	156	35% 22. 12. 35 30% 22. 9. 36 20%
stark	gesperrt	—	Gang hinkend, halbe akt. Zehenbeweglichkeit, Arthrose im vord. Sprunggelenk	nein	74 4 73 151	18 116 134	285	30% 21. 2. 36 100% 11. 5. 36 40% bis 26. 1. 39
stark	gesperrt	—	Arthrose im vord. Sprunggelenk	ja	89 19 108	64 51 115	223	40% 27. 8. 35 30% 27. 12. 36 20%
mittelstark	gesperrt	—	—	ja	64	121	185	35% 29. 10. 35 25% 29. 5. 38 15%
bds. mäßig	bds. angedeutet	—	—	ja	84	80	164	40% 8. 4. 36 35% 8. 3. 37 25% bis 8. 3. 39
mittelstark	gesperrt	—	—	nein	58 9 22 89	13 13 51 77	166	40% 29. 8. 35 25% am 23. 9. 35 abgefund. mit S 1017.—
stark	gesperrt	—	Arthrose im vord. Sprunggelenk	ja	92	91	183	80% 26. 7. 36 60% bis 26. 8. 38 gemeinsam mit Unfall aus 1929 Augenverltzg. $23^{1}/_{3}$ %

Lfd. Nr.	Name, Alter, Beruf	Seite	Neben-verletzung	Datum des Unfalls Entstehung	Art der Behandlung	Tubergelenkswinkel	
171 (63)	M. J., 37 J., Elektriker[1]	bds. li. Gr. V. re. Gr. II	keine	29. 12. 34 Sturz von der Leiter 4 m	li.: Transfix. Gips 6 Wochen Gehgips 4 Wochen	29. 12. 34 29. 12. 34 8. 2. 35 11. 3. 35 5. 5. 37	5° 35° 35° 35° 35°
172 (64)	W. J., 54 J., Faßbinder[2]	re.	Fiss. mall. lat. dext.	6. 3. 35 Sturz vom Faß 2 m	1 Nagel, Exten-sion, Gips 5 Wochen, Gehgips 5 Wochen	6. 3. 35 9. 3. 35 ——— 11. 4. 35 13. 5. 37	7° 20° — 20° 10°
173 (65)	K. M., 59 J., Hausgehilfin	li.	keine	18. 4. 35 Sturz von der Leiter 1¹/₂ m	Gehgips 9 Wochen	18. 4. 35 28. 6. 35 29. 5. 37	20° 15° 10°
174 (66)	S. M., 60 J., Bau-arbeiterin[3]	li.	keine	20. 5. 35 Sturz von der Leiter 1 m	1 Nagel, Exten-sion, Gips 5 Wochen Gehgips 5 Wochen	20. 5. 35 27. 5. 35 4. 7. 35 9. 8. 35 19. 5. 37	30° 30° 25° 25° 25°
175 (67)	L. J., 50 J., Speditions-arbeiter	li.	Fract. crur. compl. dext.	24. 5. 35 Sturz von einem fahrenden Lastauto	1 Nagel, Extension, 5¹/₂ Wochen Gehgips 6 Wochen	24. 5. 35 24. 5. 35 5. 7. 35 14. 8. 35 16. 3. 37	0° 30° 35° 25° 25°
176 (68)	E. K., 29 J., Maurer	li.	keine	12. 6. 35 von Ofenplateau gestürzt	1 Nagel, Extension, Gips 6 Wochen Gehgips 4 Wochen	12. 6. 35 21. 6. 35 1. 8. 35 15. 5. 37	5° 30° 25° 25°
177 (69)	J. A., 41 J., Heeres-arbeiter	re.	keine	26. 6. 35 Sturz vom Auto	1 Nagel, Extension, Gips 6 Wochen Gehgips 6 Wochen	26. 6. 35 1. 7. 35 12. 8. 35 20. 9. 35 1. 6. 37	10° 30° 25° 25° 25°
178 (70)	P. K., 52 J., Monteur	li.	keine	24. 7. 35 Sturz im Aufzug 2 m	1 Nagel, Extension, 30 Tage, 14 Tage Liegegips, Gehgips 5 Wochen	24. 7. 35 1. 8. 35 ——— 16. 10. 35 12. 5. 37	−10° 10° — 0° 0°

[1] Seröse Sekretion am Fersennagel.   [2] Eitrige Nagelsekretion (keine Incision).

Atrophie	Pro- und Supination	Traumatischer Plattfuß	Besonderer Befund	Arbeit aufgenommen	Behandlungszeit			Rente
					K. H.	amb.	ges.	
stark	gesperrt	—	Dorsalflex. etwas gehemmt	ja	47	59	106	40% 13. 11. 35 30% 13. 12. 36 20%
gering	im halben Umfange	—	Ferse leicht verbreitert	ja	85	59	144	35% 27. 12. 35 25% 27. 1. 37 20%
stark	Supin. angedeutet, keine Pron.	—	Ferse leicht verbreitert	ja	15	86	101	40% 27. 1. 36 30% 27. 7. 37 25%
stark	gesperrt	—	kein Zehengang, $^1/_3$ Beweglichkeit im oberen Sprunggelenk, starke Arthrose im vord. Sprunggelenk	nein	99	47	146	50% 12. 6. 36 40% bis 12. 6. 40
stark	im halben Umfange	—	Arthros. def. i. Calcaneo-Cuboid-Gelenk	ja	50 6 8 64	13 25 251 289	353	60% b. a. w. davon Fersenbeinverletzung 25% b. a. w. alte Handverletzung a. den Jahren 1908, 28, 29
stark	gesperrt	—	Zehenbeweglichkeit etwas eingeschr.	nein	108	77	185	nicht versichert
stark	gesperrt	—	—	ja	57	80	137	30% 9. 7. 36 20%
stark	gesperrt	ja	Plantarflex. gehemmt, akt. Beweglichkeit der Zehen $^1/_2$ eingeschr., Ferse li. verbreitert, li. Arthrose im vord. Sprunggelenk	ja	53 10 63	35 44 79	142	30% 14. 6. 36 20%

[3] Leichte Nagelsekretion.

Lfd. Nr.	Name, Alter, Beruf	Seite	Neben- verletzung	Datum des Unfalls, Entstehung	Art der Behandlung	Tubergelenkswinkel	
179 (71)	D. J., 59 J., Kutscher	re.	keine	9. 9. 35 Sturz vom Wagen 4 m	1 Nagel, Extension, Gips 6 Wochen Gehgips 6 Wochen	9. 9. 35 18. 9. 35 31. 10. 35 11. 12. 35 19. 5. 37	5° 20° 15° 10° 5°
180 (72)	K. F., 44 J., Anstreicher[1]	li.	Luxat. hum. axil. sin. c. fract. tuberc. maioris	29. 9. 35 Sturz vom Gerüst 5 m	1 Nagel, Extension, Gips 5 Wochen Gehgips 7 Wochen	25. 9. 35 4. 10. 35 6. 11. 35 27. 12. 35 9. 1. 37	10° 25° 20° 15° 15°
181 (73)	G. K., 38 J., Aufzugs- führer[2]	re.	keine	1. 10. 35 Sturz von der Leiter	1 Nagel, Extension, Gips 6 Wochen Gehgips 6 Wochen	1. 10. 35 7. 10. 35 15. 11. 35 17. 12. 35 19. 5. 37	10° 20° 20° 20° 20°
182 (74)	W. A., 49 J., Maschinist[3]	re.	Fract. mal- leol. lat. ped. dext.	11. 11. 35 Sturz von der Mauer 4 m auf Beton	Repos. n. West- hus (2 Nägel), Gips 7 Wochen Gehgips 5 Wochen	11. 11. 35 20. 11. 35 8. 1. 36 15. 2. 36 13. 5. 37	5° 25° 20° 15° 15°
183 (75)	L. H., 61 J., Chemiker[4]	re.	keine	23. 11. 35 Sturz von der Leiter 2 m	Gehgips 8¹/₂ Wochen	23. 11. 35 31. 1. 36 12. 5. 37	20° 10° 0°
184 (76)	K. J., 55 J., Spengler	li.	Fract. intra- articul. dist. tib. dext.	19. 12. 35 Sturz von der Leiter 5 m	Repos. n. West- hus, Gips 6 Wochen Gehgips 6 Wochen	19. 12. 35 20. 12. 35 31. 1. 36 13. 3. 36 11. 5. 37	0° 25° 20° 15° 15°

Gruppe

Lfd. Nr.	Name, Alter, Beruf	Seite	Neben- verletzung	Datum des Unfalls, Entstehung	Art der Behandlung	Tubergelenkswinkel	
185 (1)	F. F., 40 J., Maler	li.	keine	3. 6. 29 Sturz von der Leiter 6 m	2 Nägel durch d. Weichteile (n. d. Repos. entfernt), Gips 1 Woche Gehgips 8 Wo.	3. 6. 29 12. 6. 29 27. 6. 29 ————— 10. 3. 37	5° 10° 5° 5°

[1] Primäre Arthros. def. im li. Großzehengrundgelenk.   [2] Primäre Arthros. def. im Sprunggelenk.   [4] Keine Reposition wegen Prostatahypertrophie.

Atrophie	Pro- und Supination	Traumatischer Plattfuß	Besonderer Befund	Arbeit aufgenommen	Behandlungszeit			Rente
					K.H.	amb.	ges.	
stark	gesperrt	—	Gang hink., kein Zehengang, Zehenbeweglich-keit $^1/_2$ eingeschr., starke Arthrose i. vord. Sprunggel., bds. Krampfadern	ja	64 10 74	28 76 104	 178	35% 25% 7. 10. 36 bis 7. 3. 38
stark	gesperrt	—	Pes. plan. valg. abductus bds., Ferse leicht ver-breitert, Plantar-flex. $^1/_2$ ein-geschr.	ja	48 14 9 71	45 47 43 135	 206	40% bis 18. 1. 38 mit Lux. hum. sin.
stark	Supin. ange-deutet, keine Pron.	—	—	ja	46 14 9 69	37 47 78 162	 231	30% 20% 23. 10. 36
stark	gesperrt	—	Gang hink., kein Zehengang, Plant.-u. Dorsalflex. $^1/_3$ eingeschr., Ferse li. verbreitert	ja	61 8 69	34 105 139	 208	35% bis 6. 7. 37
stark	gesperrt	ja	kein Zehengang, Plantarflex. etwas behindert, Ferse verbreitert	nein	18 8 26	Kas-sen-arzt		nicht versichert
stark	gesperrt	—	kein Zehengang, Arthrose im vord. Sprunggelenk, Arteriosklerose d. Tib. post.	nein	61 12 73	23 137 160	 233	60% bis 8. 9. 37
VI mittel-stark	gesperrt	—	Ferse verbreitert	ja	19	66	85	35% 20% 7. 11. 30 7. 12. 32 10% 7. 1. 34 u. $8^1/_3$%

re. vord. Sprunggelenk; ganz geringe Nagelsekretion.   [3] Primäre Arthrose im vord.

Lfd. Nr.	Name, Alter, Beruf	Seite	Nebenverletzung	Datum des Unfalls, Entstehung	Art der Behandlung	Tubergelenkswinkel	
186 (2)	R. R., 21 J., Volontär i. Baugewerbe[1]	re.	keine	7. 8. 30 Sturz vom Gerüst 3 m	Keil, 2 Pelotten, Transfix. Gips 7 Wochen Gehgips 9 Wochen	7. 8. 30 20. 8. 30 22. 10. 30 23. 12. 30 8. 3. 37	0° 10° 10° 5° 5°
187 (3)	M. I., 33 J., Maurer	bds.	keine	6. 10. 30 Sturz von der Leiter 6 m	bds. Keil, Transfix. Gips 5 Wochen Gehgips 5¹/₂ Wochen	li. 6. 10. 30 17. 10. 30 21. 11. 30 2. 1. 31 9. 3. 37 re. 6. 10. 30 17. 10. 30 21. 11. 30 2. 1. 31 9. 3. 37	5° 15° 10° 10° 10° −5° 25° 15° 10° 10°
188 (4)	K. R., 28 J., Dachdecker[2]	li.	keine	27. 11. 30 Sturz von der Leiter 4 m	Keil, Transfix. Gips 4¹/₂ Wochen Gehgips 6 Wochen	27. 11. 30 10. 12. 30 9. 1. 31 17. 1. 31 17. 3. 37	0° 25° 25° 20° 20°
189 (5)	L. J., 32 J., Maurer	li.	keine	20. 5. 31 Sturz vom Gerüst 6 m	Phelps-Gocht, Transfix. Gips 5 Wochen Gehgips 8 Wochen	20. 5. 31 29. 5. 31 3. 7. 31 28. 8. 31 20. 3. 37	−20° 5° 0° 0° 0°
190 (6)	S. K., 25 J., Dekorateur[3]	re.	keine	21. 7. 33 Sprung aus dem Parterrefenster	Phelps-Gocht, Transfix. Gips 3 Wochen Gehgips 7 Wochen	21. 7. 33 2. 8. 33 21. 8. 33 14. 10. 33 27. 4. 37	−10° 10° 10° 10° 10°
191 (7)	H. L., 46 J., Magazineur	li.	keine	22. 11. 33 Sturz von der Leiter	Transfix. Gips 5¹/₂ Wochen Gehgips 7¹/₂ Wochen	22. 11. 33 29. 11. 33 26. 1. 34 28. 2. 34 24. 4. 37	0° 25° 25° 25° 25°
						Gruppe	
192 (1)	K. J., 46 J., Elektromonteur	re.	keine	9. 4. 27 Sturz vom Lastauto	Achillotenotomie, Schmerz- Klammer, Gips 8 Wochen	9. 4. 27 11. 4. 27 11. 6. 27 10. 3. 37	5° 5° 0° 0°

[1] Volle Sportfähigkeit (Skilaufen, Tennis).   [2] Leichte Sekretion am Schienbeinnagel.

Atrophie	Pro- und Supination	Traumatischer Plattfuß	Besonderer Befund	Arbeit aufgenommen	Behandlungszeit			Rente
					K. H.	amb.	ges.	
mittel-stark	keine Pronat., Supinat. im halben Umfange	—	Hammerstellung der 2. bis 5. Zehe, keine akt. Beweglichkeit der Großzehe	ja	17	132	149	30% 3. 7. 37 20%
stark	gesperrt	—	kein Zehengang, Zehenbeweglichkeit re. etwas eingeschr., Plantar- u. Dorsalflex. zur Hälfte vorhanden	nein	53	197	250	45% bis 10. 11. 39
stark	gesperrt	—	Gang li. hinkend, kein Zehengang	nein	45	106	151	25% 29. 5. 32 15% 29. 6. 34 u. 8¹⁄₃%
stark	gesperrt	ja	—	ja	53 4 57	6 130 136	193	30% 12. 12. 32 20% 12. 7. 33 10% 12. 7. 34 u. 8¹⁄₃%
stark	Supin. angedeutet, keine Pron.	—	bds. Plattfüße, Arthrose im Calcaneo-Cuboid-Gelenk	ja	34	187	221	nicht versichert
stark	gesperrt	—	—	nein	69	60	129	40% 29. 12. 34 20%

VII

Atrophie	Pro- und Supination	Traumatischer Plattfuß	Besonderer Befund	Arbeit aufgenommen	Behandlungszeit			Rente
gering	gesperrt	—	Dorsalflex. etwas behindert, Ferse verbreitert	ja	21	Kassenarzt		nicht versichert

[3] Skiläufer! Eitrige Sekretion an beiden Nägeln (keine Incision).

Lfd. Nr.	Name, Alter, Beruf	Seite	Neben-verletzung	Datum des Unfalls, Entstehung	Art der Behandlung	Tubergelenkswinkel	
193 (2)	B. W., 53 J., Steinmetz[1]	re. offen	keine	1. 8. 28 von einem Grabstein am Fuß getroffen	Schultze, Gips, Dauerzug 7 Wochen Gehgips 24 Tage	1. 8. 28 — 24. 9. 28 14. 10. 28 10. 3. 37	$5°$ $-5°$ $-10°$ $-15°$
194 (3)	S. F., 38 J., Geschäftsdiener[2]	bds.	keine	14. 11. 28 Sturz in einen Aufzugsschacht, 2 m	li. Fersennagel, Weichteilnagel, bds. Gips 5 Wochen Gehgips 6 Wochen	li. 14. 11. 28 14. 11. 28 — 29. 1. 29 22. 4. 37 re. 14. 11. 28 29. 1. 29 22. 4. 37	$10°$ $20°$ $5°$ $0°$ $20°$ $15°$ $15°$
195 (4)	H. J., 37 J., Maurer[3]	li.	keine	23. 6. 29 Sprung aus $1^1/_2$ m Höhe auf einen Ziegelstein	Fersennagel, Weichteilnagel (Unterschenkel) Gips 1 Woche Gehgips 5 Wochen	23. 6. 29 26. 6. 29 2. 9. 29 —	$20°$ $30°$ $20°$
196 (5)	S. L., 41 J., Marktgehilfe	li.	keine	5. 10. 29 Sturz von der Leiter 4 m	Fersenklammer Gips 1 Woche Gehgips $7^1/_2$ Wochen	5. 10. 29 16. 10. 29 16. 12. 29 27. 2. 37	$15°$ $20°$ $10°$ $10°$
197 (6)	G. J., 34 J., Maurer[4]	re.	keine	10. 2. 30 Sprung von einer Mauer auf den Erdboden 4 m	Transfix. Gips 6 Wochen Gehgips 4 Wochen	10. 2. 30 25. 2. 30 5. 4. 30 5. 5. 30	$10°$ $15°$ $15°$ $15°$
198 (7)	S. H., 53 J., Eisarbeiter[5]	re.	keine	16. 7. 30 Sprung vom Gerüst	Keil, Transfix. Gips $4^1/_2$ Wochen Gehgips 6 Wochen	16. 7. 30 27. 7. 30 27. 8. 30 8. 10. 30	$0°$ $35°$ $30°$ $20°$
199 (8)	K. M., 33 J., Sortiererin	li.	keine	12. 2. 31 mit der Ferse gegen einen Baumstamm angerannt	Keil, Gehgips $10^1/_2$ Wochen	12. 2. 31 23. 2. 31 5. 5. 31 24. 3. 37	$0°$ $30°$ $5°$ $5°$

[1] Aufreißen der Nähte im Dauerzug. Entfernung des Dauerzuges am 2. Tage. Heilung meldet.   [4] 23. 4. 1933 gestorben; Todesursache: Myodegeneratio cordis (keine Unfallfolge).

Atrophie	Pro- und Supination	Traumatischer Plattfuß	Besonderer Befund	Arbeit aufgenommen	Behandlungszeit			Rente
					K.H.	amb.	ges.	
stark	gesperrt	ja	kein Zehengang, Ferse verbreitert	nein	55	61	116	30% 24. 10. 29 25% 24. 1. 32 16²/₃%
li. stark re. mäßig	li. gesperrt, re. im halben Umfange vorhanden	—	—	ja	39	84	123	50% 16. 8. 29 35% 16. 8. 30 25% 16. 1. 33 15%
stark	—	—	—	—	11	167	178	10% bis 13. 6. 30
stark	Supin. angedeutet, keine Pronat.	—	kein Zehengang, Plantarflex. li. behindert, Arthrose im vord. Sprunggelenk	ja	27	170	197	nicht versichert
stark	—	—	Cyste im li. Fersenbein	—	64	59	123	35% 21. 10. 30 25% 11. 6. 31 20%
stark	siehe Anmerkung	—	siehe Anmerkung	ja	48	194	242	33¹/₃% 25. 7. 31 20% 25. 12. 32 10%
stark	Supin. angedeutet, keine Pronat.	ja (leicht)	Arthrose im Calcaneo-Cuboid-Gelenk	ja	18	192	210	kein Betriebsunfall

durch Granulation. Keine Fistel!   ² Vollkommen beschwerdefrei.   ³ Polizeilich nicht ge-
⁵ Spastische Lähmung der re. Körperseite (Apoplexie).

Lfd. Nr	Name, Alter, Beruf	Seite	Neben-verletzung	Datum des Unfalls, Entstehung	Art der Behandlung	Tubergelenkswinkel	
200 (9)	B. R., 22 J., Geschäfts-diener	bds. (li. Gr. II)	keine	30. 5. 31 aus dem 1. Stock gestürzt	Phelps-Gocht, Achillotenotomie, Gips 10 Tage Korrektur Phelps-Gocht, Gehgips 9$^1/_2$ Wochen	30. 5. 31 8. 6. 31 17. 6. 31 21. 8. 31 24. 3. 37	0° 5° 25° 15° 12°
201 (10)	S. A., 32 J., Elektro-monteur	li.	keine	17. 7. 31 Sturz von der Leiter 2 m	Phelps-Gocht, Achillotenotomie Gips 4 Wochen Gehgips 7 Wochen	17. 7. 31 24. 7. 31 17. 8. 31 3. 10. 31 10. 3. 37	0° 10° 5° 0° 0°
202 (11)	K. F., 53 J., Maurer	re.	keine	2. 9. 31 Sturz vom Gerüst 2$^1/_2$ m	Gehgips 9 Wochen	2. 9. 31 13. 11. 31 27. 2. 37	10° 10° 5°
203 (12)	W. L., 37 J., Telegraphen-oberadjunkt[1]	li.	Fract. tib. dext.	10. 7. 32 Sturz v. Telegraphen-mast, 9 m	Transfix.	10. 7. 32 21. 8. 32	15° 15°
204 (13)	H. G., 35 J., Gerüster	bds. (li. Gr. V)	keine	14. 9. 32 Sturz von der Leiter 13 m	li. Transfix. Gips 3 Wochen Dauerzug re. Fersendraht, Extension 9 Wochen Zinkleim	li. 14. 9. 32 26. 9. 32 4. 1. 33 2. 2. 37 re. 14. 9. 32 26. 9. 32 4. 1. 33 2. 2. 37	−5° 15° 0° 0° −5° 5° −5° −5°
205 (14)	F. E., 51 J., Gerüster	re.	keine	10. 7. 34 Sturz von der Leiter 3 m	Transfix. Gips 8 Wochen Gehgips 4 Wochen	10. 7. 34 18. 7. 34 5. 9. 34 3. 10. 34 27. 4. 37	10° 30° 25° 25° 20°

Gruppe

Lfd. Nr	Name, Alter, Beruf	Seite	Neben-verletzung	Datum des Unfalls, Entstehung	Art der Behandlung	Tubergelenkswinkel	
206 (1)	F. M., 16 J., Hausgehilfin[2]	bds.	Fract. verteb. L II, Fract. rad. loc. typ. utriusque	5. 7. 27 Sturz aus dem 1. Stock	bds. Gipsverbände 10 Wochen	li. 5. 7. 27 17. 9. 27 5. 10. 37 re. 5. 7. 27 5. 10. 37	0° −10° 5° 5° 5°

[1] Während der Behandlung am 30. 9. 32 an Sepsis gestorben (mehrfache Incision); Tod

Atrophie	Pro- und Supination	Traumatischer Plattfuß	Besonderer Befund	Arbeit aufge-nommen	Behandlungszeit			Rente
					K. H.	amb.	ges.	
mittel-stark	gesperrt	—	Ferse leicht ver-breitert	arbeits-los	21	149	170	nicht versichert
stark	Supin. ange-deutet, Pronat. gesperrt	ja	Ferse leicht ver-breitert, Arthrose im vord. Sprung-gelenk	nein	17	31	48	20%
mittel-stark	¹/₃ Supin. vor-handen, keine Pron.	—	Dorsal- u. Plan-tarflex. etwas ein-geschr.	ja	23	135	158	30% 6. 4. 34 20%
stark	—	—	—	—	42	—	—	—
li. stark re. sehr stark	bds. gesperrt	ja bds.	hink. Gang mit Stockhilfe, kein Zehengang, Plan-tar- u. Dorsalflex. li. ¹/₂ vorhanden, re. fast frei, prim. Arthr. i. bd. vord. Sprunggelenken	nein	175	137	312	100% b. a. w.
stark	gesperrt	—	—	ja	63	139	202	45% 16. 11. 35 25% 29. 4. 36 abgefund. mit S 900.—

VIII

| mittel-stark | gesperrt | — | Gang stapfend, keine Zehenbeweg-lichkeit | nein | 92 | — | 92 | nicht versichert |

Unfallfolge.   ² Wirbelbruch mit Lähmung.

Lfd. Nr.	Name, Alter, Beruf	Seite	Nebenverletzung	Datum des Unfalls, Entstehung	Art der Behandlung	Tubergelenkswinkel	
207 (2)	H. W., 45 J., Maurer	bds.	keine	16. 7. 28 Sturz von der Leiter 4 m	Schultze, Gehgips 7 Wochen	li. 16. 7.28 25. 7.28 — 22. 4.37 re.16. 7.28 25. 7.28 21.11.28 22. 4.37	0° 0° — 0° 12° 12° —5° —10°
208 (3)	A. F., 49 J., Maurer[1]	re.	keine	16. 1. 29 Sturz von der Leiter 2 m	Weichteilnagel (Unterschenkel), Fersennagel, Gips, Extension 3 Wochen Gehgips 7 Wochen	16. 1. 29 21. 1. 29 9. 2. 29 30. 3. 29	0° 20° 20° 5°
209 (4)	W. F., 22 J., Gerüster[2]	re.	keine	6. 12. 29 Sturz vom Gerüst 6 m	2 Weichteilnägel (oberer entfernt n. d. Repos.), Gips 3 Wochen, Bettruhe	6. 12. 29 16. 12. 29 — 31. 3. 30 23. 3. 37	25° 35° — 10° 10°
210 (5)	K. K., 39 J., Maurer[3]	re.	keine	13. 12. 29 Sturz vom Gerüst 5 m	2 Weichteilnägel (oberer n. d. Repos. entfernt) Gips 4 Wochen Gehgips 6½ Wochen	13. 12. 29 27. 12. 29 20. 1. 30 3. 3. 30	—5° 30° 25° 10°
211 (6)	W. K., 39 J., Maurer[4]	re.	Fract. malleol. lat. dext.	10. 1. 30 Sturz vom Gerüst 4 m	Transfix. Gips 7 Wochen Gehgips 3½ Wochen	10. 1. 30 29. 1. 30 17. 3. 30 9. 4. 30	20° 25° 25° 20°
212 (7)	W. F., 24 J., Schlosser	re.	Fract. oss. cuboid. et cuneiform. II dext.	20. 1. 30 Sturz vom Eisengerüst 8 m	Transfix. (Fersennagel oberhalb des Fersenbeins durch die Weichteile) Gips 7 Wochen Gehgips 3 Wochen	20. 1. 30 7. 2. 30 28. 3. 30 16. 4. 30 17. 3. 37	5° 25° 25° 15° 15°

[1] Gestorben; Tod nicht Unfallfolge. keine Unfallfolge.   [2] Eitrige Nagelsekretion (2 Incisionen).

Atrophie	Pro- und Supination	Traumatischer Plattfuß	Besonderer Befund	Arbeit aufgenommen	Behandlungszeit			Rente
					K.H.	amb.	ges.	
bds. stark	gesperrt	ja bds.	leichte Verbreiterung der re. Ferse	ja	27	Kassenarzt		nicht versichert
mittelstark	—	—	—	—	29 5 34	130	164	50 % 29. 6. 30 40 % 29. 1. 31 30 % 29. 1. 32 15 %
mäßig	$^1/_2$ Sup., keine Pronat.	ja (leicht)	Dorsalflex. etwas gehemmt	ja	97	75	172	50 % 29. 6. 30 40 % 29. 1. 31 30 % 29. 1. 32 15 % 29. 6. 34 u. $8^1/_3$ %
mittelstark	—	—	—	—	56	117	173	50 % 2. 12. 30 $33^1/_3$ % 2. 3. 32 25 % 2. 3. 35 15 %
stark	—	—	—	—	70	44	114	50 % 3. 10. 30 30 % 3. 9. 31 20 %
stark	Sup. im halben Umfange, keine Pronat.	—	Zehenbeweglichk. eingeschr., Ferse leicht verbreitert, Arthrose im Calcaneo-Cuboid-Gelenk	ja	69	90	159	40 % 28. 6. 33 30 % bis 28. 11. 38

[3] Polizeilich nicht gemeldet. Geringe Nagelsekretion.   [4] Gestorben an Tbc. pulm.; Tod

Lfd. Nr.	Name, Alter, Beruf	Seite	Nebenverletzung	Datum des Unfalls, Entstehung	Art der Behandlung	Tubergelenkswinkel	
213 (8)	E. E., 37 J., Bauarbeiter[1]	re.	Fract. vertebr. L III Fract. proc. post. tali sin.	7. 7. 30 Sturz in eine Grube	Keil, Transfix. Gips 14 Tage, Entfernung der Transfix. Gips 9 Wochen bei Bettruhe	7. 7. 30 25. 7. 30 8. 8. 30 9. 10. 30	5° 22° 20° 10° — — — — —
214 (9)	M. M., 48 J., Bedienerin[2]	re.	Fract. cruris dext.	19. 12. 30 Sturz aus dem Fenster 2¹/₂ m	Keil, Transfix. Gips 4 Wochen Gehgips 4 Wochen	19. 12. 30 12. 1. 31 20. 2. 31 20. 3. 31 16. 3. 37	−10° 30° 15° 15° 15°
215 (10)	S. T., 56 J., Hilfsarbeiter (Holzhandlung)	li.	keine	24. 1. 31 Sturz von einem Holzstoß, 3 m	Transfix. Gips 5 Wochen Gehgips 5¹/₂ Wochen	24. 1. 31 6. 2. 31 11. 3. 31 17. 4. 31 10. 3. 37	0° 10° 10° 10° 10°
216 (11)	H. K., 41 J., Goldschmied	re.	keine	17. 10. 31 Sturz von der Leiter 4 m	Phelps-Gocht, Achillotenotomie, Gips 5 Tage Gehgips 10¹/₂ Wochen	17. 10. 31 4. 11. 31 15. 1. 32 19. 3. 37	0° 20° 15° 15°
217 (12)	P. J., 47 J., Speditionsarbeiter	li.	keine	28. 10. 31 Sturz von einer Kiste 1¹/₂ m	Phelps-Gocht, Achillotenotomie, Gips 4 Tage Gehgips 10 Wochen	28. 10. 31 4. 11. 31 28. 1. 32 7. 6. 37	0° 25° 15° 15°
218 (13)	C. E., 32 J., Techniker	li.	keine	25. 11. 31 Sturz von der Leiter 4 m	Phelps-Gocht, Achillotenotomie, Gips 5 Tage Gehgips 10 Wochen	25. 11. 31 1. 12. 31 — — — — — 1. 6. 37	−5° 15° 0°
219 (14)	S. O., 58 J., Private	li.	keine	22. 3. 32 Sturz von der Leiter 1¹/₂ m im Zimmer	Phelps-Gocht, Achillotenotomie, Gips 11 Tage Gehgips 8¹/₂ Wochen	22. 3. 32 18. 4. 32 27. 6. 32 18. 3. 37	−15° 15° 10° 10°

[1] Gestorben am 18. 5. 34; Ca. ventriculi.   [2] Vollkommen beschwerdefrei; geht Berg-

Atrophie	Pro- und Supination	Traumatischer Plattfuß	Besonderer Befund	Arbeit aufgenommen	Behandlungszeit			Rente
					K.H.	amb.	ges.	
stark	—	—	—	—	120	97	217	85% bis 16. 6. 34
stark	gesperrt Ankylose	—	klin. vollst. Ankylose i. unt. u. vord. Sprunggel. Röntg.: Ankylose im vord. Sprunggelenk	ja	67	226	293	nicht versichert
stark	Supin. angedeutet, keine Pronat.	—	bds. gleichstarke Ped. plan. abduct.	nein	54	101	155	30% 15. 3. 35 20%
keine	angedeutete Supin., keine Pron.	—	—	—	11	258	269	kein Betriebsunfall
stark	i. $^1/_3$ Umfange erhalten	—	Ferse verbreitert	ja	14	178	192	25% 7. 10. 32 10% 7. 3. 33 u. 8$^1/_3$%
stark	Supin. angedeutet, keine Pron.	ja (leicht)	Krachen i. unteren Sprunggelenk, leichte Behinderg. der Plantar- und Dorsalflexion	ja	11	Kassenarzt		nicht versichert
stark	gesperrt	—	Dorsal- u. Plantarflex. etwas gehemmt, Ferse etwas verbreitert, Exostose hint. d. Talusgelenkfl. des Fersenbeins	—	16	290	306	nicht versichert

steigen; am Schienbein- und Fersennagel leichte Sekretion.

Lfd. Nr.	Name, Alter, Beruf	Seite	Nebenverletzung	Datum des Unfalls, Entstehung	Art der Behandlung	Tubergelenkswinkel	
220 (15)	R. T., 42 J., Gerüster	re.	keine	28. 6. 32 Sturz vom Gerüst 10 m	Transfix. Gips 6 Wochen Gehgips 6 Wochen	28. 6. 32 8. 7. 32 30. 9. 32 29. 11. 32 13. 3. 37	15° 35° 25° 15° 10°
221 (16)	R. H., 52 J., Private[1]	re.	keine	20. 7. 32 Sturz aus dem Fenster 2½ m in den Garten	Transfix. Gips 1 Woche Gehgips 9 Wochen	20. 7. 32 28. 7. 32 7. 10. 32 4. 3. 37	15° 30° 25° 25°
222 (17)	F. N., 57 J., arbeitslos	li.	keine	5. 5. 33 Sturz von der Leiter 2 m im Garten	Transfix. Gips 4 Wochen Gehgips 8 Wochen	5. 5. 33 22. 5. 33 _____ 26. 7. 33 27. 4. 37	0° 35° ___ 30° 20°
223 (18)	S. A., 33 J., Landarbeiterin	li.	keine	13. 11. 33 Sturz auf die Tenne 2 m	Gehgips 10 Wochen	13. 11. 33 26. 1. 34 29. 4. 37	15° 15° 10°
224 (19)	N. F., 47 J., Bedienerin[2]	li. offen	Fract. oss. navicul. et cuboid. et Lux. ped. dors. i. articul. Chopart ped. sin.	3. 2. 34 Sturz in einen Schacht 15 m	Excis.-Naht, 1 Nagel durch die Ferse, (Extension) Gips 9 Wochen Gehgips 6 Wochen	3. 2. 34 3. 2. 34 25. 5. 34 18. 7. 34 4. 3. 37	−°15 0° 0° −5° −10°
225 (20)	K. A., 58 J., Portier	bds.	Fract. costarum sin.	20. 3. 34 Sturz in einen Aufzug 2 Stockwerke tief	re. + li.: Fersennagel, Gips, nach 2½ Wochen alles entfernt, transferiert an die innere Klinik	li. 20. 3. 34 ________ 29. 4. 37 re. 20. 3. 34 ________ 29. 4. 37	−5° ___ −40° 0° ___ −40°
226 (21)	G. F., 57 J., Kinooperateur	li.	Fract. bimalleol. c. sublux. tali lat. sin.	1. 4. 35 Sturz von der Leiter	Repos. d. Fraktur im oberen Sprunggelenk, Fersenbein unverändert, Gehgips 17 Wochen	1. 4. 35 26. 7. 35 11. 5. 37	0° −30° −30°

[1] Leichte Sekretion am Fersennagel.   [2] Wundnähte gerissen; Wundrandnekrose; glatter

Atrophie	Pro- und Supination	Traumatischer Plattfuß	Besonderer Befund	Arbeit aufgenommen	Behandlungszeit			Rente
					K.H.	amb.	ges.	
stark	gesperrt	—	Dorsal- u. Plantarflex. etwas eingeschr., Ferse etwas verbreitert	ja	74	192	266	40% 12. 11. 33 30% 12. 11. 34 20%
stark	Pro- u. Supin. angedeutet	—	—	—	9	77	86	nicht versichert
stark	gesperrt	—	Ferse leicht verbreitert, bds. Ped. plan. abduct.	nein	50	210	260	nicht versichert
keine	gesperrt	—	Plantarflex. leicht behind., bds. Ped. plan. abduct.	ja	9	114	123	nicht versichert
stark	gesperrt Ankylose	—	hink. Gang, kein Zehengang, keine Dorsalflex., Ferse verbreitert, verkürzt, gutes Fußgewölbe	nein	82 68 ‾150	187	337	70% 2. 7. 35 50% 2. 11. 36 40% bis 2. 10. 1938
gering	gesperrt	bds. i. höchsten Grade	20° Bewegung im oberen Sprunggelenk, Zehenbeweglichkeit stark eingeschr., Zehen in Hammerstellung, starke Verbreiterung der Ferse, Malleolengabel steht tief	ja	40 63 ‾103			nicht versichert
stark	gesperrt	ja i. höchsten Grade	gehemmte Plantar- u. Dorsalflex. Ferse verbreitert und verkürzt	ja (nur teilw.)	36	159	195	40% 12. 4. 36 30% 12. 1. 37 25% bis 12. 1. 39

Wundschluß.

Lfd. Nr.	Name, Alter, Beruf	Seite	Neben-verletzung	Datum des Unfalls, Entstehung	Art der Behandlung	Tubergelenkswinkel	
227 (22)	V. R., 48 J., Fenster-putzer	li.	Fract. oss. navicul. ped. et cuboid. et metatars. V c. sublux. arti-cul. Chopart ped. sin. Fract. mal-leol. med. sin.	17. 4. 35 Sturz aus dem 2. Stock	Fersennagel, Draht d. d. Metatarsi, Gips. Extension 8 Wochen	27. 4. 35 8. 5. 35 5. 7. 35 1. 8. 35 18. 3. 37	5° 35° 30° 30° 30°
228 (23)	P. H., 56 J., Pensionist[1]	re.	keine	5. 10. 35 Sturz in eine Grube 4 m	Fersennagel, Extension 14 Tage, Gehgips 8 Wochen	5. 10. 35 14. 10. 35 18. 11. 35 11. 2. 36 12. 5. 37	−5° 30° 25° 25° 20°

b) Dauer der Behandlung, des Krankenhausaufenthaltes und der Heilung.

Gruppe II: Von unseren 35 Verl. (mit 38 Fb.) wurden behandelt: a) mit Zinkleimverband 9, b) mit Gehgipsverband 22, insgesamt 31 Verl.

Bei einem Verl. mit doppeltem Fb. (links Gruppe V, rechts Gruppe II) heilte der Fb. der Gruppe II während der Dauer der Transfixation, bei drei weiteren Verl. im Verlaufe einer langdauernden und eingreifenden Behandlung ihrer schweren Nebenverletzungen (s. S. 142) ohne weitere Behandlung aus.

Dauer des Gipsverbandes:
1. durchschnittlich . . . $5^1/_2$ Wochen
2. kürzeste Zeit . . . . 2 „
3. längste Zeit . . . . . $9^1/_2$ „

Die durchschnittliche Behandlungszeit (in Tagen) betrug:

K.-H.	Amb.-T.	Ges.-T.
10,5 Tage	49,5 Tage	60 Tage

Kürzeste Behandlungszeit 6 Tage, längste Behandlungszeit 117 Tage.

Bei der Errechnung dieser Zahlen wurden die Verl. mit Nebenverletzungen, da diese durchwegs schwererer Natur waren, nicht mit einbezogen.

Gruppe III: Von den 9 Verl. dieser Gruppe (mit 10 Fb.) wurden behandelt: a) im Zinkleimverband 1, b) im Gehgipsverband 8, insgesamt 9 Verl.

Dauer des Gehgipsverbandes:
1. durchschnittlich . . . $7^1/_2$ Wochen
2. kürzeste Zeit . . . . 4 „
3. längste Zeit . . . . . $8^1/_2$ „

Die durchschnittliche Behandlungszeit (in Tagen) betrug:

K.-H.	Amb.-T.	Ges.-T.
8 Tage	80 Tage	88 Tage

Kürzeste Behandlungszeit 50 Tage, längste Behandlungszeit 124 Tage (doppels. Fb.).

Im Anschluß an den Gehgipsverband erhielten die Verl. der Gruppen II und III einen Zinkleimverband für die Dauer von 1—2 Monaten.

[1] Leichte Nagelsekretion.

Atrophie	Pro- und Supination	Traumatischer Plattfuß	Besonderer Befund	Arbeit aufgenommen	Behandlungszeit			Rente
					K.H.	amb.	ges.	
stark	im halben Umfange	—	hink. Gang, kein Zehengang, Plantar- u. Dorsalflex. stark eingeschr., Cyanose u. Schwellung d. Fußes	nein	74 4 5 83	23 159 261 443	526	100% 8. 8. 36 55% bis 6. 10. 38 gemeinsam mit Unfall aus 1929; siehe Nr. 132, V, 24
stark	gesperrt	—	—	—	49	142	191	nicht versichert

Gruppe IV—VIII: Diese Gruppen werden aus folgenden Gründen zusammengefaßt:

1. Weil ihnen die Veränderung des Tubergelenkswinkels gemeinsam ist (mit Ausnahme bestimmter Bruchformen der Gruppe IV).

2. Weil ihre Behandlung im wesentlichen die der Wiederherstellung des Tubergelenkswinkels ist.

Bei den 188 Fb. der Gruppe IV—VIII verteilen sich die einzelnen Behandlungsarten wie folgt:

1. Gehgips 63
2. Achillotenotomie 12
3. Transfixation 71
4. Dauerzug 39
5. Westhus 3

Sa. 188 Fb.

In der Zahl der mit Gehgipsverband behandelten Fälle sind alle die enthalten, die ohne und mit vorausgegangener Einrichtung unmittelbar im Anschluß an diese einen Gehgipsverband (als einziges Behandlungsverfahren) erhielten. Während der Belastung im Gehgipsverband wurde das durch die Einrichtung erreichte Ergebnis in kurzer Zeit wieder zerstört.

Die 3 *Westhus*-Fälle des Jahres 1935 wurden im Gegensatz zu späteren Jahren für die ersten 6—7 Wochen nicht belastet.

Auf die 10 Jahre (1926—1935) verteilen sich die einzelnen Behandlungsverfahren wie folgt:

	1926	1927	1928	1929	1930	1931	1932	1933	1934	1935	Insges.
Gehgips	15	9	8	7	3	8	2	4	2	5	63
Achillotenotomie	—	1	—	—	—	6	5	—	—	—	12
Transfixation	—	—	—	2	28	3	10	15	13	—	71
Dauerzug	2	—	7	11	—	—	2	—	4	13	39
Westhues	—	—	—	—	—	—	—	—	—	3	3
Sa.	17	10	15	20	31	17	19	19	19	21	188 Fb.

Von den im Gipsverband behandelten Verl. entfallen 51 % auf die Gruppe IV (32 Fb.), die restlichen 49 % (31 Fb.) auf die Gruppen V, VI, VII, VIII.

Die Behandlung im Gehgipsverband war in den Jahren 1926/27 (s. Tabelle) das Verfahren der Wahl; im Jahre 1928 setzten die ersten Versuche mit dem Dauerzugverfahren ein. Dieses wurde hauptsächlich in den Jahren 1928/29 bevorzugt, in den Jahren 1930—1934 durch die Transfixationsmethode abgelöst. Die Achillotenotomie wurde nur in den Jahren 1931/32 neben der Transfixation ausgeführt, in den folgenden Jahren aber, nachdem sie die in sie gesetzten Erwartungen (Ausschaltung der Einwirkung des Muskelzuges auf das Bruchstück) nicht erfüllt hatte, wieder aufgegeben. Ende 1934 kehrten wir wieder zum Dauerzugverfahren zurück, nachdem wir die ersten Fehlschläge mit diesem Verfahren als in einer zu kurz durchgeführten Dauerzugbehandlung erkannt hatten. Die Transfixation selbst wurde, obwohl sie insbesondere hinsichtlich der Erhaltung des Repositionsergebnisses die besten Ergebnisse lieferte, doch wieder aufgegeben, weil sie meist einen ziemlichen Knochenschwund im Gefolge hatte und die Gefahr einer Infektion bei nicht einwandfreier Technik keine geringe war. Bei der im Dauerzug genügend lange durchgeführten Behandlung waren schließlich ihre Erfolge denen der Transfixationsmethode gleich, ohne daß bei ihr die angegebenen Schäden in so starkem Maße wie bei der Transfixation sich einstellten. Im Jahre 1935 wurde das von *Westhus* angegebene Verfahren auch bei uns in die Behandlung der Fb. aufgenommen.

Auf die einzelnen Gruppen verteilen sich die Behandlungsarten wie folgt:

Gruppe	Gehgips	Achillotenot.	Transfix.	Extens.	Westhus	Insgesamt
IV	32 (56%)	1 (2%)	20 (35%)	3 (5%)	1 (2%)	57 Fb. (100%)
V	19 (23%)	4 (5%)	31 (38%)	26 (32%)	2 (2%)	82 Fb. (100%)
VI	1 (13%)	— —	7 (87%)	— —	— —	8 Fb. (100%)
VII	5 (33%)	3 (20%)	5 (33%)	2 (14%)	— —	15 Fb. (100%)
VIII	6 (23%)	4 (15%)	8 (31%)	8 (31%)	— —	26 Fb. (100%)
Sa. in Proz.	63 34%	12 6%	71 38%	39 21%	3 1%	188 Fb. 100%

Zur Erläuterung der Tabelle: Die in Klammer beigefügten Prozentzahlen sind in der Spalte der Gruppen (von links nach rechts) **nicht** in der Spalte des Behandlungsverfahrens zu lesen.

1. Gehgipsverband.

Auf die Jahre 1926—1928 einerseits und auf die Jahre 1929—1935 andererseits ergibt sich folgende Verteilung der im Gehgipsverband behandelten Fb.:

	1926—1928	1929—1935	Insgesamt
Gruppe IV	15	17	32 Fb.
Gruppe V—VIII	17	14	31 „
Sa.	32	31	63 Fb.

Der Gehgipsverband wurde also in den Jahren 1926—1928 bei mehr als 50% aller im Gehgipsverband behandelten Fb. angewandt, während die restlichen 50% sich auf die letzten 7 Jahre verteilen, in der Weise, daß nur bei durchschnittlich 2 Fb. der Gruppen V—VIII innerhalb eines Jahres der Gehgipsverband noch als alleiniges Behandlungsverfahren gewählt wurde. Die Anzeige für den Gehgipsverband in den letzten 7 Jahren war gegeben bei dem Vorliegen von (von dem Fb. unabhängiger) Erkrankungen (Diabetes, Prostatahypertrophie u. a. m.), insbesondere, wenn durch das hohe Alter des Verl. von einer längeren Bettruhe(beim Dauerzug oder Transfixationsverfahren) abgesehen wurde.

Die durchschnittliche Dauer des Gehgipsverbandes betrug (unabhängig von den Jahren, in denen er angelegt wurde):

Bei Gruppe IV . . . . 7,3 Wochen
„ „ V . . . . 8,5 „
„ „ VII . . . . 9 „
„ „ VIII . . . . 11 „

Die durchschnittliche Behandlungszeit (in Tagen) betrug:

	K.-H.	Amb.-T.	Ges.-T.
Gruppe IV	21	96,4	117 Tage
„ V	30,6	134,1	164,9 „
„ VII	22,4	148,8	151,2 „
„ VIII	24	136,5	159 „

Den Einfluß des Alters (in zwei Altersgruppen von 10 bis 40 Jahren und von 41 bis 70 Jahren) zeigt folgende Zusammenstellung:

Gruppe IV.

	K.-H.	Amb.-T.	Ges.-T.
10—40 Jahre	14,1	84,8	96,5 Tage
41—70 „	25,4	97,4	121,5 „

Gruppe V.

	K.-H.	Amb.-T.	Ges.-T.
10—40 Jahre	34,6	83,2	110,2 Tage
41—70 „	29	140,5	169,7 „

Gruppe VII.

	K.-H.	Amb.-T.	Ges.-T.
10—40 Jahre	22,7	181	170 Tage
41—70 „	22	100,5	122,5 „

Gruppe VIII.

	K.-H.	Amb.-T.	Ges.-T.
10—40 Jahre	9	114	123 Tage
41—70 „	31,5	159	195 „

Die einige Male auftretende Differenz zwischen der Gesamtbehandlungszahl einerseits und dem Krankenhaus und Ambulanztagen andererseits erklärt sich daraus, daß einzelne Verl. aus dem Krankenhaus zu ihrem Privatarzt entlassen wurden und wir keine Angaben über die Dauer der Behandlung bei ihrem Arzt haben. In einem Falle der Gruppe IV wurde der jugendliche Verl. (10 Jahre alt) nur ambulant behandelt.

Die Alterszusammenstellung der Gruppen VII und VIII ergeben hier wie in der Folge keine wahrheitsgetreue Übersicht, weil die Anzahl der Verl. dieser Gruppen nur gering ist.

Bei der Errechnung der Behandlungsdauer wurden die Verl., die an schweren Nebenverletzungen gleichzeitig behandelt wurden, dann nicht miteinbezogen, wenn die Behandlungszeit 200 Tage überschritt. Es ergab sich die Notwendigkeit zu dieser Maßnahme, um nicht ein falsches Bild von der Behandlungsdauer bei den einzelnen Behandlungsverfahren entstehen zu lassen. Die Grenze von 200 Tagen wurde deshalb angenommen, weil die durchschnittliche Behandlungsdauer der Fb. der Gruppen V—VIII im Jahre 1935 175 Tage betrug, in den seltensten Fällen aber 200 Tage überschritt.

2. Achillotenotomien.

Sie verteilen sich auf die Jahre: 1927 1, 1931 6, 1932 5, insgesamt 12 Verl.

Bei allen Verl. wurde im Anschluß an die Achillotenotomie eingerichtet a) im Schraubenzug 1, b) Phelps-Gocht und Fersenzwinge 10, c) Schraubenzugapparat, Fersenzwinge 1, insgesamt 12 Fb.

Im Anschluß an die Einrichtung wurde ein Gipsverband angelegt, den die Verl. nach Abheilen der Wunde als Gehgips belasteten.

Die durchschnittliche Dauer des Gipsverbandes betrug 10 Wochen.

Die durchschnittliche Behandlungszeit betrug: K.-H. 16,1, Amb.-T. 134,3, Ges.-T. 150,4 Tage.

Die durchschnittliche Behandlungszeit nach Altersgruppen betrug:

	K.-H.	Amb.-T.	Ges.-T.
10—40 Jahre	20	95,2	115,2 Tage
41—70 ,,	15,2	210,7	225,9 ,,

Von einer Aufteilung nach Gruppen wurde bei der geringen Anzahl der Verl. abgesehen.

3. Transfixation (Doppelnagelgipsverband).

Nach diesem Verfahren wurden 71 Fb. behandelt

Auf die einzelnen Jahre verteilen sich die Transfixationen wie folgt:

Gruppe	1929	1930	1931	1932	1933	1934	Insgesamt
IV	—	9	—	2	5	4	20 Fb.
V	2	9	1	4	7	8	31 Fb.
VI	—	4	1	—	2	—	7 Fb.
VII	—	2	—	2	—	1	5 Fb.
VIII	—	4	1	2	1	—	8 Fb.
Sa.	2	28	3	10	15	13	71 Fb.

Die geringe Zahl der Transfixationen in den Jahren 1931/32 erklärt sich aus der teilweisen Anwendung der Achillotenotomie als Behandlungsverfahren.

Die durchschnittliche Dauer der in der Transfixation durchgeführten Behandlung betrug:

a) der mit der vorübergehenden Transfixation im Dauerzug behandelten Fb. . . . . 5 Wochen
b) der mit der dauernden Transfixation (Gehgips) behandelten Fb. 9,5 „

Die unter a geführten Fb. erhielten nach Entfernung der Transfixation (mit Ablauf der angegebenen 5 Wochen) einen Gehgipsverband für durchschnittlich weitere 5 Wochen, so daß die Gesamtdauer der fixierenden Behandlung im Durchschnitt 10 Wochen betrug.

Bei den unter b geführten Fb. war die fixierende Behandlung mit Entfernung des Transfixations-Gehgipsverbandes abgeschlossen.

Die Dauer der Behandlungszeit betrug a) bei den mit der Transfixation im Dauerzug behandelten Verl.:

	K.-H.	Amb.-T.	Ges.-T.
Gruppe IV	49	82	131 Tage
„ V	62,4	108	170,4 „
„ VI	59,7	131	190,7 „
„ VII	56	126,6	182,5 „
„ VIII	67	106,7	173,7 „

b) bei den im Transfixationsgehgips behandelten Fb.:

	K.-H.	Amb.-T.	Ges.-T.
Gruppe IV	49,7	137,4	187,1 Tage
„ V—VIII	57,7	127,5	185,2 „

Die Gruppen V—VIII wurden zusammengezogen, weil die Gruppen VI, VII und VIII nur je einen Verletzten enthielten.

Mit dem Transfixationsgehgips wurde also keine Abkürzung der Behandlungszeit erreicht. Bei den Gruppen V—VIII blieb die Behandlungszeit etwa die gleiche. Bei der Gruppe IV verlängerte sich die Gesamtbehandlungsdauer in der Transfixation sogar um etwa 8 Tage. Das hat seinen Grund in der Schädigung der Gelenke und Knochen, der sie in der Transfixation ausgesetzt sind.

Die Behandlungsdauer geordnet nach Altersgruppen betrug:

Gruppe IV.

a)	K.-H.	Amb.-T.	Ges.-T.	b) K.-H.	Amb.-T.	Ges.-T.
10—40 Jahre	36,3	80,4	117 Tage	52,2	135,1	187,3 Tage
41—70 „	61,4	77,6	145 „	(29	156	185)(1 Verl.)

Gruppe V—VIII.

	K.-H.	Amb.-T.	Ges.-T.	K.-H.	Amb.-T.	Ges.-T.
10—40 Jahre	62,5	98	160,5 Tage	40,5	129,5	170 Tage
41—70 „	31,6	123,4	184,7 „	64,6	126,4	191 „

4. Dauerzugbehandlung.

Die einzelnen Fälle verteilen sich auf die einzelnen Jahre und Gruppen wie folgt:

Gruppe	1926	1927	1928	1929	1930	1931	1932	1933	1934	1935	Insges.
IV	—	—	1	—	—	—	—	—	—	2	3 Fb.
V	1	—	6	8	—	—	1	—	1	9	26 „
VIII	1	—	—	—	—	—	1	—	—	—	2 „
VII	—	—	—	3	—	—	—	—	3	2	8 „
Sa.	2	—	7	11	—	—	2	—	4	13	39 Fb.

Aus der Übersicht ist deutlich die Häufung in den Jahren 1928—1929 einerseits und den Jahren 1934—1935 andererseits zu erkennen. Die Aufgabe der Behandlung im Dauerzug im Jahre 1930 war, wie schon erwähnt, durch ihre unbefriedigenden Ergebnisse, die in der zu kurzen Dauer des permanenten Zuges begründet lagen, verursacht. In dem Jahre 1934 war man sich über diese Gründe klar geworden, zum andern waren aber auch bei der in den Jahren 1930—1934 geübten Transfixationsmethode Schäden an Knochen und Gelenken aufgetreten, die für ihre Aufgabe sprachen. Es wurde nunmehr von der Transfixation her für die Einrichtung im Schraubenzugapparat der schräge Zug nach unten (zur Lösung der verkeilten Bruchstücke) übernommen, in der Form, daß anstatt des Schienbeinnagels (bei der Transfixation) eine Binde, die gut gepolstert wurde, dem Schienbein den Gegenhalt nach oben gab. Auch insofern unterschied sich die Behandlung im Dauerzug der Jahre 1934—1935 von den früheren. Wir trennen daher im folgenden die Behandlung im Dauerzug in 1. die vor und 2. die nach dem Jahre 1933 durchgeführte Behandlung.

ad 1. Die Frage der Lösung der Bruchstücke war durch die Anwendung eines Redressements über dem Keil oder in dem Apparat nach *Phelps-Gocht* nur unbefriedigend gelöst, weil beim Keil die anwendbare Kraft nicht ausreichte, bei der Verwendung des Apparates von *Phelps-Gocht* der eine Schenkel über der oberen Kante des Tuber calcanei nicht immer genügenden Halt fand, sobald die zur Einrichtung nötige Kraft wirksam wurde. Im Jahre 1929 (in einem Falle auch schon 1928) ging *Böhler* dazu über, auch die Lösung der Fragmente im Schraubenzugapparat zu erreichen. Zu diesem Zweck mußte der Zug in der Längsachse des Fersenbeins erfolgen. Um das zu ermöglichen, wurde ein Gegenzug ausgeübt. Erreicht wurde diese anfangs durch einen hinter dem Schienbein nur durch die Weichteile durchgeführten Nagel, an dem ein Gegenzug über einen Bügel angebracht wurde. Dieser Nagel wurde vor dem Überführen des schrägen Zuges in die Achse des Unterschenkels wieder entfernt, der Fersenbeinnagel aber für den Dauerzug belassen.

Dieser Weichteilnagel ist der Vorläufer der Transfixation. Von dem Jahre 1930 an wurde der Nagel statt hinter dem Schienbein durch dieses selbst durchgeschlagen, dann auch nicht wieder entfernt, sondern nach der Einrichtung in den Gipsverband miteinbezogen. Da in dem Gipsverband eine Verschiebung beider Nägel (Fersenbein- und Schienbeinnagel), insbesondere eine Annäherung nicht möglich war, wurde auf diese Weise erreicht, daß das Einrichtungsergebnis erhalten wurde.

In 2 Fällen des Jahres 1929 wurde der Versuch unternommen, den Fersenbeinnagel nicht durch den Fersenbeinknochen selbst, sondern durch die Weichteile oberhalb des Tuber calc. zu treiben. Der Versuch wurde aber nicht wiederholt, nachdem diese Lage des Nagels, da er keinen festen Halt in den Weichteilen hatte, zu Störungen führte.

Die folgende kleine Übersicht bringt eine Zusammenstellung der Fälle des Jahres 1926—1933, in denen zur Einrichtung a) ein Weichteilnagel verwandt wurde, b) die Einrichtung ohne Weichteilnagel erfolgte.

	IV	V	VII	VIII	Insges.
a) mit Weichteilnagel	—	7	1	3	11 Fb.
b) ohne Weichteilnagel	1	9	1	—	11 ,,
Sa.	1	16	2	3	22 Fb.

Die durchschnittliche Dauer des Dauerzuges betrug 3 Wochen.

<table>
<tr><td colspan="3">Die durchschnittliche Dauer
der Behandlung betrug in Tagen:</td><td colspan="4">Die durchschnittliche Behand-
lungszeit geordnet nach Altersgruppen:</td></tr>
<tr><td>K.-H.</td><td>Amb.-T.</td><td>Ges.-T.</td><td></td><td>K.-H.</td><td>Amb.-T.</td><td>Ges.-T.</td></tr>
<tr><td>67</td><td>106,1</td><td>173,1 Tage</td><td>10—40 Jahre</td><td>60,5</td><td>110</td><td>170,6 Tage</td></tr>
<tr><td></td><td></td><td></td><td>41—70　,,</td><td>68,2</td><td>112</td><td>180,2　,,</td></tr>
</table>

ad 2. Die nach dem Jahre 1933 im Dauerzugverfahren behandelten Fb. 1934 wurde die Transfixationsbehandlung durch die Dauerzugbehandlung abgelöst. Statt des Schienbeinnagels (bei der Transfixation) wurde während der Einrichtung zur Ausübung des Zuges in der Längsachse des Fersenbeines eine Binde um das gut gepolsterte untere Drittel des Unterschenkels gelegt und diese an einen Querbügel des Schraubenzugapparates befestigt. Vor der Überführung des schrägen Zuges in den der Unterschenkelachse wurde die Binde entfernt. Ein Redressement (*Keil, Phelps-Gocht*) wurde nicht mehr geübt. Die Fersenzwinge wurde seit 1928 zur Beseitigung der Verbreiterung bei allen Fb. (mit Verbreiterung) angewandt.

Die durchschnittliche Dauer des Dauerzuges betrug 6 Wochen.

<table>
<tr><td colspan="3">Die durchschnittliche Dauer
der Behandlung betrug:</td><td colspan="4">In den einzelnen Altersgruppen:</td></tr>
<tr><td>K.-H.</td><td>Amb.-T.</td><td>Ges.-T.</td><td></td><td>K.-H.</td><td>Amb.-T.</td><td>Ges.-T.</td></tr>
<tr><td>75,1</td><td>105,4</td><td>180,5 Tage</td><td>10—40 Jahre</td><td>87</td><td>106</td><td>193 Tage</td></tr>
<tr><td></td><td></td><td></td><td>41—70　,,</td><td>65</td><td>105</td><td>170　,,</td></tr>
</table>

In der Altersgruppe 10—40 Jahre sind nur 3 Verl. enthalten, von denen der eine insgesamt 231 Tage in Behandlung stand, welche Zahl bei der Errechnung der durchschnittlichen Dauer in dieser Gruppe ausschlaggebend ins Gewicht fiel.

Doppelseitige Fersenbeinbrüche.

Die Dauer der Behandlung während der Anwendung der einzelnen Behandlungsverfahren ändert sich naturgemäß nicht.

Die Behandlungszeit (in Tagen) nimmt gegenüber der einseitigen Fraktur zu. In der folgenden Aufstellung kommt diese Tatsache nicht eindeutig zum Ausdruck, da bei der geringen Anzahl von nur 11 Verl. nicht noch eine Unterteilung nach den einzelnen Behandlungsverfahren, die erst allein einen wahrheitsgetreuen Vergleich ermöglichen würde, stattfinden konnte. Zudem wurden noch 2 von den 11 Verl. nach ihrem Spitalsaufenthalt, der in dem einen Falle 12, in dem andern Falle 90 Tage betrug, zu ihrem Kassenarzt in Behandlung entlassen, über deren Dauer wir keine Angaben besitzen.

Behandlungsdauer: K.-H. 85,5, Amb.-T. 117,0, Ges.-T. 212,5 Tage.

Man vergleiche hierzu die entsprechenden Angaben bei den einzelnen Behandlungsverfahren (Gehgipsverband, Achillotenotomie, Transfixation und Dauerzug).

Offene Fersenbeinbrüche

bedingen meist keine verlängerte Ruhigstellung, da innerhalb der zur Behandlung des Fb. erforderlichen Frist auch die Wunden, primären Wundschluß vorausgesetzt, abgeheilt sind. Unsere 3 innerhalb der Gruppen IV—VIII geführten offenen Fb. hatten folgende Behandlungszeiten:

	K.-H.	Amb.-T.	Ges.-T.
Gruppe IV (15)	57	115	172 Tage
„ VII (2)	55	61	116 „
„ VIII (19)	115	187	337 „

verletzungen desselben Fußes — Fract. oss. navicul. et cuboid. et lux. dors. in articul. Chopart.

Infektionen.

Im Verlaufe der Behandlung als Folge unsauberer Technik u. a. auftretende Infektionen verlängern entsprechend ihrem Grade (seröse und eitrige Infektionen) die Behandlungszeiten. Die Ruhigstellung (im gefensterten Gipsverband) erfolgt unter den Gesichtspunkten zur Bekämpfung der Infektion. Ihre Dauer ist daher bestimmt durch Grad und Verlauf der Infektion und nicht mehr aus den Erfordernissen der Behandlung des Fb. heraus.

Die Aufteilung der Infektionen erfolgt nach der im Absatz „Folgen nach Fb." (S. 113) gegebenen Einteilung.

	K.-H.	Amb.-T.	Ges.-T.
a) seröse Infekt.. .	61	92,8	153,8 Tage
b) eitrige „ (1)	60,5	139,5	200 „
c) „ „ (2)	130,5	196,6	322 1 „

Unter „b) eitrige Infekt." (1) sind diejenigen Fälle zu verstehen, die keine Incision oder Punktion erforderlich machten, unter c) „eitrige Infekt." (2) solche Fälle, bei denen eine Incision oder Punktion nötig wurde.

Infektionen der Spalten a und b verlängern also meist die Behandlungszeit nicht, wenn unter b, dann doch nur unwesentlich. Stark ins Gewicht für die Dauer der Behandlungszeit fällt der Eintritt einer schweren Infektion der Spalte c. Glücklicherweise sind sie selten eingetreten (2% aller Fb.).

Durchschnittliche Behandlungsdauer aller Gruppen. Zusammengestellt ohne Rücksicht auf die Behandlungsart (einschließlich der doppelseitigen und offenen Fb., ausschließlich der Infektionen und schweren Nebenverletzungen angegeben in Tagen:

Gruppe	(I)[1]	II	III	IV	IVa	V	VI	VII	VIII
K.-H.-T. .	(33)	10,5	8,0	33,5	—	51	43	33,9	37,4 Tage
Amb.-T. .	(119)	49,5	80,0	104	—	113	118,7	125,5	159 „
Ges.-T. . .	(152)	60,0	88,0	137,5	—	164,7	161,5	159,4	196,4 Tage

Durchschnittliche Behandlungsdauer, geordnet nach Altersgruppen, ohne Berücksichtigung der Gruppen und Behandlungsart (einschließlich und ausschließlich wie oben!).

	10—30 J.	31—40 J.	41—50 J.	51—60 J.	61—70 J.
K.-H.-T. .	47,7	31,9	39,3	41,5	61,7 Tage
Amb.-T. .	98,3	104,1	111,3	132,4	142,1 „
Ges.-T. . .	146	136	150,6	173,9	203,8 Tage

Abgesehen von den hier aufgeführten ersten 4 Jahrzehnten, die eine geringe Differenz von 10 Tagen in der Gesamtbehandlungs-

* Nur 1 Verl.

dauer zuungunsten der jüngeren zeigen, wird auch in dieser Zusammenstellung wieder besonders deutlich, wie mit zunehmendem Alter auch die Behandlungszeit beträchtlich zunimmt.

c) Fehler bei der Behandlung.

Sie beruhten auf a) unzureichender Technik, b) gefährlichen Versuchen bei der Einrichtung, c) Nichtbeachtung der Asepsis.

a) Einschlagen der Nägel erfolgte in 8 Fällen an falscher Stelle, davon 6mal am Schienbein und 2mal am Fersenbein. Von den 6 Schienbeinnägeln hatten ihre Lage

1. zu hoch: 2 Fälle

In einem Falle war das Schienbein gesplittert, später der Nagel gebrochen. Die Folge war eine Infektion, die eine Incision erforderte (V 50). Im 2. Falle blieb der Fehler ohne Folgen (IV 27).

2. zu weit hinten: 5 Fälle.

1. Fall: Nagel ausgerissen. Folge Infektion und Incision (IV 50). 2. Fall: Nagel ausgerissen. Folge Sequestrotomie (V 57). 3. Fall: Seröse Sekretion (V 44). 4. und 5. Fall: Ohne Folgen für den Heilverlauf. (IV 41, IV 46).

3. zu weit vorn: 1 Fall.

(V 43.) Ohne Folgen für den Heilverlauf.

Zwei Fersenbeinnägel hatte ihre Lage zu weit vorn.

In einem Falle war dieser Fehler vermutlich die Ursache der tödlichen Infektion (VII 58), im anderen blieb er ohne wesentliche Folgen für den Verl.

b) In 3 Fällen wurde versucht, mittels eines *Steinmann*-Nagels das Ergebnis der Einrichtung zu verbessern. In einem Falle der Gruppe II blieb dieser Versuch ohne Folgen — sowohl für das Ergebnis der Reposition wie für den Verl. In zwei anderen Fällen waren langdauernde Infektionen die Folgen des Eingriffs, der, da er (Versuch, den hinteren Anteil der lateralen Gelenkfläche an seinen Platz zu hebeln) intraartikulär geschah, sich in einer Infektion des Gelenks auswirkte. Über Einzelheiten und Folgen siehe unter „Infektionen“.

c) Einzelne Angaben über die Nichtbeachtung der Asepsis und deren Folgen sind in dem Abschnitt „Infektionen“ aufgezeigt. Bei sauberem Arbeiten und bei vollständiger Beherrschung der Technik können Infektionen nicht eintreten.

Fehler prinzipieller Art haben wir in den ersten Jahren, d. i. bis zur Aufnahme der Transfixation in die Behandlung der Fb. gemacht, die wir heute retrospektiv erst als solche zu werten wissen. Ein solcher war der Gehgipsverband (allein) in der Behandlung der Fb. — mit Ausnahme einiger weniger Fälle, bei denen seine

Verwendung geboten ist, wenn Gegenanzeigen gegen eingreifendere Behandlungsverfahren sprechen. Ein weiterer war die (bis zum Jahre 1930) zu kurz — im Mittel 3 Wochen — befristete Anwendung des Dauerzuges. Diese Zeit ist bei weitem nicht ausreichend zur festen callösen Vereinigung der Bruchstücke. Auch der Gehgipsverband nach vorausgegangenem Dauerzug wurde früher in der Regel zu kurz bemessen.

Diese Fehler wurden mit der Einführung der Transfixation, des lange genug durchgeführten Dauerzuges und der hinreichend langen Ruhigstellung im Gehgipsverband restlos behoben, wie die Ergebnisse in anatomischer und funktioneller Hinsicht zeigen.

d) Vorgang bei der Nachuntersuchung.

Zur Feststellung der Ergebnisse der einzelnen Behandlungsverfahren, wie überhaupt aller von uns behandelten Fb. wurde eine möglichst vollständige Nachuntersuchung unserer Verl. im Frühjahr 1937 durchgeführt. Der zwischen Abschluß der Behandlung und dem Termin der Nachuntersuchung gelegene Zwischenraum beträgt zwischen 11 und 1 Jahr. Es besteht also in allen Fällen (mit Ausnahme des Jahres 1935) eine Zeitspanne von wenigstens 2 Jahren zwischen dem Zeitpunkt der Nachuntersuchung und dem der Entlassung aus der Behandlung. Dieser Zeitraum wurde mit Absicht gewählt, weil wir (außer uns *Kazda* und andere Autoren) wissen, daß man mit Ablauf dieser Zeit auch mit einem Schwinden aller reversiblen Schäden, die durch den Fb. an sich bedingt sind, rechnen kann. Es ist also mit Ablauf dieser Zeit ein Endzustand erreicht, bei dem eine wesentliche Änderung im Befunde am verletzten Fersenbein nicht mehr zu erwarten ist.

Von den 228 Verl., die in den Jahren 1926—1935 mit 247 frischen Fb. zur Behandlung kamen, waren im Frühjahr 1937 bereits 16, das sind 7%, verstorben. Von den noch lebenden 212 Verletzten waren 17, das sind 7,9%, nicht zu erreichen, da sie teils polizeilich nicht gemeldet, zum anderen Teil auf Reisen waren. 15 Verletzte waren polizeilich überhaupt nicht auszuforschen, ein Verl. fuhr als Matrose, ein anderer war als Kellner in Polen ohne ständigen Wohnsitz beschäftigt. Von den 2 nicht mehr in Österreich ansässigen Verl. war der eine ins Reich verzogen. Er wurde an seinem jetzigen Wohnsitz (Mainz) von mir nachuntersucht, der andere, der in der Tschechoslowakei wohnte, kam nach Wien zur Nachuntersuchung.

Die Nachuntersuchung wurde prinzipiell im Unfallkrankenhaus in Wien durchgeführt, weil nur auf diese Weise Röntgenaufnahmen unter denselben technischen Voraussetzungen wie bei den früheren durchgeführt werden konnten. Bei dem in Mainz nachuntersuchten Verletzten wurden Röntgenaufnahmen nach entsprechender Angabe der Technik von einem dortigen Röntgeninstitut ausgeführt. 2 weitere Verl., die in Wien oder Umgebung ansässig waren, konnten ebenfalls im Unfallkrankenhaus nicht nachuntersucht werden: 1 Verl. befand sich in geschlossener Anstaltspflege wegen fortgeschrittener Arteriosklerose und spastischer Lähmung einer Körperseite und wurde dort nachuntersucht. Das Nachuntersuchungsergebnis ist insofern nur teilweise zu verwerten, als gerade die von dem Fb. betroffene Seite von der Lähmung befallen war. 1 Verl. teilte von außerhalb Wiens auf einer Postkarte mit, daß sie aus häuslichen Gründen unabkömmlich sei, daß sie aber von seiten des Fb. keine Beschwerden mehr hätte. Im übrigen wurde auf briefliche Mitteilungen ganz verzichtet, da ihre Bewertung für die Nachuntersuchungsergebnisse nur zu ungenauen Schlüssen führt.

Alle in dieser Arbeit erfaßten Verl. wurden ausnahmslos vom Verfasser selbst nachuntersucht; auf eine Nachuntersuchung durch auswärtige Ärzte wurde bewußt verzichtet. Dadurch wurde die Einheitlichkeit in der Bewertung der Unfallfolgen am besten gewahrt.

Auf die einzelnen Gruppen verteilen sich die Nachuntersuchten, polizeilich nichtgemeldeten und verstorbenen Verletzten wie folgt:

Gruppe	Wurden nachuntersucht	Polizeilich nicht gemeldet	Verstorben	Insgesamt
I	1	—	—	1 Verl.
II	30 (90%)	2 (6%)	1 (4%)	33 ,,
III	8 (90%)	—	1 (10%)	9 ,,
IV	45 (82%)	6 (11%)	4 (7%)	55 ,,
IVa	9 (90%)	1 (10%)	—	10 ,,
V	65 (86%)	6 (7%)	5 (7%)	76 ,,
VI	7 (100%)	—	—	7 ,,
VII	11 (79%)	1 (7%)	2 (14%)	14 ,,
VIII	19 (83%)	1 (4%)	3 (13%)	23 ,,
Summe:	195	17	16	228 Verl.
Sa. in Proz.: . . .	85%	8%	7%	100%

Von den noch lebenden 212 Verl. wurden also nachuntersucht 195 = 92%, nicht nachuntersucht 17 = 8%.

Bei der Nachuntersuchung selbst wurde nach folgendem Plan verfahren:

a) Angaben des Verl.: 1. Beschwerden, insbesondere beim Gehen auf unebenem Boden, Treppensteigen u. a. m. (S. 100)[1], 2. Arbeits-, Marschleistung (S. 100), 3. Wiederaufnahme des früheren Berufes (S. 101), 4. Tragen von Einlagen (S. 101).

b) Klinischer Befund: 1. Gang (S. 96), 2. Zehengang (S. 96), 3. Plantar- und Dorsalflexion (S. 96), 4. Pro- und Supination (S. 97), 5. Zehenbeweglichkeit (S. 97), 6. Form des Fußes (Plattfuß usw.) (S. 122), 7. Verbreiterung der Ferse (S. 97), 8. Gehschwielen (S. 98), 9. Zirkulation (Cyanose, Ödeme usw.) (S. 98), 10. Druckempfindlichkeit der Ferse (S. 99), 11. Muskelschwund (S. 133).

---

[1] Die in Klammern beigefügten Zahlen beziehen sich auf die Seitenzahl, unter der die entsprechenden Nachuntersuchungsergebnisse zusammengefaßt sind.

c) Anfertigung zweier Röntgenbilder (in seitlicher und plantodorsaler Richtung), auf denen festgestellt wurde: 1. Tubergelenkswinkel (im Vergleich mit den bereits früher gemachten Rö.-Bildern) (S. 92), 2. Kalkschwund der Knochen (S. 119), 3. Arthrosis deformans (S. 127), 4. Richtiger bzw. falscher Sitz der Nägel im Knochen (S. 89), 5. Vorhandensein einer Arteriosklerose (S. 134), 6. Veränderungen in der Länge und Breite des Fersenbeins im Laufe der Behandlung (S. 92).

7. Behandlungsergebnisse.

a) Anatomische.

Auf Veranlassung der Schriftleitung unterbleibt in den folgenden Abschnitten zur Einsparung von Raum der Abdruck der Tabellen, die zur Errechnung der Ergebnisse geführt haben. Es gehen leider dadurch wichtige Einzelheiten verloren, die in der Beurteilung der Gründe für das Zustandekommen eines guten bzw. unzureichenden Ergebnisses wertvoll gewesen sind.

1. Einrichtungsergebnisse.

Der durchschnittliche Wert des bei der Einrichtung erreichten Tubergelenkswinkels (Tbgw.) betrug:

	Anzahl der Fb. ist zu klein
a) Keil, Apparat nach *Phelps-Gocht*	zur Errechnung
b) Achillotenotomie und Apparat nach *Phelps-Gocht*	19°
c) Schraubenzugapparat ohne Gegenzug	23°
mit Gegenzug	24°
in Verbindung mit der Transfixation . .	26°

Naturgemäß sind die Voraussetzungen für die Erzielung eines günstigen Ergebnisses bei der Gruppe IV die besten. Sie sind am ungünstigsten bei der Gruppe VI. Bei dieser Gruppe ließ sich der Tbgw. im Durchschnitt nur auf 16° wiederherstellen. Bei den Brüchen der Gruppe VIII bietet die Wiederherstellung des Tbgw. keine größeren Schwierigkeiten wie bei den Gruppen V und VII. Unbefriedigt bleibt vielmehr bei diesen Gruppen die Wiederherstellung der verworfenen Gelenkfläche.

Angaben über die Verbreiterung bzw. deren Ausgleich lassen sich zahlenmäßig nicht machen. Aus der unter der gleichen Voraussetzung wie das primäre Bild gemachten Röntgenkontrollaufnahme ist das Ergebnis immer zu ersehen. Nach Einführung der Fersenzwinge in die Behandlung der Fb. ist es uns immer gelungen, die Verbreiterung auszugleichen.

2. Veränderungen während der Behandlung.

a) Im Gehgipsverband ohne vorausgegangene Einrichtung war nach Abnahme des Gipsverbandes der Tbgw. im Durchschnitt um 7° zurückgegangen bei der Gruppe IV, um 8° bei den Gruppen V—VIII.

Im Gehgipsverband nach Einrichtung über dem Keil oder im Apparat nach Phelps-Gocht allein war der Tbgw. nach Abnahme des Gipsverbandes im Durchschnitt zurückgegangen um 10°.

Im Gehgipsverband im Anschluß an die Achillotenotomie nach vorausgegangener Einrichtung im Apparat nach *Phelps-Gocht* (11 Fb.) oder im Schraubenzugapparat (1 Fb.) war der Tbgw. im Durchschnitt zurückgegangen um 5°.

b) Dauerzug mit anschließendem Gehgipsverband der Jahre 1926—1933.

Es handelt sich im ganzen um 16 Fb. Die Röntgenserien sind lückenhaft, es fehlen in mehr als der Hälfte Kontrollaufnahmen. Von einer Zusammenstellung des Ergebnisses — Tbgw. nach Abnahme des Dauerzuges, bzw. nach Entfernung des anschließenden Gehgipsverbandes — wurde daher abgesehen. Bei dem nur kurz durchgeführten Dauerzug von nur 3 Wochen und einem Gehgipsverband für ebenfalls 3 Wochen waren sie, wie sich aus dem Rest der vorhandenen Kontrollaufnahmen ergab, unbefriedigend. Ein der Wirklichkeit entsprechendes Bild wird erst die Zusammenstellung der Nachuntersuchungsbefunde (s. S. 94) erbringen.

c) Dauerzug mit anschließendem Gehgipsverband der Jahre 1934—1935. Gegenüber b) wurde der Dauerzug 6 Wochen, der anschließende Gehgipsverband weitere 6 Wochen belassen.

Nach Abnahme des Dauerzugs war der Tbgw. gegenüber dem nach der Einrichtung gemessenen im Durchschnitt um 2,5°, nach Entfernung des anschließenden Gehgipsverbandes um weitere 1,5° zurückgegangen.

d) In der Transfixation war nach Entfernung beider Nägel der Tbgw. gegenüber dem nach den Einrichtungen gemessenen im Durchschnitt um 2°, im anschließenden Gehgipsverband um weitere 3° zurückgegangen. Transfixation und Gehgipsverband wurden jeweils in der Regel für 6 Wochen belassen, so daß also der Fb. insgesamt 12 Wochen ruhiggestellt war.

In einer Anzahl von Fällen wurde die Transfixation unmittelbar nach der Einrichtung in einen Gehgipsverband einbezogen und in der Regel für insgesamt 12 Wochen belassen. Bei den so behandelten Fb. war der Tbgw. im Durchschnitt um 2° zurückgegangen.

3. Nachuntersuchungsergebnisse.

Sie sind errechnet aus dem Unterschied des nach der Einrichtung und anläßlich der Nachuntersuchung gemessenen Tbgw. In den Fällen, bei denen eine Einrichtung unterblieben ist und die nur im Gehgipsverband behandelt waren, wurde der Unterschied zwischen dem nach dem Unfall und gelegentlich der Nachuntersuchung festgestellten Tbgw. gemessen.

a) Bei den nur im Gehgipsverband (ohne Einrichtung) behandelten Fb. war der Tbgw. im Durchschnitt bei der Gruppe IV um 4°, bei den Gruppen V—VIII um 15° zurückgegangen.

Bei den nur im Gehgipsverband nach vorausgegangener Einrichtung (Keil, Apparat nach *Phelps-Gocht*, Schraubenzugapparat) behandelten Fb. betrug die durchschnittliche Verminderung des Tbgw. 10°;

bei den nur im Gehgipsverband nach Achillotenotomie und anschließender Einrichtung behandelten Fb. (Apparat nach *Phelps-Gocht:* 11 Fb., Schraubenzugapparat: 1 Fb.), war eine durchschnittliche Verminderung von 9° eingetreten.

b) Im Durchschnitt betrug die Verminderung der Tbgw. bei den im Dauerzug mit anschließendem Gehgipsverband behandelten Fb. des Zeitraums 1926—1933 11°. Während dieses Zeitraums dauerte der Zug in der Regel 3 Wochen, der anschließende Gehgipsverband wurde ebenfalls 3 Wochen getragen.

c) Für die auf gleiche Weise, aber 6 Wochen im Dauerzug und weitere 6 Wochen im Gehgipsverband behandelten Fb. des Zeitraums 1933—1934 beträgt die entsprechende Zahl 5°. -

d) Bei den in der Transfixation, später im Gehgipsverband behandelten Fb. betrug der Tbgw. bei der Nachuntersuchung 5°.

Die durchschnittliche Verminderung des Tbgw. bei den im Transfixationsgehgipsverband behandelten Fällen betrug 4°.

Zusammenfassung der anatomischen Ergebnisse: Aus der folgenden Zusammenstellung ist ersichtlich, daß — mit Ausnahme der im Gehgipsverband nach der Achillotenotomie und Einrichtung im Apparat nach *Phelps-Gocht* durchgeführten Behandlung — die Verringerung des Tbgw. noch während der Behandlung im ruhigstellenden Verband eintrat. Eine noch nach dem Abschluß der feststellenden Behandlung auftretende Verringerung war gering. Die entsprechenden Zahlen liegen zudem im Bereich der Fehlergrenze.

Gegenübergestellt werden:

a) die Verringerung des Tbgw. mit Abschluß der feststellenden Behandlung,

b) die Verringerung des Tbgw. bei der Nachuntersuchung.

Gehgips ohne Einrichtung	Gehgips nach Einrichtung	Gehgips nach Achillotenotomie	Dauerzug 1926—1933	Dauerzug 1933—1934	Transf.- und Gehgips	Transf.- Gehgips- verband
a) 8°	10°	5°	—	4°	5°	2°
b) 9°	10°	9°	11°	5°	5°	4°

Die Behandlung im Gehgipsverband im Dauerzug für
3 Wochen und anschließendem Gehgipsverband für weitere
3 Wochen des Zeitraums 1926—1933 vermag also der 2. Forderung der Grundgesetze der Knochenbruchbehandlung (*Böhler*)
— ununterbrochene Ruhigstellung bis zur festen knöchernen Vereinigung — nicht zu genügen, wie die Verringerung des Tbgw. um durchschnittlich 10° ergibt. Bei
der Behandlung im Gehgips war von vornherein bewußt auf den
Ausgleich des Zuges der Achillessehne verzichtet, hinzu kam die
ständige Stauchung im Gehgipsverband, was die unzulänglichen
Ergebnisse bei ausschließlicher Behandlung im Gehgipsverband
erklärt. Die Achillotenotomie vermochte in ihrer Auswirkung
den am Fersenbein selbst ansetzenden Zug zur Überwindung des
Muskelzuges nicht auszuschalten. Die ungenügenden Ergebnisse nach der Behandlung im Dauerzug mit anschließendem
Gehgipsverband ergeben sich aus der zu kurzen Befristung
des Dauerzuges und Gehgipsverbandes von zusammen 6 Wochen.
Die günstigen Ergebnisse des Dauerzuges im Zeitraum 1933 bis
1934 und der Transfixationsbehandlung haben 2 Voraussetzungen:

1. Die Anwendung des permanenten Zuges am Fersenbein.

2. Die ausreichend lange Dauer des permanenten Zuges
(6 Wochen) und des anschließenden Gehgipsverbandes (weitere
6 Wochen), eine Ruhigstellung von insgesamt 12 Wochen.

Ergebnisse der Behandlung nach *Westhues*.

Es handelt sich im ganzen um 3 Verl. (98, IV, 55; 182, V, 74; 184, V, 76).

98, IV, 55: Der Tbgw. wurde von 0° auf 30° aufgerichtet, war
nach der Entfernung des Nagels um 15° zurückgegangen. Bei der
Nachuntersuchung war der Tbgw. unverändert.

182, V, 74: Aufrichtung von 5° auf 25°, nach der Entfernung
des Nagels Tbgw. verringert um 5°, nach Abnahme des anschließenden Gehgipsverbandes um weitere 5°. Bei der Nachuntersuchung war der Tbgw. unverändert.

184, V, 76: Aufrichtung von 0° auf 25°, nach Entfernung des
Nagels Tbgw. verringert um 5°, nach Abnahme des anschließenden
Gehgipsverbandes um weitere 5°. Bei der Nachuntersuchung war
der Tbgw. unverändert.

Diese 3 Fälle sind die ersten, die wir nach dem von *Westhues* angegebenen Verfahren behandelt haben. Wir haben späterhin auf
Grund größerer Erfahrung die Ergebnisse dieses Behandlungsverfahrens verbessern können.

b) Klinische Ergebnisse.

1. Gang: Von den 195 nachuntersuchten Verl. zeigten eine Abweichung gegenüber dem normalen Gang 11. Von diesen 11 Verl. war bei 3 das Hinken im wesentlichen durch die Nebenverletzungen bedingt, ausschließlich durch den Fb. bei 8, d. s. 4%.

3 Verl. gingen auf der Straße mit Stockhilfe, d. s. 1,5%. Von diesen 3 folgen genaue Angaben:

1. R. J. (141, V 33) jetzt 70 Jahre alt, Bauhilfsarbeiter. Unfall 1930. Arteriosklerose der Art. tib. post. Pes. plan. abduct. utriusque. Cyanose des linken Fußrückens. Nach dem Unfall arbeitslos, bezieht eine 20proz. Rente.

2. K. J. (184, V 76), jetzt 57 Jahre alt, Bauspengler. Unfall 1935. Neben der linksseitigen Fb.-Fraktur gleichzeitig Fract. intraarticul. dist. tib. dext. Pes. plan. abduct. utriusque. Livide Verfärbung der Haut über beiden Fußrücken. Krampfadern beiderseits. Rente 60%.

3. H. G. (VII 13: links Gruppe V, rechts Gruppe VII), jetzt 40 Jahre alt. Gerüster. Unfall 1932. Auszug aus der Krankengeschichte: Pes. plan. abduct. bds. (von früher bestehend). Linker Fuß: Bei der Aufnahme: „An der Planta pedis sieht man eine klein-handtellergroße bräunlich verfärbte Stelle; im Bereiche dieser Stelle kein Gefühl." Links kam es zu einer Infektion am oberen Nagel ohne Weiterschreiten auf die Umgebung. Rente 100%. Bei der Nachuntersuchung fehlte rechts der Puls der Art. dors. ped., links war er vorhanden.

Der unter 1 angeführte Verl. erschien zur Nachuntersuchung ohne Stock und machte nur auf Befragen die Angabe, daß er auf der Straße meistens noch mit Stockhilfe gehe.

2. Zehengang: Von den 195 nachuntersuchten Verl. konnten 28, d. i. 14%, nicht auf den Zehenballen gehen. Bei 3 Verl. war dieses Unvermögen im wesentlichen durch Nebenverletzungen bedingt. Von den übrigen 25 entfielen auf die einzelnen Gruppen die folgende Anzahl:

IV	V	VI	VII	VIII	Insges.
5	12	3	3	2	25 Verl.

Für die Behinderung des Ganges (Hinken) und des Zehenganges sind maßgeblich in erster Linie die Schwere des Fersenbeinbruches, außerdem aber das Alter, Gewicht und evtl. bereits vorhandene Gefäßschäden (Arteriosklerose, Krampfadern).

3. Behinderung der Plantar- und Dorsalflexion: Die Plantar- und Dorsalflexion war behindert bei 32 Verl., d. s. 16%. Bei 4 Verl. war die Beschränkung im wesentlichen durch die vorhandenen Nebenverletzungen mitverursacht. Sie beschränkte sich in den meisten Fällen nur auf eine Behinderung um wenige Grade.

Für die Behinderung des Zehenganges und der Plantar- und Dorsalflexion ist von Bedeutung auch das durch die Schwere des Fb. bzw. der Nebenverletzungen bedingte eingreifendere Behandlungsverfahren bzw. dessen Dauer. Für die Erlangung, insbesondere der freien Funktion im oberen Sprunggelenk, spielt auch das Alter eine maßgebliche Rolle. Traumatische Plattfüße mit Fersenkontrakturen nach Fb., wie sie unter Folgen von Fersenbeinbrüchen beschrieben werden, führen fast immer zu einer Hemmung der Bewegung im oberen Sprunggelenk und machen den Zehenballengang unmöglich.

4. Pro- und Supination. Einschränkung bzw. Sperrung der Rollbewegung im unteren Sprunggelenk haben ihre Ursache in der nach Abschluß der Heilung resultierenden anatomischen Veränderung der Fersenbeingelenkfläche im unteren Sprunggelenk.

Auf die einzelnen Gruppen verteilen sich freie, eingeschränkte bzw. gesperrte Rollbewegungen wie folgt:

	Frei	Eingeschränkt	Gesperrt	Insgesamt
Gruppe III	6 (67%)	2 (33%)	—	8 Verl.
„ IV	15 (35%)	20 (47%)	8 (18%)	43 „
„ V	2 (3%)	25 (39%)	38 (58%)	65 „
„ VI	—	2 (29%)	5 (71%)	7 „
„ VII	—	4 (40%)	5 (60%)	9 „
„ VIII	—	8 (42%)	11 (58%)	19 „
Sa.	23	62	67	151 Verl.[1]

Im übrigen siehe bei Arthrosis def. unter „Folgen von Fersenbeinbrüchen" (S. 127). Über den Einfluß der Sperrung in der Rollbewegung für die Wiederaufnahme der Arbeit siehe an entsprechender Stelle (S. 130).

5. Eingeschränkte oder aufgehobene Zehenbeweglichkeit. Sie findet sich meist bei den Verl., bei denen der Zehengang nicht möglich war. Ihre Ursachen sind auch die gleichen. Wir fanden die aktive Zehenbeweglichkeit eingeschränkt in 11 Fällen, davon 10 mal bei den Gruppen V—VIII und 1 mal in der Gruppe IV.

6. Formveränderung des Fußes — traumatischer Plattfuß. Ist eingehend unter „Folgen von Fersenbeinbrüchen" abgehandelt.

7. Verbreiterung der Ferse. Deren Feststellung bezieht sich ausschließlich auf den bei der Nachuntersuchung äußerlich erhobenen Befund, betrifft also sowohl Verbreiterung des knöchernen Fersenanteils wie die der Weichteile.

---

[1] Von den 155 nachuntersuchten Verl. sind 4 in der Tabelle nicht enthalten; 3 von ihnen hatten unterschiedliche Befunde an beiden Fersenbeinen. 1 Verl. machte wohl Angaben anläßlich seiner Vorladung, verweigerte aber die klinische Untersuchung, so daß er unberücksichtigt bleiben mußte (IV 8, VII 3, VII 7) (IV 10).

Wir fanden die Fersengegend in 32 von insgesamt 155 Fällen verbreitert, d. i. 21%. Am stärksten beteiligt war die Gruppe VIII mit insgesamt 11 von 32 Fällen, am wenigsten die Gruppe IV mit nur 2 Fällen.

Verbreitert war insbesondere die Fersengegend nach denjenigen nur im Gehgipsverband behandelten Fb., deren Endausgang ein traumatischer Plattfuß war. Besonders eindringlich war das im Falle VIII 20 — einem doppelseitigen Fb. — bei dem der Tbgw. beiderseits mit — 40° gemessen wurde (s. Abb. 35a und 36a). In diesen Fällen ist die Verbreiterung der Ferse vor allem durch die Verbreiterung ihres knöchernen Anteils bedingt.

Die Fb. des Jahres 1935 hingegen wiesen in den meisten Fällen noch eine durch Weichteilschwellung bedingte Verbreiterung auf.

8. Gehschwielen. Zahlenmäßige Angaben zu machen, ist bei der Bewertung der Schwielenbildung auf der Fußsohle nicht angängig. Ihre Beurteilung diente im wesentlichen dazu, das Gesamturteil über die erreichte Funktion im Vergleich mit der unverletzten Seite abzurunden.

Bei den unter „Folgen nach Fb." genannten „contracten Füßen" (Schonungsstellung) war ihre Ausbildung über dem Außenrand der Sohle, hier wieder am stärksten über der Tuberositas des 5. Mittelfußköpfchens besonders ausgeprägt.

9. Störungen der Zirkulation (Ödeme, Cyanose u. a. m.). Hier war eine scharfe Trennung nötig zwischen den als Folge des Fb. aufgetretenen und den durch unfallfremde Gefäßleiden bedingten (Arteriosklerose, Krampfadern u. a. m.).

Bei alten Verl. wird die peinliche Unterscheidung schwer; ihre Beurteilung als Folge eines Fb. muß daher sehr vorsichtig erfolgen. Man geht dabei am besten in der Art vor, daß man auf Grund der in der Krankengeschichte bereits als genuin vorhandenen, oder der durch den Unfall selbst entstandenen sich sein Urteil anläßlich der Nachuntersuchung bildet. Unter der Behandlung entstehende Zirkulationsschäden kommen vor, sind aber sicher nur auf besondere Ereignisse während der Behandlung, so z. B. Infektion, nachfolgende Incision u. a. m., zurückzuführen und daher nur in Ausnahmefällen anzutreffen.

Es ist zu erwarten, daß man innerhalb des ersten Jahres, in Ausnahmefällen auch noch länger, nach Abschluß der Behandlung noch eine geringe ödematöse, den ganzen Fuß erfassende Schwellung antrifft. Späterhin fanden wir eine Zirkulationsstörung nur noch — zum Teil in der Form einer sich kalt anfühlenden und als solcher auch vom Verl. unangenehm empfundenen Haut vor.

In einem Falle handelte es sich um doppelseitige Fb. (204, VII 13, l. Gr. V, r. Gr. VII); bereits anläßlich der Aufnahme wurde eine Störung der Zirkulation als Fehlen des Pulses der Dors. ped. bds. festgestellt. Ein weiterer Fall (224, VIII 19) betraf eine zur Zeit des Unfalls 47jährige Verl. mit offenem Fb. und gleichzeitigen schweren Nebenverletzungen desselben Fußes. Ein Verletzter (227, VIII 22) hatte ebenfalls ausgedehnte Nebenverletzungen desselben Fußes, bei dem letzten endlich waren Zirkulationsstörungen als Folge der infolge einer ausgedehnten phlegmonösen Eiterung an beiden Nägeln notwendig gewordenen Eingriffe (2 Incisionen) eingetreten (157, V,, 49).

10. **Druckempfindlichkeit der Ferse.** Sie ist abhängig zu einem großen Teil von dem betreffenden Individuum selbst. Zum anderen ist sie sicher vorhanden bei relativ noch geringer, nach der Entlassung aus der Behandlung vergangenen Frist. So zeigten fast alle Verl., die erst im Jahre 1935 zur Behandlung gekommen sind, noch eine Druckempfindlichkeit. Nach schweren Fb. verschwindet sie wohl niemals vollkommen, wird auch da unterschiedlich geäußert.

Druckempfindlich bleibt das Fersenbein vor allem zu beiden Seiten der Ferse und von der Sohle aus. In selteneren Fällen ist auch über dem Fußrücken über dem Sprungbein-Kahnbeingelenk ein Druckschmerz festzustellen.

11. **Muskelschwund.** Der Grad des Muskelschwundes ist abhängig von der **Schwere** der Fb., von der **Dauer** und der **Art** der feststellenden Behandlung und dem **Alter** — bzw. Allgemeinzustand — des Verl. **Nebenverletzungen** der unteren Extremitäten beeinflussen ihn entsprechend.

Sämtliche Verl. mit Fb. der Gruppen II und III zeigten keine Wadendifferenz. Solche der Gruppen IV—VIII eine durchschnittliche von $1^1/_2$—2 cm, die bei der Gruppe IV meist noch geringer war.

Zusammenfassung.

Der hinkende Gang ist immer ein Ausdruck der schwergestörten Funktion. Dementsprechend sind diese Leute in ihrem Berufs- und Alltagsleben entsprechend geschädigt. Der Ausdruck dafür ist eine meist hohe Rente.

Störungen des Zehenballenganges, der aktiven Zehenbeweglichkeit und der Pro- und Supination wirken sich vornehmlich bei höherem Alter des betreffenden Verl. aus. Jüngere Leute bleiben trotz aufgehobener Pro- und Supination, aufgehobenen Zehenballenganges und aufgehobener Zehenbeweglichkeit noch sportfähig (124, V, 16: 16 J.! 168, V, 60: 26 J.! 186, VI, 2: 21 J.!). Erst mit zunehmendem Alter ziehen diese Störungen auch entsprechende Folgen für die Funktion des Fußes im täglichen Leben nach sich. Man wird daher bei der Bewertung der Einschränkung bzw. Sperrung dieser 3 Funktionen stets vorsichtig sein müssen.

Über den Einfluß der eingeschränkten bzw. aufgehobenen Rollbewegung auf die Wiederaufnahme des vor dem Unfall ausgeübten Berufes s. S. 130.

C. Beschwerden der Verletzten.

Verl. der Gruppe II waren, soweit sie keine Nebenverletzungen hatten, vollkommen beschwerdefrei.

Gruppe III—VIII: Die größere Anzahl klagte über Beschwerden beim Treppensteigen und Gang auf unebenem Boden (steinigen, Pflasterboden). Der Grad dieser Beschwerden entsprach immer der Stärke der ausgebildeten Arthrosis def., das ist klinisch der Umfang der Einschränkung bzw. der Sperrung der Rollbewegungen im unteren Sprunggelenk. Bei dem Gang auf Kopfpflaster und steinigem Boden vermag jeder nicht im Sprunggelenk Geschädigte diese Unebenheiten des Bodens durch eine entsprechende Einstellung der Ferse in Pro- oder Supinationsstellung schmerzfrei auszugleichen. Diese Bewegungen, die unter dem Einfluß des unebenen Bodens verursacht sind, bereiten dem im Sprunggelenk geschädigten Verl. je nach dem Grad der Schädigung, das ist die nach der Ausheilung des Fb. zurückgebliebene Verwerfung der Gelenkfläche, Schmerzen.

Verl., die auf dem Lande beheimatet waren, kannten dementsprechend diese Schmerzen nicht oder empfandem sie weniger stark. Auf dem nachgiebigen weichen Boden erfolgte kaum eine Beanspruchung des unteren Sprunggelenkes, wie oben angegeben.

Eine Verl. (214, VIII, 9), die sich ständig in der Stadt aufhielt, war vollkommen beschwerdefrei, auch hinsichtlich des Ganges auf uneben hartem Boden. Die Ursache lag in einer klinisch und röntgenologisch vorhandenen Ankylosierung des unteren Sprunggelenkes, zu der es ohne operativen Eingriff gekommen war.

Beschwerden beim Treppensteigen wurden fast immer vorwiegend beim Abwärtsgehen, in wenigen Fällen nur vorwiegend beim Aufwärtssteigen, geklagt. Beide haben ihre Ursache in der schmerzhaften Sperrung des unteren Sprunggelenks.

Allgemein waren auch die Klagen über als Reißen empfundene Schmerzen in der Ferse bei Witterungswechsel. Diese Erscheinung ist eine allgemeine nach Knochenbrüchen, scheint aber bei Fb. für längere Zeit vorhanden zu sein, in der Mehrzahl der Fälle sogar nie vollkommen zu verschwinden.

Die Angaben über Arbeitsleistung bzw. Gangleistung sind nach Alter (vor allem auch Gewicht) und Beruf des einzelnen Verl. verschieden. Durchschnittlich vermochten unsere Verl. schmerzfrei ohne Stockhilfe 3 Stunden zu gehen, wobei diese Zeit entsprechend der Schwere der Veränderungen nach der Abheilung des Fb. in geringen Grenzen schwankte.

Einlagen.

Einlagen erhielt jeder Verl. der Gruppen III—VIII grundsätzlich verordnet. Zur Nachuntersuchung erschienen nur 44% noch mit Einlagen, während 56% keine Einlagen mehr trugen. Das kann verschiedene Ursachen haben, insbesondere unzureichende Anfertigung. Es ist also möglich, daß nach entsprechender Zeit der Fuß insbesondere sein Längsgewölbe auch ohne Unterstützung durch eine Einlage schmerzfrei belastet wird. Immer jedoch ist es ratsam, für die ersten 2—3 Jahre nach Abschluß der Ruhigstellung eine Einlage zu verordnen.

d) Wiederaufnahme der früheren Arbeit.

Angaben über die Wiederaufnahme der früheren Arbeit haben wir von insgesamt 197 Verl., das sind 195 Nachuntersuchte, von 2 weiteren Verl. erhielten wir eine entsprechende Angabe; in einem Fall durch schriftliche Mitteilung (155, V, 47), im anderen von der Frau des nach Polen ausgewanderten Verl. (146, V, 40).

Von den insgesamt 197 Verl. waren ohne Beruf — zur Zeit des Unfalls —: 3 Private (1 Verl. der Gruppe II, ferner 219, VIII, 14; 221, VIII, 16), 1 Pensionist (228, VIII, 23), 1 Schüler (67, IV, 24); 4 Verl. waren arbeitslos oder haben nach abgeschlossenem Heilverfahren aus Gründen der Wirtschaftskrise (nicht an Unfallfolgen!) keine Arbeit wieder gefunden (41, III, 7; 133, V, 25; 200, VII, 9; 222, VIII, 17). Private, Schüler und Arbeitslose zusammen = 9 Verl. machen an der Gesamtzahl der Befragten 5% aus.

Von den restlichen 188 Verl. haben die frühere Arbeit wieder aufgenommen 147 Verl. = 74%, nicht wieder aufgenommen 41 Verl. = 26%.

Diese verteilen sich auf die einzelnen Gruppen wie folgt:

Gruppen	I	II	III	IV	V	VI	VII	VIII	Insgesamt
Wieder aufgenommen	—	28 96%	7 100%	42 79%	48 73%	4 57%	7 70%	11 73%	147 Verl. 74%
Nicht wieder aufgenommen	1	1 4%	— —	11 21%	18 27%	3 43%	3 30%	4 27%	41 Verl. 26%
Sa.	1	29	7	53	66	7	10	15	188 Verl.

Die angeführten Prozentzahlen sind in der Reihenfolge von oben nach unten (also innerhalb der Gruppen) zu lesen.

Die Werte von 74 bzw. 26% werden der Wirklichkeit nicht gerecht. So z. B. war der Verl. der Gruppe I nach Beendigung des Heilverfahrens bereits 70, ein weiterer Verl. der Gruppe V (154, V, 45) bereits 65 Jahre alt. Es liegt auf der Hand, daß eine Arbeitsvermittlung in diesem Alter kaum noch von Erfolg ist, selbst bei günstigster Ausheilung der Unfallverletzung. Zum anderen sind unter den Verl., die ihre frühere Arbeit nicht wieder aufgenommen haben, 10 Verl. mit erheblichen Nebenverletzungen — d. i. etwa ein Viertel. Es ist naturgemäß schwierig, im einzelnen Falle die Ursache des Arbeitswechsels in der einen oder der anderen Verletzung festzustellen. Nimmt man bei der Hälfte der Verl. mit schweren Nebenverletzungen die Nebenverletzung — mit Sicherheit bei dem einen Fall der Gruppe II, gleichseitiger Sprungbeinbruch, offener Bruch des andersseitigen Unterschenkels, Kahnbeinbruch der linken Hand — und nicht den Fb. als Ursache des Arbeitswechsels an — eine Zahl, die vorsichtig geschätzt ist —, so ergibt sich, daß ausschließlich wegen der Unfallfolgen des Fb. **weniger als ein Fünftel aller Fersenbeinverletzten auf ihren früheren Arbeitsplatz nicht wieder zurückgekehrt ist.** In dieser Zahl sind auch sämtliche Verl. mit doppelseitigen Fb. und schweren Infektionen einbegriffen.

Nach Berufen geordnet ergibt sich folgende Übersicht (die in der Klammer angegebenen Zahlen enthalten die Anzahl der Verl. mit erheblichen Nebenverletzungen):

Gruppe	Fassader, Gerüster		Bau-gewerbe		Monteure		Spengler, Dachdecker		Mechaniker, Maschinist		Maler, Anstreicher		Diverse andere Berufe		Ohne Berufe	Insgesamt
	ja	nein	ja	nein	ja	nein	ja	nein	ja	nein	ja	nein	ja	nein		
I	—	—	—	—	—	—	—	—	—	—	—	—	—	1	—	1
II	1	—	5	1 (1)	1	—	—	—	4	—	2	—	15 (1)	—	1 Private (1)	30
III	2	—	2 (1)	—	—	—	—	—	—	—	—	—	3	—	1 Arbeits- loser	8
IV	3 (1)	1 (1)	5	5	—	—	2 (2)	—	4	1	3	1	17	2 (1)	1 Schüler	45
IVa	—	—	1	—	—	—	—	—	1	1	—	—	6 (3)	—.	—	9
V	1	1 (1)	7	3 (1)	2	2 (1)	3 (1)	2 (1)	3 (1)	2	5 (1)	2	27 (5)	6 —	1 Arbeits- loser	67
VI	—	—	2	1	—	—	—	1	—	—	1	—	1	1	—	7
VII	1	1	1	—	—	—	—	—	1	1	—	—	4	1	1 Arbeits- loser	11
VIII	2	—	1	—	—	—	—	—	1 (1)	—	—	—	7 (3)	4 (3)	1 Arbeits- loser 1 Pensio- nist 2 Private	19
Sa.	10 75% (1)	3 25% (2)	24 71% (1)	10 29% (2)	3 60% —	2 40% (1)	5 62½% (3)	3 37½% (1)	14 76% (2)	5 24% —	11 76% (1)	3 24% —	80 84% (12)	15 16% (4)	9 (1)	197

Einfluß der einzelnen Behandlungsverfahren (der Gruppe IV—VIII) auf die Wiederaufnahme der Arbeit bei den Verl. mit einseitigen Fb.

Von 179 Verl. der Gruppen IV—VIII (mit 188 Fb.) waren:

1. doppelseitige Fb. 11
2. Fb. mit schweren Infektionen 7
3. Verl. mit schweren Nebenverletzungen 11
4. berufs- bzw. arbeitslos 7
5. verstorben oder polizeilich nicht gemeldet 23
Sa. 59

Die restlichen 120 Verl. verteilen sich auf die einzelnen Behandlungsarten hinsichtlich der Arbeitsaufnahme wie folgt:

Behandlungsart	Arbeit wieder aufgenommen	Arbeit nicht wieder aufgenommen	Insgesamt
Gehgips	31 (84%)	6 (16%)	37
Achillotenot. und Gehgips	8 (90%)	1 (10%)	9
Transfixation	39 (78%)	11 (22%)	50
Dauerzug 1926—1933	9 (64%)	5 (36%)	14
Dauerzug 1934—1935	5 (71%)	2 (29%)	7
Verfahren nach *Westhues*	1 (34%)	2 (66%)	3
Sa.	93 (78%)	27 (22%)	120 100%)

Läßt man die Ergebnisse der Behandlungsarten mit einer Verletztenzahl von unter 10 weg — weil innerhalb dieser kleinen Zahl die Fehlergrenze eine zu große ist —, so ersieht man, daß der Gehgipsverband gegenüber der Transfixationsbehandlung etwas günstigere Resultate geliefert hat. Das erklärt sich aber daraus, daß in der Spalte „Arbeit wieder aufgenommen" in der Kolonne „Gehgips" der Anteil der Verl. der Gruppe IV 55% ausmacht, wohingegen er bei den Transfixationen nur 35% beträgt. Nur aus diesem Umstand, daß die höheren Gruppen (V—VIII) bei der Transfixation weit stärker vertreten sind als bei der Behandlung im Gehgips, erklärt sich die Differenz von etwa 6% bei den Verl. beider Behandlungsarten, die ihre Arbeit wieder aufgenommen haben.

Von den Verl. mit einseitigem typischen Fb. (Brüche des Fersenbeinkörpers unter Ausschluß der Brüche der Fersenbeinfortsätze — Entenschnabel, Bruch des Tuberc. med. und des Sustentaculum tali) — sind demnach vier Fünftel zu ihrer früheren Arbeit wieder zurückgekehrt. Einbegriffen sind in dieser Verhältniszahl die Verl. mit schweren Infektionen.

Von den 10 zur Zeit der Untersuchung noch lebenden Verl. mit doppelseitigen Fb. (einer [121, V, 13] war 11 Monate nach dem Unfall im Genusse einer 60 proz. Rente gestorben — Tod keine Unfallfolge) waren 8 zu ihrer früheren

Arbeit-zurückgekehrt. Einer von ihnen, ein 55jähr., wurde in seinem früheren Beruf mit leichteren Arbeiten beschäftigt (152, V, 44). 2 Verl. (VI, 3) und (VII, 13) sind zu ihrer früheren Arbeit nicht zurückgekehrt. Es zeigt sich somit — allerdings an der kleinen Zahl von nur 10 Verl, — daß der Einfluß der Doppelseitigkeit des Fb. auf die Rückkehr in den früheren Beruf nicht erheblich ist.

Wesentlich ungünstiger liegen die Verhältnisse bei den 6 Verl. mit schweren Infektionen. Die Hälfte von ihnen (125, V, 17), (126, V, 18) und (165, V, 57) — sämtlich Dauerrentner — sind auf ihren früheren Arbeitsplatz nicht zurückgekehrt. Von den 3 anderen, die ihre frühere Arbeit wieder aufgenommen haben, ist der eine — ein 42jähr. — der jüngste Dauerrentner unter den Verl. mit schweren Infektionen (175, V, 49).

8. Renten.

Von unseren 228 Verl. waren insgesamt 180 unfallversichert. Diese 180 Versicherten teilen sich wie folgt auf:

a) Einseitige Fb. 115
b) Doppelseitige Frakturen 11
c) Schwere Infektionen (Behandlungsfolge) 6
d) Fb. mit Nebenverletzungen. 26
e) Fb. des Jahres 1935 22
180 Versicherte

Im folgenden werden vom Gesichtspunkt der Rentenbemessung getrennt abgehandelt unter a, b und c, da die Erwerbsbeschränkungen nach b und c sich in ihrem Grade naturgemäß von a wesentlich unterscheiden.

Eine Mitteilung der Berentung der Fb. mit Nebenverletzung (d) unterbleibt, weil ihre Höhe durch den Grad der Nebenverletzung im wesentlichen bestimmt ist und daher ein einwandfreier Vergleich mit denen der einseitigen Fb. nicht möglich ist.

Ebenfalls wird von einer Errechnung der einzelnen Daten bei den Fb. des Jahres 1935 abgesehen, weil die zwischen dem Abschluß der Behandlung und dem Zeitpunkt der Nachuntersuchung liegende Zeit noch keinen Schluß über den Rentenablauf zuläßt.

a) Einseitige Fersenbeinbrüche.

Gruppe I enthält nur 1 Verl. Seinen Rentenablauf ersieht man aus der großen Liste (1, I, 1), S. 34.

Gruppe II: Von den 18 versicherten Verl. erhielten folgende Anfangsrenten:

0%	10%	15%	20%	25%	30%	$33^1/_3$%	40%	Insgesamt
4	3	2	3	2	2	1	1	18 Verl.

Die durchschnittliche Anfangsrente betrug 16,8%.

Die höchste Anfangsrente von 40% wurde für 3 Monate gewährt, daran schloß sich eine von 20% für weitere 5 Monate, für weitere 13 Monate eine von 10%, nach welcher Zeit der Verl. rentenfrei war.

Rentenablauf: Rentenfrei waren sofort . . . . 4 Verl.
    „   „ innerhalb des 1. Jahres . . . . 6 „
    „   „ „ 2. „ . . . . 7 „
    „   „ „ 5. „ . . . . 1 „
                                     18 Verl.

Durchschnittlich lief die Rente nach 12,5 Monaten ab.

Von einer Errechnung des Rentendurchschnittes bei den Altersgruppen wurde Abstand genommen, da 6 Verl. über 40 Jahren 12 unter 40 Jahren gegenüberstehen und bei dieser geringen Zahl der einen Gruppe keine eindeutigen Resultate zu erhalten sind.

Gruppe III: Von den 5 Versicherten erhielten folgende Anfangsrenten:

$8\frac{1}{3}$%	$16\frac{2}{3}$%	20%	25%	Insgesamt
1	1	1	2	5

Die durchschnittliche Anfangsrente betrug 19%.

Rentenablauf: Rentenfrei waren innerhalb des 1. Jahres . . . . 1 Verl.
    „   „   „ „ 2. „ . . . . 2 „
    „   „   „ „ 4. „ . . . . 2 „
                                     5 Verl.

Beide Verl., die erst innerhalb des 4. Jahres rentenfrei wurden, waren zur Zeit ihres Unfalls bereits 59 Jahre alt.

Durchschnittlich lief die Rente nach 25,4 Monaten ab.

Das Durchschnittsalter der 5 angeführten Verl. der Gruppe III betrug 48 Jahre gegenüber 25,2 Jahren der Gruppe II, welcher Umstand sich auch teilweise vor allem im Rentenablauf ausdrücken wird.

Gruppe IVa: Von den 4 Versicherten dieser Gruppe erhielten folgende Anfangsrenten: 10%: 2; 25%: 2; insgesamt: 4.
Die durchschnittliche Anfangsrente betrug 17,5%.

Rentenablauf: Rentenfrei waren innerhalb des 1. Jahres . . . . 2 Verl.
    „   „   „ „ 2. „ . . . . 1 „
    „   „   „ „ 3. „ . . . . 1 „
                                     4 Verl.

Durchschnittlich lief die Rente nach 15,7 Monaten ab.
Gruppe IV enthält 36 Verl. mit folgenden Anfangsrenten:

8%	10%	$16\frac{2}{3}$%	20%	25%	30%	35%	40%	50%	$66\frac{2}{3}$%	Insgesamt
1	5	2	5	9	3	7	1	2	1	36 Verl.

Die durchschnittliche Anfangsrente betrug 26,5%.

Rentenablauf: Rentenfrei waren innerhalb des 1. Jahres . . . . 6 Verl.
    ,,   ,,   ,,   ,, 2. ,, ... 14 ,,
    ,,   ,,   ,.   ,, 3. ,, ... 2 ,,
    ,,   ,,   ,,   ,, 4. ,, ... 4 ,,
    ,,   ,,   ,,   ,, 5. ,, ... 8 ,,
    ,,   ,,   ,,   ,, 6. ,, ... 1 ,,

                                                               35 Verl.

Ein Verl. (82, IV, 39) bezieht eine Dauerrente von 35%.

Durchschnittlich lief die Rente nach 30 Monaten ab.

Geordnet in zwei Altersgruppen erfolgte der Rentenablauf in Monaten: 10—40 Jahre: 22,9 Monate; 41—70 Jahre: 40,8 Monate.

Gruppe V: Von den 34 Verl. der Gruppe V erhielten folgende Anfangsrenten:

10%	16²/₃%	20%	25%	30%	33¹/₃%	35%	40%	41%	45%	50%	60%	66²/₃%	100%	Insgesamt
1	2	4	6	5	1	2	4	2	1	3	1	1	1	34 Verl.

Die durchschnittliche Anfangsrente betrug 35%.

Rentenablauf: Rentenfrei waren innerhalb des 1. Jahres . . . . 2 Verl.
    ,,   ,,   ,,   ,, 2. ,, ... 8 ,,
    ,,   ,,   ,,   ,, 3. ,, ... 9 ,,
    ,,   ,,   ,,   ,, 4. ,, ... 3 ,,
    ,,   ,,   ,,   ,, 5. ,, ... 5 ,,
    ,,   ,,   ,,   ,, 6. ,, ... 3 ,,
    ,,   ,,   ,,   ,, 7. ,, ... 1 ,,
    ,,   ,,   ,,   ,, 8. ,, ... 2 ,,

                                                               33 Verl.

Ein Verl. (154, V, 46), 68 J. alt, bezieht eine Dauerrente von 40%.

Durchschnittlich lief die Rente nach 42,7 Monaten ab.

Geordnet in zwei Altersgruppen erfolgte der Rentenablauf in Monaten: 10—40 Jahre: 33,9 Monate; 41—70 Jahre: 50,7 Monate.

Gruppe VI: Von den 5 Versicherten erhielten folgende Anfangsrenten:

25%	30%	35%	40%	Insgesamt
1	2	1	1	5

Die durchschnittliche Anfangsrente betrug 32%.

Rentenablauf: Rentenfrei waren innerhalb des 4. Jahres . . . . 2 Verl.
    ,,   ,,   ,,   ,, 5. ,, ... 2 ,,
    ,,   ,,   ,, ,, 10. ,, ... 1 ,,

                                                              5 Verl.

Durchschnittlich lief die Rente nach 60 Monaten ab.

Gruppe VII: Von den 7 Versicherten erhielten folgende Anfangsrenten:

10%	20%	30%	33¹/₃%	35%	45%	Insgesamt
1	1	2	1	1	1	7 Verl.

Die durchschnittliche Anfangsrente betrug 30%.

Rentenablauf: Rentenfrei waren innerhalb des 1. Jahres . . . . 1 Verl.

,. ,, ,, ,, 4. ,, ... 3 ,,

,, ,, ,, ,, 6. ,, ... 1 ,,

,, ,, ,, ,, 7. ,, ... 1 ,,

.. ,, ., ,, 8. ,, ... 1 ,,

7 Verl.

Durchschnittlich lief die Rente nach 51,7 Monaten ab.

Gruppe VIII: Von den 5 Versicherten erhielten folgende Anfangsrenten:

25%	30%	40%	50%	Insgesamt
1	1	1	2	5 Verl.

Die durchschnittliche Anfangsrente betrug 39%.

Rentenablauf: Rentenfrei waren innerhalb des 2. Jahres . . . . 1 Verl.

.. ,, ,, ,, 6. ,, ... 3 ,,

.. ,, ,, ,, 8. ,, ... 1 ,,

5 Verl.

Durchschnittlich lief die Rente 60 Monate.

Zusammenstellung der durchschnittlichen a) Anfangsrente, b) Dauer der Rente, geordnet nach Gruppen:

		a	b
Gruppe	II	16,8%	12,5 Monate
.,	III	19 %	25,4 .,
..	IV	26,5%	30 ..
,,	IVa	17,5%	15,7 ..
.,	V	35%	42,7 ..
· .,	VI	32%	60 ..
.,	VII	30%	51,7 ..
..	VIII	39%	60 .,

2 Verl. — 82, IV, 39 und 154, V, 46 — mit einer Anfangsrente von 35 bzw. 60%, bezogen bei der Nachuntersuchung im Frühjahr 1937 noch eine Dauerrente, ersterer in Höhe von 35% der andere von 40%.

Versehentlich ist die Angabe des 2. Dauerrentners in der 5. und 6. Auflage von *Böhlers* „Technik der Knochenbruchbehandlung" und auf dem Internationalen Unfallkongreß Frankfurt 1938 unterblieben. Es handelt sich um einen 68jähr. Verl. mit einem einseitigen Fb., bei dem infolge des hohen Alters eine wesentliche Besserung in den Unfallfolgen und eine Gewöhnung nicht mehr eingetreten ist.

Unter Dauerrente versteht man eine Rente von 25% und mehr, soweit sie nach Ablauf von 2 Jahren noch gewährt wird. Renten bis zu $16^2/_3$% ausschließlich werden überhaupt nicht ausbezahlt. Renten von $16^2/_3$% bis ausschließlich 25% haben eine Laufzeit von 3 Jahren. (Gewerbe- und Sozialversicherungsgesetz — BGBl. des Bundesstaates Österreich Nr. 107, 1935.)

b) Doppelseitige Fersenbeinbrüche.

Berücksichtigt werden nur die der Jahre 1926—1934 mit Ausschluß der Verl. mit schweren Nebenverletzungen, insgesamt 11 Verl. Wegen der geringen Anzahl ist es zweckmäßig, Anfangsrente und Dauer des Rentenablaufes einzeln anzuführen.

	Name, Alter	Anfangsrente	Dauer der Rente
Gruppe II	Sch. P., 42 J.	10%	8 Monate
Gruppe III			
(5)	A. R., 50 J.	10%	10 „
Gruppe IV			
(8)	Sch. P., 64 J.	25%	27 „
Gruppe V			
(10)	K. K., 50 J.	60%	145 „
(13)	B. F., 42 J.	60%	gestorben im Genusse einer 60proz. Rente 11 Monate n. d. Unfall
(44)	R. J., 55 J.	$66^2/_3\%$	Dauerrente von zur Zeit $41^2/_3\%$
(60)	L. F., 26 J.	40%	53 Monate
(63)	M. J., 37 J.	40%	60 „
Gruppe VI			
(3)	M. I., 33 J.	45%	Dauerrente von zur Zeit 45%
Gruppe VII			
(3)	Sch. F., 38 J.	50%	62 Monate
(13)	H. G., 35 J.	100%	Dauerrente von zur Zeit 100%.

Die durchschnittliche Anfangsrente betrug 57,6%.

Der durchschnittliche Ablauf der Rente ist wegen der drei vorhandenen Dauerrenten nicht zu bestimmen.

c) Schwere Infektionen.

Darunter werden alle Fälle zusammengefaßt, bei denen die Infektion einen Eingriff (Incision, Sequestrotomie, Punktion) erforderlich machte: insgesamt 6 Fälle. (Ein weiterer Verl. mit schwerer Infektion war nicht versichert.)

	Name, Alter	Anfangsrente	Dauer der Rente
Gruppe IV			
(50)	W. A., 56 J.	30%	29 Monate
Gruppe V			
(17)	Sch. J., 60 J.	100%	Dauerrente von zur Zeit 60%
(18)	E. S., 50 J.	40%	Dauerrente von zur Zeit 40%
(49)	Sch. J., 42 J.	40%	Dauerrente von zur Zeit 40%
(57)	B. K. 46 J.	100%	Dauerrente von zur Zeit 40%
Gruppe VIII			
(4)	W. F., 22 J.	50%	61 Monate

Die durchschnittliche Höhe der Anfangsrente beträgt 60%.

Die durchschnittliche Dauer des Rentenablaufes ist, da noch 4 von den 6 Verl. Dauerrentner sind, nicht abzusehen.

Die folgende Zusammenstellung gibt eine Übersicht über a) Anfangsrente, b) Dauer des Rentenablaufes, c) Anzahl der Dauerrentner; bei den Verl. mit 1. einseitigen, 2. doppelseitigen, 3. schwer infizierten Fb.

	a) Anfangsrente	b) Dauer der Rente	c) Anzahl der Dauerrentner
1.	35,%	48,6 Monate	2 = 1,7% (115)
2.	57,6%	?	3 = 27% (11)
3.	60%	?	4 = 67% (6)

Die Zahlen in den Klammern geben die Gesamtzahl der Verl. der betr. Spalte an.

Aus dieser Zusammenstellung geht der Einfluß des doppelseitigen Fersenbeinbruches und der Behandlungsschäden (schwere Infektionen) auf die Höhe der Anfangsrente, auf den Ablauf der Renten bzw. auf den Anteil der Dauerrentner deutlich hervor.

9. Folgen nach Fersenbeinbrüchen.

Tod — unmittelbar im Anschluß an die Verletzung und ausschließlich als Folge eines Fb. kommt nicht vor.

Er kann als Folge gleichzeitiger anderer Verletzungen (bzw. Ursachen) eintreten. *Felsenreich* berichtet von einer Basisfraktur mit Hirnkontusion, einer Darmruptur mit folgender tödlicher Peritonitis und schließlich einer Wirbelfraktur mit Hämatothorax, an dessen Infektion der Verl. starb. Wir selbst sahen einen Fall (Suicid), der an den Folgen einer Lysolvergiftung ad exitum kam.

Im Verlaufe der Behandlung kann der Tod erfolgen:

1. Ohne örtliche Infektion an a) Fettembolie, b) Lungenembolie, c) Lungenentzündung.

2. Durch örtliche Infektion a) nach Operation geschlossener Fb., b) nach Operation offener Fb., c) an Nagel-, Draht- oder Klammerstellen.

1. *Felsenreich* berichtet (als einziger in dem mir zugänglichen Schrifttum) über 6 Todesfälle an Fettembolie. Im allgemeinen ist die Gefahr der Fettembolie bei Verl. mit Fb. schon deshalb nicht groß, weil das Fersenbein ein spongiöser Knochen ist, das Fett also nicht aus dem gebrochenen Fersenbein in den Kreislauf gelangen kann, sondern vielleicht aus dem in der Umgebung des Fersenbeins gelegenen, geschädigten Unterhautfettgewebe. Aus diesem Grunde überrascht die von *Felsenreich* angegebene hohe Zahl etwas. Wir selbst verfügen über keinen einzigen Todesfall an Fettembolie, andere Autoren berichten ebenfalls nichts darüber.

Embolien gibt *Bode* als Begleiterscheinungen bei Fb. an. Ob sie tödlich ausgelaufen sind und wie häufig sie gewesen sind, darüber macht er keine Angaben. Sie wären denkbar als Folge einer Thrombose (meist in den Schenkel- oder Beckenvenen) infolge der langen Bettruhe. Andere Autoren (wir selbst auch nicht) haben keinen Fall von tödlicher Lungenembolie gesehen.

Lungenentzündungen (hypostatische Pneumonie) mit tödlichem Ausgang ebenfalls als Folge langer Bettruhe finden sich im Schrifttum nur in einem Falle (bei *Felsenreich*) angegeben. Ein Grund für das glücklicherweise seltene Vorkommen beider unerfreulichen Ereignisse, wie sie Lungenembolie und -entzündung darstellen, scheint folgender zu sein: die Mehrzahl der Verl. werden im Vollbesitz ihrer körperlichen Leistungsfähigkeit — sonst könnten sie ihre zum Teil schwere körperliche Arbeit, z. B. als Maurer, nicht ausüben — durch das Ereignis des Fb.

zu einem Zwangsurlaub verurteilt. Da ihre Arbeit einen gesunden Kreislauf nicht
nur voraussetzt, sondern bis zu einem gewissen Grade auch erhält, wird deren
Kreislauf sich den Anforderungen eines längeren Krankenlagers auch meist ge-
wachsen zeigen.

2. Tod nach Infektion offener Fb. wäre denkbar. Das
seltene Vorkommen offener Fb. macht die Wahrscheinlichkeit
nicht groß. Im Schrifttum finden sich keine Angaben darüber.

Über eine größere Anzahl operierter frischer, geschlossener Knochenbrüche
verfügt nur das französische Schrifttum. Es wird aber dort weder über Infektionen noch über den Ausgang stattgehabter Infektionen nach operierten
frischen, geschlossenen Brüchen des Fersenbeins berichtet.

Im Anschluß an eine von Nägeln ausgehende Eiterung haben
wir selbst einen Verl. verloren.

Es handelte sich um den 37jähr. Telegraphenoberadjunkten W. L., der am
10. VIII. 1932 von einem Telegraphenmast stürzte. Es wurde bei ihm ein links-
seitiger, geschlossener Fb. der Gruppe VII und ein rechtsseitiger Schienbeinbruch
festgestellt (203, VII, 12). Temperatur bei der Aufnahme und an den folgenden
Tagen: bis 38,2°. Trotz der gleichbleibenden Temperatur wurde der Fb. am
2. Tag nach der Aufnahme eingerichtet (Dr. X.) und im Doppelnagelgipsverband
behandelt. Der Fersennagel wurde an falscher Stelle eingeschlagen (Abb. 4).
Am 6. Tage p. R. (post repositionem) stieg die Temperatur auf 39,5°, der Verl.
klagte über Schmerzen an der Schienbeinnagelstelle. Es wurde ein Fenster in den
Gips geschnitten, und es zeigte sich eine Eiterbildung an der Nagelstelle. Als
nach weiteren 7 Tagen die Eiterbildung — trotz erfolgter vollkommener Frei-
legung des Nagels — nicht zurückging, wurde der Nagel gezogen, wobei sich
reichlich Eiter aus der Nagelstelle entleerte. Am folgenden Tag wurde dann auch
der Fersennagel, an dem sich ebenfalls Eiter gebildet hatte, entfernt. Die Temperatur war inzwischen auf 40,2 gestiegen. Da Temperatur und Schmerzen nach
der Entfernung beider Nägel nur unwesentlich nachließen, erfolgten am 20. Tag
p. R. je 2 Incisionen an der Schienbein- und der Fersenbeinnagelstelle (Dr. Y.).
Es entleerte sich reichlich Eiter. 4 Tage später Eröffnung eines schwappenden
Abscesses am inneren Knöchel (Prim. Dr. B.). Ebenfalls reichliche Eiterentleerung.
Leichter Temperaturabfall. Dann wieder Temperaturanstieg bis 40°, starke
Schmerzen im linken Schultergelenk, dessen Punktion eine stark infektiöse Masse
geleeartiger Konsistenz ergab (septische Gelenkmetastase). Die sofort erfolgte
Amputation des Unterschenkels vermochte den Verl. nicht mehr zu retten (29. Tag
p. R.). Trotz aller geeigneten medikamentösen Therapie erlag er am 42. Tag p. R.
der Sepsis.

Die Präparation des amputierten Unterschenkels ergab eine fortgeschrittene
Vereiterung des oberen, unteren und vorderen Sprunggelenkes.

Felsenreich verlor ebenfalls einen Verl. (einen Tabiker) an den Folgen einer
Infektion des unteren Sprunggelenkes, ausgehend vom Fersenbeinnagel.

Vollrath berichtet von einer Nagelinfektion mit tödlichem Ausgang aus der
Kieler Klinik.

Tödliche Ausgänge auf Grund von Infektionen sind in jedem
Falle beklagenswerte Ereignisse; sie fallen der menschlichen Unzulänglichkeit zur Last. Arbeiten mit nicht einwandfrei sterili-
sierten Instrumenten, sonstige Nichtbeachtung der Asepsis, man-

gelnde Beherrschung der Technik, sind einzelne Gründe. Entschließt man sich frühzeitig zur Absetzung des das Leben gefährdenden Gliedes, dann wird man sich zwar mit einem Krüppel belasten müssen, welcher Gedanke immer noch leichter zu ertragen sein wird, als das Bewußtsein, nicht alles getan zu haben, um ein Leben zu erhalten.

3. Todesfälle an einer interkurrenten Erkrankung sind unvermeidlich. Von unseren eigenen Verl. starb einer während der ambulatorischen Behandlung an einer Magenerkrankung, die, da sie dem Träger keine Beschwerden bereitete, weder dem Verl. noch dem Arzt bekannt war.

Felsenreich führt einen Fall an, den er während der stationären Behandlung durch Verschlimmerung eines Herzleidens verloren hat.

a) Verlust des Beines.

Es wird wohl kaum jemals nach einem Fb. allein die Verletzung als solche eine sofortige Absetzung des Beines erfordern. In dem mir zugänglichen Schrifttum finden sich auch keine Angaben darüber. Zerreißungen der Gefäße, die eine Absetzung erforderlich machen könnten, kommen durch den Fb. allein nicht vor. Zwar ist manchmal die Art. dorsalis ped. (Arteriosklerose) so stark geschädigt, daß ihr Puls nicht fühlbar ist. Immer ist aber die Art. tib. post. oder eine ihrer Äste unverletzt, so daß die Zirkulation im Fuß gewährleistet bleibt. Ausgedehnte zirkuläre Hautdefekte könnten einen Grund zur sofortigen Absetzung abgeben; bei dem typischen Fb. sind sie nicht zu erwarten, wurden auch sonst weder von uns gesehen noch von einem anderen Verfasser je mitgeteilt.

Im Verlaufe der Behandlung, nach einer Infektion, insbesondere bei Gefahr einer Sepsis, kann die Absetzung lebensrettend sein. Sie soll dann auch ohne Verzögerung ausgeführt werden. Wahrscheinlich hätte in unserem Falle (s. o.) eine frühere Absetzung des Unterschenkels dem Verl. das Leben erhalten.

Schindler erwähnt in seiner Arbeit 2 Fälle, in denen eine Wundstörung — beides waren offene Fb. — die Gliedabsetzung nötig machte. In dem einen Falle handelte es sich um eine ausgebrochene Gasphlegmone, im anderen entstanden Wochen nach Anlegung einer Drahtextension Eiterung und Nekrose, die zu einem septischen Krankheitsbild führten. Beide Verl. kamen mit dem Leben davon.

b) Örtliche Infektionen

nach Operationen offener Fb. können entstehen als Folge unzureichender Technik bei der Versorgung, mangelnder Sterilität der Instrumente, Nichtbeachtung der Asepsis.

In unserem Verletztengut heilte aus den oben genannten Gründen kein Fall per secundam. Eine Gefahr bei der Wundheilung bedeutet im gewissen Umfange der Dauerzug (durch Nagel oder Draht) für die Haut der Wundränder. Durch den Dauerzug wurden die Wundränder bei 2 Verl. unter Zug gesetzt (193, VII, 2 und 224, VIII, 19). In beiden Fällen blieb die Infektion (Wundrandnekrose) auf die Wundränder beschränkt und ließ keine Fistel zurück.

Der Dauerzug offener Fb. ist eine gewisse Gefahr für die Wunde. Andererseits ist er nicht zu entbehren; unterläßt man die Einrichtung und die weitere Aufrechterhaltung des Repositionsergebnisses im Dauerzug, wartet die p. p.-Heilung der Wunde ab, und versucht dann erst einzurichten, dann wird dieser Versuch sicher mißlingen. Es gelingt nur selten, Fb., die älter als 14 Tage sind, noch einzurichten.

Denkbar wäre das Übergreifen der Infektion einer Nagelstelle auf die Wunde. Wir haben einen solchen Fall nicht gesehen. Über Infektionen geschlossener, aber operativ eingerichteter Brüche berichtet das Schrifttum genau so wenig wie über die der offenen Brüche. Wir verfügen nur über einen Fall eines frischen geschlossenen Fb., der operativ versorgt wurde — den Entenschnabelbruch. Als extraartikulärer Bruch ist gerade durch dieses Moment die Gefahr einer operativen Versorgung nicht groß.

c) Nagel- oder Drahtinfektionen.

Für die Entstehung der Infektion durch Draht oder Nagel bestehen beim Fb. unterschiedliche Bedingungen gegenüber den übrigen Brüchen, die in der Regel einen Zug durch Draht oder Nagel am Fersenbein erfordern, z. B. den Unterschenkelbrüchen. Bei letzteren werden Draht oder Nagel fern von der Bruchstelle und Bruchhämatom durch unversehrte Haut und unbeschädigten Knochen geführt. Beim Fb. wird durch Draht bzw. Nagel nicht allein der Bruch und das Bruchhämatom, sondern auch häufig das untere Sprunggelenk mit der Außenwelt in Verbindung gebracht. Unter der Haut sind Weichteile, Bänder und Gefäße weitgehend geschädigt. Es ist einleuchtend, daß diese Besonderheiten zunächst der Ausbildung einer Infektion günstig sind, zum anderen ungünstig sich für eine Beschränkung bei eintretender Infektion auswirken.

Zur genaueren Einsicht in unser eigenes Krankengut dieser Infektionen folgt eine Zusammenstellung aller Fälle.

Ohne Rücksicht auf die Stärke der entzündlichen Sekretion oder der übrigen entzündlichen Erscheinungen, ferner ohne Rücksicht auf die bekannte oder nichtbekannte Ursache der Infektion, ist jeder Fall in der Zusammenstellung enthalten, bei dem eine oder beide Nagelstellen bis zur fristgemäßen Entfernung des Nagels (bzw. Drahtes oder der Klammer) nicht ständig reaktionslos befunden worden sind.

Aus Gründen der Übersicht ist die Zusammenstellung unterteilt in folgende Infektionsgrade:

a) seröse Infektion,
b) eitrige Infektion, die ohne Incision ausheilte,
c) eitrige Infektion, die eine Incision erforderte.

Nach der Schwere der Infektion zusammengestellt, verteilen sich die insgesamt 22 Fälle wie folgt:

Sekretion	Dauerzug	Transfixation	Insgesamt	In Proz.
a) serös	3	7	10	46
b) eitrig (ohne Incision)	2	2	4	18
c) eitrig (mit Incision)	3	5	8	36
Sa.	8	14	22	100

An der Gesamtzahl der durch Dauerzug (39) und Transfixation (71) behandelten insgesamt 110 Fälle beträgt der Anteil der Infektionen demnach 20 %. Etwa die Hälfte (46 %) entfallen auf seröse Infektionen. Somit verbleiben 10 % ernstliche Infektionen. Wiederum erforderten von allen Infektionen etwas mehr als ein Drittel einen oder mehrere Einschnitte. Dauerzug und Transfixationen stellen prozentuell etwa den gleichen Anteil.

In der folgenden Zusammenstellung wird neben der fortlaufenden Nummer innerhalb des Grades der Infektion in Klammern die Nummer des Verl. innerhalb der Gruppe der großen Liste angegeben. Die römische beigefügte Zahl sagt über die Gruppe aus, zu der der Verl. gehört.

Die 2. Spalte gibt Namen (in den Anfangsbuchstaben) und Alter des Verl. an.

Die 3. Spalte gibt Aufschluß über den Sitz der Infektion (Fersennagel bzw. Schienbeinnagel), vermutliche Ursache, Behandlung (in Stichworten) und die durch die Infektion bedingte Steigerung der Körperwärme.

Die 4. Spalte über die Größe des Tubergelenkswinkels (TW.), und zwar zeigt an die

1. Zahl die Größe des TW. bei der Einlieferung,
2. „ „ „ „ „ nach der Reposition,
3. „ „ „ „ „ nach der Entfernung des Dauerzuges bzw. Transfixation,
4. „ „ „ „ „ nach Entfernung des Gehgipsverbandes,
5. „ „ „ „ „ bei der Nachuntersuchung.

Die Angaben über den Ablauf des TW. wurden deshalb mit in die Zusammenstellung aufgenommen, weil sie über die Auswirkung der Infektion auf den Heilverlauf und das endgültige Heilergebnis Aufschluß geben.

Die vorletzte Spalte macht Angaben über den Grad der Atrophie.

Die letzte Spalte endlich enthält besondere Bemerkungen zu dem einzelnen Fall.

Dauerextensionen (insgesamt 39).

Lfd. Nr. Gruppe	Name, Alter	Behandlung der Infektion, Ursache, Temperatur	Tuber-gelenks-winkel	Bemerkungen
	a) Seröse Sekretion.
1 (5) VIII	K. K. 39 J.	Entfernung des Nagels T.: 37,2°	−5° 30° 25° 10° —	
2 (66) V	S. M. 60 J.	Entfernung des Nagels T.: 38,2°	30° 30° 25° 25° 25°	
3 (70) V	P. K. 52 J.	Entfernung des Nagels T.: 37,2°	10° 10° — 0° 0°	Gipsdruck der Haut in der Umgebung der Nagelstellen.
	b) Eitrige Sekretion ohne Incision.
1 (19) V	N. F. 46 J.	Entfernung des Nagels T.: 38,5°	0° 15° 10° 0° 0°	
2 (64) V	W. J. 54 J.	Entfernung des Nagels T.: 37,5°	7° 20° — 20° 10°	
	c) Eitrige Sekretion, die eine oder mehrere Incisionen erforderten.
1 (17) V	Sch. J. 60 J.	Entfernung des Nagels 2 Incisionen T.: 39,9°	0° 30° −20° −30° −30° −30°	Versuch, die lat. Gelenkfläche zu heben (s. S. 116).
2 (18) V	E. S. 50 J.	Entfernung der Klammer T.: 40,1°	20° 30° −10° −15° −15°	
3 (4) VIII	K. K. 22 J.	Entfernung des Nagels 2 Incisionen	25° 35° — 10° 10°	Nagel durch die Weichteile oberhalb des Tuber calc.

Transfixationen (insgesamt 71).

Lfd. Nr. Gruppe	Name, Alter	Behandlung der Infektion, Ursache, Wirkung	Tubergelenks-winkel	Bemerkungen
		a) Seröse Sekretion.		
1 (4) VI	K. R. 28 J.	Schienbeinnagel konserv. T.: 37,6°	0° 25° 25° 20° 20°	
2 (9) VIII	M. M. 48 J.	Schienbein und Fersennagel konserv. T.: 38,0°	—10° 30° 15° 15° 15°	Fract. crur. derselben Seite.
3 (16) VIII	R. H. 52 J.	Fersennagel entfernt T.: 37,9°	15° 30° 25° 25° 25°	7 Tage nach der Repos. auf eigenen Wunsch mit Transfixation und Gips nach Hause entlassen; Wiedereinlieferung.
4 (44) V	R. J. 55 J. bds.	r. Schienbeinnagel, Rötung, Nagel entfernt T.: 37,1°	8° 30° 25° 25° 25°	
5 (13) VII	H. G. 35 J.	l. Schienbeinnagel entfernt T.: 37,5°	5° 15° 0° 0° 0°	r. Fersenbeinbruch im Dauerzug behandelt. Alter geschloss. Unterschenkelbruch links.
6 (53) V	Sch. F. 41 J.	Fersennagel (s. Anmerkung). T.: 37,0°	0° 25° 25° 20° 15°	Nagelstörung bei der fristgemäßen Entfernung der Nägel bemerkt. Transfixations-Gehgips.
7 (63) V	M. J. 37 J.	Fersennagel entfernt T.: 37,6°	5° 35° 35° 35° 35°	
		b) Eitrige Sekretion ohne Incision.		
1 (28) VI	Z. A. 24 J.	Fersennagel, Nägel entfernt T. : 38,6°	15° 35° — 35° 35°	

Lfd. Nr. Gruppe	Name, Alter	Behandlung der Infektion, Ursache, Wirkung	Tubergelenkswinkel	Bemerkungen
2 (6) VI	S. K. 25 J.	Beide Nägel entfernt T.: 40,2°	—10° 10° 10° 10° 10°	

c) **Eitrige Sekretion**, die eine oder mehrere Incisionen erforderten.

Lfd. Nr. Gruppe	Name, Alter	Behandlung der Infektion, Ursache, Wirkung	Tubergelenkswinkel	Bemerkungen
1 (49) V	Sch. J. 42 J.	Beide Nägel entfernt 2 Incisionen T.: 40,0°		Gleichzeitig universelles urticarielles Exanthem.
2 (50) V	G. F. 50 J.	Schienbein gesplittert, Schienbeinnagel gebrochen; entfernt. Sequestrotomie. T.: 37,6°	0° 25° 20° 20° 15°	Transfix.-Gehgips. links Fb. Gruppe II.
3 (57) V	B. K. 46 J.	Schienbeinnagel zu weit hinten, eben noch i. d. Corticalis; Sequestrotomie. T.: 38,5°	0° 10° — 0° 0°	
4 (50) IV	W. A. 56 J.	Fersennagel; Nägel entfernt. Punktion. Entfernung eines Sehnensequest. T.: 39,0°	20° 35° 35° 35° 35°	
5 (12) VII	W. L. 37 J.	Beide Nägel entf., mehrfache Incisionen. Amputation d. Untersch. Tod an Sepsis 6 Woch. n. d. Reposition. T.: 40,5°	15° 15°	

Ich bin bei der Durchsicht der Krankengeschichten allen vermeintlichen Ursachen der eitrigen Infektionen nachgegangen, und habe diese für jeden einzelnen Fall zusammengestellt.

a) **Infektionen unter der Behandlung im Dauerzug:**

17 (V), 18 (V) waren Verl., die innerhalb von 5 Tagen in Abwesenheit des Klinikleiters eingerichtet worden sind. Aus der Krankengeschichte des ersten Falles geht hervor, daß versucht wurde, mit einem in das untere Sprunggelenk eingeführten Nagel die abgebrochene und verschobene hintere Gelenkfläche des Fersenbeins an ihre Stelle zu heben. Wir gehen nicht fehl, daß auch in den beiden folgenden Fällen der gleiche Versuch unternommen worden ist, auch wenn die Krankengeschichten darüber keine eigenen Angaben enthalten. Durch die Einführung des Nagels in das Gelenk ist der Weg der Infektion leicht zu erklären.

2 (64) (V): Aus der Krankengeschichte können Behandlungsfehler nicht entnommen werden.

3 (4) (VIII): Der oberhalb des Fersenbeins durch die Weichteile gebrachte Nagel findet in diesem keinen Halt, kann sich daher leicht nach beiden Richtungen hin verschieben und zur Infektion Veranlassung geben.

b) Infektionen im Doppelnagelgipsverband:

1 (28) (IV) und 2 (6) (VI): Aus den Krankengeschichten können Behandlungsfehler nicht entnommen werden.

1 (49) (V): Der Verl. litt an einem universellen Exanthem. Es wäre besser die Einrichtung mittels eines Nagels unterblieben. Die Einrichtung erfolgte in Abwesenheit des Klinikleiters.

2 (50) (V): Der Schienbeinnagel wurde zu weit hinten eingeschlagen; dadurch kam es zur Splitterung des Knochens. Im Gipsverband wurde die Splitterung zunächst nicht erkannt. Im Doppelgehgips brach der Nagel im Schienbein. Ein Knochensequester des Schienbeins mußte operativ entfernt werden. Die Einrichtung fand in Abwesenheit des Klinikleiters statt.

3 (37 (V): Der Schienbeinnagel saß eben noch in der Knochenrinde. Es kam zur Sequestrierung eines Knochenstückes, der Sequester wurde operativ entfernt.

4 (57) (V): Der Schienbeinnagel saß zu weit hinten, riß aus und übte einen dauernden Druck auf die Achillessehne aus, die an dieser Stelle sequestrierte. Der Sehnensequester wurde operativ entfernt. Die Einrichtung erfolgte in Abwesenheit des Klinikleiters.

5 (12) (VII): Gründe der Infektion und Verlauf bereits auf S. 110 beschrieben. Die Einrichtung erfolgte in Abwesenheit des Klinikleiters.

Fehlende Angaben in den 3 Krankengeschichten 12 (VII), 28 (IV) und 64 (V) lassen nicht ohne weiteres den Schluß zu, daß Behandlungsfehler u. a. m. nicht unterlaufen sind. Wir sind vielmehr zu der Annahme berechtigt, daß auch in diesen Fällen solche vorgelegen haben.

Zusammengefaßt ergibt sich also über die wahrscheinliche Ursache der eitrigen Infektionen folgendes Bild:

Ursache . .	Grundsätzliche Behandlungsfehler	Fehlerhafte Technik	Gegenanzeigen (Fieber,Exanth.)	Unbekannt	Insges.
Anzahl d. Fälle . .	3	5 + (1)	1 + (1)	3	12

Es waren somit von den 9 in ihrer Ursache bekannten eitrigen Infektionen 8 einwandfrei auf Behandlungsfehler zurückzuführen und daher vermeidbar. Wir dürfen für die restlichen 4 Fälle ebenfalls Behandlungsfehler annehmen, selbst wenn die Krankengeschichten darüber im einzelnen nichts aussagen. Nachdem entsprechende Maßnahmen ergriffen waren, sind auch seit 1934 schwere Infektionen nach Fb. nicht mehr eingetreten.

Von den 12 schweren Infektionen entfielen 8 auf den Operateur Dr. X., die restlichen 4 verteilen sich auf 3 weitere Operateure. Nicht mit einem einzigen Fall einer eitrigen Infektion belastet ist

Dr. Y., der mehr als die Hälfte aller im Dauerzug oder im Doppel-gehgipsverband behandelten Fälle eingerichtet hat.

7 von den 12 eitrig infizierten Fällen wurden während der Ab-wesenheit des Klinikleiters eingerichtet (Ferienfälle).

Über den Einfluß der Infektionen auf die Behandlungsdauer s. S. 88, auf Ablauf und Höhe der Rente s. S. 108, auf die Wiederaufnahme der früheren Arbeit s. S. 104.

Eine Fistel ist als Folge einer Nagelinfektion in keinem Falle zurückgeblieben. Nur ein Verl. — Nr. 1 (49) V — hat noch einen etwa fünfpfennigstückgroßen Hautdefekt über der Achilles-sehne, von dem wir berechtigt sind, anzunehmen, daß er aus Gründen der Vermeidung einer Rentenkürzung von seinem Träger artefiziell unterhalten wird. Der Verl. selbst steht als Maurer in Arbeit.

Bode berichtet von einer nach Schmerz-Klammerzug aufgetretenen und zur Zeit der Veröffentlichung seiner Arbeit noch bestehenden Fistel bei einem seiner Verl. Er erwähnt eine zweite Fistel, über deren Entstehung er aber keine An-gaben macht.

Unter Fuchsigs Fällen ist unter 26 Verl. eine Verl. mit hartnäckiger Fistel-eiterung nach Schmerzscher Klammer.

Pseudarthrosen kommen im Heilablauf der Fb. nicht vor. Ob man den Fb. behandelt oder nicht, es kommt immer zur knö-chernen Vereinigung der Bruchstücke. Es ist auch nicht zu be-fürchten, daß z. B. Ausrisse des Tuber med. (Gruppe II) selbst wenn sie ziemlich stark nach vorn (gegen die Zehen zu) verschoben sind, pseudarthrotisch ausheilen. Sie heilen immer an der Stelle, wohin sie verlagert sind, knöchern an. Funktionell ist diese Ver-lagerung ohne Bedeutung; es ist daher zwecklos, eine Einrichtung der verlagerten Tub. med. zu versuchen, zumal auch der Zug der plantaren Fascie und Muskeln die gewonnene Stellung wieder ändern würde.

Gefahren, wie sie z. B. durch die Distraktion bei der Behand-lung bestimmter Formen von Brüchen der langen Röhrenknochen leicht eintreten können, drohen dem Fb. nicht. Bei den Fb. der Gruppen IV—VIII werden durch den Zug des Nagels die proxi-malen Fragmente fest gegen die unter dem Zug der Achillessehne stehenden distalen Fragmente gepreßt; bei den im Gehgips oder Zinkleimverband behandelten Fb. wirkt sich die Stauchung beim Gehen nur fördernd auf die Heilung des Fb. aus. Zumeist ist die Zahl der Bruchflächen auch groß, so daß der Anreiz zur Callus-bildung entsprechend stark ist. Eine innerhalb der Bruchstücke nach der Einrichtung gelegentlich zurückbleibende Lücke schließt sich im Laufe der Jahre ohne den Heilverlauf zu stören (s. Abb. 8b und 9b).

Eine Ausnahme von dem oben Gesagten würde der nicht behandelte Entenschnabelbruch — Gruppe I — bilden. Er kann aber klinisch und röntgenologisch nicht verkannt werden. Es ist daher müßig, über eine mögliche Pseudarthrose dieser — zumal noch sehr seltenen — Bruchform zu sprechen.

Kalkschwund. Für das Auftreten und den Grad des Kalkschwundes im Knochen bei Fb., insbesondere im Fußskelet, ist von bestimmendem Einfluß:

1. **das Alter (bzw. körperlicher Allgemeinzustand),**
2. **die Behandlungsart und -dauer,**
3. **Anwesenheit von Metall im Knochen.**

Zu 2. Beide sind wiederum abhängig von der Schwere des Fb.; Extensions- und (meist auch) Transfixationsbehandlung erfordern auch Bettruhe.

Mit zahlenmäßigen Angaben den Einfluß des Alters auf den Grad des Kalkschwundes zu belegen, wird schon daran scheitern, daß es gar nicht möglich ist, nur zwei etwa gleichaltrige Fälle derselben Behandlungsart und Dauer zusammenzustellen. Ich habe es trotzdem versucht, in zwei Altersklassen — 10—40 Jahre und 41—70 Jahre — die Verl. nach dem Grad des Kalkschwundes in: kein Kalkschwund, mittelstarker und starker Kalkschwund zu unterteilen. Die Gruppen I, II, III und IVa habe ich in die Zusammenstellung nicht eingereiht, weil sie gleichmäßig nur im Gehgipsverband behandelt worden sind, der Gipsverband im Vergleich zu den anderen Behandlungsarten meist für kürzere Dauer getragen wurde und deshalb — auch noch aus anderen Ursachen — zumeist einen geringeren Kalkschwund verursachte. Es wurde auch bereits gesagt, daß Jugendliche zumeist von einem leichteren Fb. betroffen würden, was sich in der Tabelle zugunsten der jüngeren Altersgruppe ausgewirkt hätte, wenn man die Gruppen I—III und IVa einbezogen hätte.

In der Zusammenstellung sind enthalten: alle Verl. (mit Ausnahme derer, deren Röntgen-Zwischenbilder nicht vollständig waren), auch alle verstorbenen und nicht nachuntersuchten.

Kalkschwund	10—40 Jahre	41—70 Jahre	Insgesamt	Insges. in proz.
Kein	9 (13%)	2 (2%)	11	7
Mittelstark	19 (28%)	31 (35%)	50	32
Stark	39 (59%)	56 (63%)	95	61
	67 (100%)	89 (100%)	156	100

Ein deutlicher Unterschied tritt nur in der Spalte „kein Kalkschwund" zutage: der Anteil beträgt bei der jüngeren Gruppe 13%, bei der älteren nur 2%. Im übrigen sind die Unterschiede innerhalb der anderen Spalten nur gering.

Zusammengestellt nach der Behandlungsart in denselben Graden des Kalkschwundes, ergibt sich folgendes Bild:

Behandlungsart	Kalkschwund			Insgesamt
	kein	mittelstark	stark	
Gehgips	8 (20%)	18 (44%)	15 (36%)	41 (100%)
Achillotenotomie	1 (10%)	3 (30%)	7 (60%)	11 (100%)
Transfixationen	—	18 (33%)	36 (67%)	54 (100%)
Transfixationen, infiziert	—	—	14 (100%)	14 (100%)
Extensionen	1 (4%)	8 (32%)	16 (64%)	25 (100%)
Extensionen infiziert	1 (12,5%)	3 (37,5%)	4 (50%)	8 (100%)
Westhues-Fälle	—	—	3 (100%)	3 (100%)
	11 (7%)	50 (32%)	95 (61%)	156 (100%)

Sieht man zunächst von den Spalten Achillotenotomien, Westhues-Fälle und den infizierten Fällen ab, so nimmt die Spalte „Gehgips" eine Sonderstellung ein: ein Fünftel der Fälle zeigten überhaupt keinen Kalkschwund, fast die Hälfte nur einen mittelstarken und nurmehr ein Drittel starken Kalkschwund. Die mit dem Gehgipsverband behandelten Verl. bewahrt erstens der — wenn auch im Gips eingeschränkte — Gebrauch des befallenen Beines (gesteigerte Blutzirkulation!) zweitens aber auch die dauernde Stauchung beim Gehen vor stärkerem Kalkschwund.

Die Behandlungsdauer betrug beim Gehgipsverband zwischen 4 und 11 Wochen.

Bei sämtlichen übrigen Behandlungsverfahren überwiegt die Anzahl der Verl. mit starkem Kalkschwund; durchschnittlich sind es zwei Drittel aller Fälle. Das restliche Drittel gehört fast ausnahmslos der Spalte „mittelstarker Kalkschwund" an. Ursachen hierfür sind zu suchen in dem eingreifenderen Behandlungsverfahren (Transfixation!) und der Behandlungsdauer (6 Wochen Bettruhe, anschließend 6 Wochen Gehgipsverband).

Bei allen angeführten Behandlungsverfahren (außer Gehgips und Achillotenotomie) wurden — am häufigsten für die Zeit von etwa 6 Wochen — ein, bei der Transfixation sogar 2 Nägel im Fersenbein belassen. Diese Anwesenheit von metallischen Fremdkörpern wirkt sich erfahrungsgemäß auf den Grad des Kalkschwundes nur ungünstig aus.

Es ist mir bei der Durchsicht der Röntgen-Bilder der im Doppelnagelgipsverband behandelten Verl. nicht allein die Stärke des Kalkschwundes, sondern auch die unverhältnismäßig lange Dauer, während der er bestand, aufgefallen. Der Grund hierfür ist erstens darin zu suchen, daß durch die von den beiden Nägeln unterhaltene Spannung sich die Gelenkflächen beider Sprunggelenke nicht nur nicht berühren, sondern auch aus demselben Grunde nicht belastet werden konnten, daß zweitens in der zwischen den beiden Nägeln transfixierten Knochensubstanz jede Stauchung fehlte, wozu noch drittens die Anwesenheit zweier Nägel mit ihrer Wirkung als metallische Fremdkörper kam.

Die Rückbildung des Kalkschwundes ist ausschließlich eine Auswirkung der Funktion des betroffenen Gliedes. Von dem Grade der Funktion hängt ausschließlich die Wiedererlangung einer ungestörten Zirkulation ab. Dabei spielt auch hier wieder das Alter eine Rolle; Jugendliche werden auch die durch eine längere Ruhigstellung hervorgerufene Einschränkung der Gelenksbeweglichkeit infolge der größeren Elastizität der Bänder und Gelenkkapseln schneller überwinden, zum Teil werden sie in einem gewissen Ehrgeiz trachten, ihren Sport wieder aufzunehmen; ihr geringes Gewicht wird sich insofern bei der Belastung des verletzten Fersenbeins auch günstiger auswirken als die geringere Belastung sicher weniger Schmerzen hervorrufen wird. Verzögert kann die Rückbildung des Kalkschwundes werden in Fällen, in denen neben der Schwere des Fb. auch noch Schädigungen der Zirkulation infolge des Unfalls oder bereits früher vorhandener (periphere Arteriosklerose!) vorliegen; trotz eines guten anatomischen Ergebnisses wird das entsprechende funktionelle Ergebnis ausbleiben, was sich auf die Rückbildung des Kalkschwundes im Sinne einer Verzögerung oder sogar eines Ausbleibens der völligen Rückbildung auswirken wird. Schwerere Nebenverletzungen, die erhebliche Beeinträchtigung der körperlichen Leistungsfähigkeit zur Folge hatten, werden sich in gleichem Maße ungünstig auf den Rückgang des Kalkschwundes auswirken. Endlich wird bei alten (oder frühzeitig gealterten) Leuten der Körper einfach nicht mehr in der Lage sein, den Kalkschwund noch vollständig zu beheben. Es kann auch schließlich — was sicherlich selten ist — der Grund für eine übermäßig lange Dauer des Kalkschwundes in dem Nichtwollen des Verl. — zum Teil dadurch, daß er auswärts wohnt und damit der laufenden Kontrolle der Ambulanz entzogen ist — liegen, wenn er seinerseits die Übungen nicht ausführt und wenig herumgeht.

Infektionen wirken sich nur dann auf den Grad und die Dauer des Kalkschwundes im ungünstigen Sinne aus, wenn sie schwereren Grades gewesen sind. Serösen Infektionen kommt in dieser Hinsicht kaum eine Bedeutung zu.

Zusammenfassung: Die Behandlung der Fb. der Gruppen IV bis VIII hat in der Mehrzahl (fast zwei Drittel) der Fälle einen starken Kalkschwund zur Folge. Die Dauer des Kalkschwundes beträgt durchschnittlich 6—12 Monate (nach Entfernung des ruhigstellenden Verbandes).

Schindler hat in einem Fünftel seiner Fälle („fast ausnahmslos schwere Fälle") einen Kalkschwund festgestellt. Diese Zahl ist gering. *Werner*, der nicht einrichtet, spricht von 2 Fällen, bei denen er bei der Nachuntersuchung — ein halbes Jahr nach dem Unfall — noch Kalkschwund festgestellt hat. *Bode* ist unter seinem Verletztengut „die noch stets lang anhaltende Knochenatrophie" aufgefallen, „welche oft in der fleckigen *Sudek*schen Form auftritt". *Felsenreich* sieht in der Knochenatrophie, „welche sich nach der Transfixation so gern einstellt", die Hauptursache des contracten Plattfußes. An einer anderen Stelle wiederholt er seine Feststellung mit anderen Worten.

Auf die letztere Behauptung wird anläßlich der Besprechung der Arthrosis deformans nach Fb. näher eingegangen werden.

Der traumatische Plattfuß[1] entsteht bei Stauchungs- und Trümmerbrüchen des Fersenbeins (Gruppe IV—VIII). Durch das Einstauchen des Sprungbeins in das Fersenbein, und durch den Zug der Achillessehne am hinteren Fragment, wird sein mittlerer Anteil in die Fußsohle gedrückt, der Tubergelenkswinkel entsprechend verringert, aufgehoben oder gar negativ. Jeder frische Trümmer- oder Stauchungsbruch bedingt einen traumatischen Plattfuß — es sei denn, daß die einstauchende Gewalt nur gering blieb und dadurch den Tubergelenkswinkel nur wenig verändert. Wird in letzterem Falle der Fb. nicht oder nur unzureichend behandelt, so entwickelt sich der traumatische Plattfuß später noch durch die Stauchung (beim Gehen), andererseits durch den Zug der Achillessehne. Der traumatische Plattfuß ist also eine Folge:

a) der Einstauchung des Sprungbeins in das Fersenbein bei der Entstehung des Fb. (Unfallfolge),

b) einer fehlenden oder ungenügenden Behandlung (Behandlungsfolge).

Die Behandlung des frischen Trümmer- oder Stauchungsbruches zielt in erster Linie auf die Beseitigung des traumatischen Plattfußes (Herstellung des normalen Tbgw.) ab, bzw. auf die Vermeidung seines nachträglichen Eintretens unter der Behandlung.

Bei einzelnen Bruchformen (besonders Gruppe VI) ist dieses Ziel manchmal nur unvollständig zu erreichen, immer jedoch in dem Maße, daß der traumatische Plattfuß beseitigt wird.

Gründe (zu b), die zur Unterlassung der Behandlung oder zu einer unzureichenden Behandlung führen konnten, sind:

1. Fehldiagnose (Verkennung der Fraktur überhaupt, Verkennung der Schwere der Fraktur).

---

[1] Zu den traumatischen Plattfüßen sind alle diejenigen Fälle gerechnet, die einen Tubergelenkswinkel von 0 und unter 0° aufweisen. Das erwies sich aus dem Grunde für zweckmäßig, um für die ganze Arbeit eine einheitliche Definition eines traumatischen Plattfußes zu haben.

2. **Behandlungsfehler** (Wahl eines der Art des Fb. nicht entsprechenden Behandlungsverfahrens, zu kurze Ruhigstellung!).

3. **Schwere Infektion** (während der Behandlung des Fb.).

4. **Gegenanzeigen** (schwere Stoffwechselleiden, organische und Gefäßerkrankungen, Kreislaufschwäche bei hohem Alter u.a.m., schwere Nebenverletzung) gegen bestimmte Behandlungsmethoden (Doppelnagelgipsverband, Dauerzugverfahren).

1. Die absolute **Fehldiagnose** eines Trümmer- oder Stauchungsbruches wird weder klinisch, noch viel weniger röntgenologisch zu befürchten sein, eher noch die Fehldiagnose bei Fissur. Eine Verkennung der Schwere des Fb. wird dem am wenigsten unterlaufen, der über eine gewisse Erfahrung in der Fersenbeinbruchbehandlung verfügt.

2. **Behandlungsfehler** werden sicherlich eine häufige Ursache bei der Entstehung des traumatischen Plattfußes (auch nach guter Einrichtung) sein: An erster Stelle die zu kurz befristete Ruhigstellung, bzw. zu früh erfolgende Belastung, ein Fehler, den auch wir mangels größerer Erfahrung im Anfang gemacht haben.

3. Über die Häufigkeit der **Infektionen** und deren Auswirkung auf die Entstehung des traumatischen Plattfußes (bei unseren Verl.) s. S. 112ff.

4. Die durch einzelne Behandlungsverfahren (Doppelnagelgips- und Dauerzugverfahren) bedingten **Gegenanzeigen** sind nicht so sehr durch das Verfahren selbst bedingt, als durch die etwa 6—7wöchige Frist der Bettruhe, die diese Methoden erfordern. Selbst schwere Nebenverletzungen, wie Wirbelbrüche und offene Unterschenkelbrüche, bilden in der Regel keine Gegenanzeige gegen die eben angeführten Behandlungsarten.

Nur in einem Falle aus unserem Verletzungsgut (206, VIII, 1), einem Wirbelbruch mit Lähmung von Blase, Mastdarm und beiden Beinen, wurde von einer eingreifenderen Behandlung abgesehen — beide Unterschenkel (doppelter Fb.!) wurden auf eine *Braun*sche Schiene gelagert. Die Folge war ein negativer Tbgw. beiderseits, der später durch Keilosteotomie des Fersenbeins ohne ein günstiges funktionelles Ergebnis gebessert wurde.

Von unseren 33 traumatischen Plattfüßen (unter 178 Verl. mit Stauchungs- und Trümmerbrüchen) entstanden durch:

1. Fehldiagnose 0
2. Behandlungsfehler (unzureichende Behandlungsart, zu kurze Ruhigstellung). 17
3. Infektion 5
4. Gegenanzeigen 6
5. Andere Ursachen 5
____
33

Zu 5: In 2 Fällen gelang die Einrichtung nur unvollständig: Ein Fall der Gruppe VI, der nur bis zu einem Tbgw. von 5° aufgerichtet werden konnte, welcher im Gehgipsverband um 5° auf 0° zurückging (189, 5, VI); der andere betraf den schwersten offenen Trümmerbruch, den wir je behandelt hatten, der sich nur auf einen Winkel von 0° aufrichten ließ, welcher Winkel unter der Belastung im Gehgipsverband (Adipositas permagna) um 10° zurückging (224, VIII, 29). Bei einem weiteren Fall mit einem doppelseitigen Fb. mußte die Transfixation (auf der linken Seite) und die Drahtextension (auf der rechten Seite) beide nach 3 Wochen wegen schwerer Zirkulationsstörungen entfernt werden. Schon bei der Einlieferung des 35jähr. Verl. war weder rechts noch links der Puls der Art. dors. ped. zu fühlen, die aktive Beweglichkeit der Zehen und übrigen Gelenke beider Füße ganz aufgehoben; beide vorderen Sprunggelenke waren bereits primär durch eine genuine starke Arthrosis deformans geschädigt (204, VII, 23). In einem anderen Falle — eines offenen Fb. — mußte, da die Nähte rissen, von einer Fortsetzung des Dauerzuges abgesehen werden (58, IV, 15). Schließlich ist bei dem letzten Fall eines (doppelseitigen) Fb. auf der einen Seite trotz einer 5wöchigen Transfixations- und anschließenden 6wöchigen Gehgipsbehandlung der Tbgw. von 20° (nach der Einrichtung) auf 0° zurückgegangen, während er auf der anderen Seite 15° nach der Einrichtung 20°) beträgt (194, VII 3,). Dieses Ereignis steht in unserem Material vereinzelt da. Der Verl. geht als Geschäftsdiener vollkommen beschwerdefrei seinem Beruf nach.

Die 17 unter 2 aufgeführten Fälle fallen in die Jahre 1926—1931. Die Erklärung hierfür liegt im wesentlichen darin, daß wir einmal im Jahre 1926 noch nicht in der Lage waren, Fb. einzurichten und sie nur im Gehgipsverband behandelten, zum anderen aber, daß wir später, nach 1926, hinsichtlich der Dauer der Ruhigstellung bei dem Dauerzug — die Transfixation üben wir erst seit dem Jahre 1932 aus — keine genügende Erfahrung gesammelt hatten, sie dementsprechend immer zu kurz war. Die Achillotenotomie (3 Fälle) hat die in sie gesetzten Erwartungen nicht erfüllt: der Zug der Achillessehne war trotz der operativ erreichten Verlängerung nicht aufgehoben, andererseits blieb ja die Stauchung beim Gehen bestehen. Der Gehgipsverband allein als Behandlung eines Stauchungs- oder Trümmerbruches muß von vornherein hinsichtlich der Erhaltung des Tbgw. versagen, weil sich ja die dauernde Stauchung beim Gehen ständig im Sinne der Verminderung des Tbgw. äußert.

Die Ausheilung eines Fb. in einen traumatischen Plattfuß ist somit immer eine Behandlungsfolge, deren Ursachen, so sie Behandlungsfehler sind, sich vermeiden lassen. In unserem Verletztengut verursachten die Behandlungsfehler zwei Drittel aller Fälle von traumatischem Plattfuß. In dem übrigen Drittel (11 Fälle) wird man zugunsten ernsterer, zum Teil lebensbedrohender Komplikationen, den traumatischen Plattfuß als Behandlungsfolge in Kauf nehmen müssen. Innerhalb der Gesamtzahl aller Verl. mit Trümmer- und Stauchungsbrüchen (Gruppe IV—VIII) insgesamt 178, machen diese 11 Verl. einen Anteil von 6% aus. Bei entsprechender Behandlung wird also der traumatische Plattfuß als Folge eines Fb. mit nur 6% aller Trümmer- und Stauchungsbrüche (in unserem Verletztengut) nur wenig ins Gewicht fallen.

Der contracte „Platt"fuß. Unter dieser Bezeichnung versteht man allgemein die Form des Pes plano-abducto-valgus.

Als Folgezustand eines Fb. haben wir ihn unter unseren Verl. nur vereinzelt und dann auch nur bei alten, insbesondere körperlich schweren Verl. gesehen. Dabei waren sowohl der Grad des Plattfußes wie der der Abduktionsstellung gering, ebenso beschränkte sich die Kontraktur meist auf das untere Sprunggelenk. Die Ursache als Folgezustand nach einem Fb. war auch in den meisten Fällen recht zweifelhaft, da fast immer am anderen Fuß ebenfalls ein Pes plano-abductus vorhanden war.

Häufiger — im ganzen bei 9 Verl. — sahen wir eine andere, schon was den Grad der Kontraktur anlangt, weit schwerere Form eines contracten Fußes: deutliche Varusstellung des Fußes mit leichter Einwärtsdrehung des ganzen Fußes, vollständige Sperre im unteren und vorderen Sprunggelenk, eingeschränkte Zehenbeweglichkeit, häufig auch Einschränkung der Beweglichkeit im oberen Sprunggelenk, Belastung auf dem Sohlenaußenrand. Dabei war in fast allen Fällen das Fußgewölbe gut erhalten, so daß der Ausdruck contracter „Plattfuß" fehl am Platze ist. *Tyrell* hat diese Fußhaltung — ohne Sperre des vorderen Sprunggelenks — treffender als „Schonungshaltung" bezeichnet und beschrieben.

Die Ursache dieser schweren, contracten Fußdeformität, liegt ausschließlich in der Schwere der primären Schädigung durch den Fb. einerseits, zum anderen auch in einer während der Behandlung hinzugekommenen Schädlichkeit begründet. Während der Behandlung des Fb. schon bestehende Störungen der Zirkulation — insbesondere periphere Arteriosklerose! — haben an seiner Entwicklung bestimmenden Einfluß.

Wenn hier von der Schwere des Fb. die Rede ist, so ist nicht so sehr an den Knochenbruch selbst gedacht, über den allein das Röntgenbild nur Aufschluß gibt, als vielmehr an die damit einhergehende Zirkulationsschädigung und die Zerreißung von Band und Kapselapparat. Die Zirkulationsschädigung gibt sich in den meisten Fällen in einem Fehlen des Pulses der Art. dors. ped. kund. Über die Schwere des Band- und Kapselschadens sind wir nur auf Vermutungen angewiesen.

Unter den während der Behandlung hinzukommenden Schädlichkeiten sind im wesentlichen schwere Infektionen, die Ursache einer Induration des Gewebes und meist auch eines starken Kalkschwundes sind, anzuführen.

Die folgende Zusammenstellung unserer 9 Verl. mit Fußkontraktur (mit Ausnahme der Verl. des Jahres 1935, über deren Befunde wegen der zu kurzen Zeitspanne zwischen dem Abschluß der Behandlung und dem Zeitpunkt der Nachuntersuchung noch keine verbindlichen Schlüsse gezogen werden sollen) gibt Aufschluß über Alter, Gruppe, vermeintliche Ursache (evtl. begünstigende Momente) und sonstige Einzelheiten.

Lfd.Nr., Nr. in d. Gruppe	Name	Alter in Jahren	Vermeintliche Ursache bzw. begünstigendes Moment	Wiederaufnahme der Arbeit	Bemerkungen
1 (17) V	Sch. J.	60	Infektion	nein	
2 (18) V	E. S.	50	Infektion	ja	
3 (19) V	N. F.	46	Infektion	nein	
4 (2) VI	R. R.	21	Zirkulations-, Band- u. Gelenkschaden	ja	Spielt Tennis, läuft Ski.
5 (13) VII bds.	H. G.	35	Zirkulations-, Band- und Gelenkschaden, prim. kein Puls d. Art. dors. ped! prim. Arthrosis i. vorderen Sprunggelenk	nein	Bds. traumatischer Plattfuß.
6 (19) VIII	N. F.	47	Zirkulations-, Band- und Gelenkschäden, schwere Nebenverletzungen dess. Fußes	nein	Offener Fb.! Cum fract. oss. navicul. ped. et cuboid. et lux. ped. dors. in articul. Chopart eiusdem ped.
7 (46) V	H. F.	64	Arteriosklerose! Band- und Gelenkschaden	nein	
8 (49) V	Sch. J.	42	Infektion	ja	
9 (46) V	B. K.	46	Infektion	nein	

Es ist naheliegend, an einen Einfluß der Behandlungsart auf die Ausbildung eines contracten Fußes zu denken. Alle 9 Verl: wurden entweder mit dem Dauerzugverfahren oder der Transfixationsmethode behandelt — dabei scheiden zunächst die Infektionen aus. Sicherlich wirkt sich der starke Zug bei der Einrichtung auf die ohnehin schon stark geschädigten Zirkulationsverhältnisse, Bänder und Gelenke nur im ungünstigen Sinne aus. Es drängt sich nur dabei die Frage auf, ob man den betreffenden Verl. ohne Einrichtung und entsprechende Behandlung seinem Schicksal überlassen sollte (s. insbesondere Fall 6 der Zusammenstellung), oder ob man ihm durch die Einrichtung einen immerhin brauchbaren Fuß erhalten soll. 3 von den 9 Verl. haben ihre frühere Arbeit wieder aufgenommen, bei zwei weiteren spielt das hohe Alter sicher eine bestimmende Rolle für die Wiederaufnahme der Arbeit im negativen Sinne. Der jugendliche Verl.

läuft Ski, spielt Tennis; nur ein Verl. — mit den doppelten Fb. — kam mit Stockhilfe zur Nachuntersuchung.

Gegenüber der Unterlassung jeglicher oder völlig ungenügender Behandlung dieser schwersten Fb im Gipsverband ist der Ausgang der eingreifenderen Behandlung in einen contracten Fuß für den Verl das kleinere Übel.

Über die evtl. Verhütung des contracten Fußes durch eine entsprechende Nachbehandlung (*Felsenreich*) werden wir bei der Besprechung der Arthrosis deformans eingehend zu sprechen haben.

d) Gelenkschäden.

1. Arthrosis deformans. Sie ist die häufigste Schädigung überhaupt nach einem Stauchungs- oder Trümmerbruch. In erster Linie ist das untere Sprunggelenk, weniger häufig das Calcaneo-Cuboid-Gelenk befallen. In den anderen Gelenken im Bereiche des Fußes — als Folge eines Fb. — haben wir sie niemals beobachtet.

Nur in einem Falle, in dem der Fb. (Gruppe II) nur eine geringe Komplikation bedeutete, hatte sich infolge des gleichseitigen Sprungbeinbruches eine starke Arthrosis deformans im oberen Sprunggelenk ausgebildet.

Im unteren Sprunggelenk ist die Ausbildung einer Arthrosis deformans dann gegeben, wenn es nicht gelingt, die gebrochene Gelenkfläche des Fersenbeins genau einzurichten und dieses Ergebnis zu erhalten. Dies wird um so schwerer sein, je zahlreicher einmal die durch das Gelenk verlaufenden Bruchlinien sind, und je stärker die Verschiebung der Bruchstücke innerhalb der Gelenkfläche ist. Dabei fällt gerade beim unteren Sprunggelenk stark ins Gewicht, daß (sowohl die Sprungbein- wie) die Fersenbeingelenkfläche in einzelne Abschnitte unterteilt ist — die laterale, vordere und hintere Gelenkfläche —, deren Grad der Konvexität bzw. Konkavität, nicht allein verschieden ist; sie liegen nicht im gleichen Niveau, vor allem springt die laterale am weitesten nach oben vor, und schließlich sind noch die einzelnen Gelenkabschnitte in ihren Flächen gegeneinander geneigt. Diese Besonderheiten einer derart gestalteten Gelenkfläche — dazu kommt noch der straffe Kapsel- und Bandapparat zwischen Sprungbein und Fersenbein — werden es nur in besonders günstig gelagerten Fällen erreichen lassen, daß mit der Einrichtung eine in ihrer anatomischen Form normale Gelenkfläche wiederhergestellt wird. Am häufigsten noch wird das bei einer Anzahl der Fälle der Gruppe IV der Fall sein, fast ausnahmslos wird das bei den Fällen der Gruppen V—VIII nicht eintreten.

Wenn aber die abgebrochene laterale Gelenkfläche des Fersenbeins gegen die Fußsohle zu gedreht und verlagert ist, und nicht mehr in Zusammenhang mit dem Fersenbeinkörper steht, so gibt es kein Mittel, sie wieder an ihre Stelle zu bringen. — Über erfolglose Versuche, das Ziel mittels einer Hebelung mit einem Nagel zu erreichen, und ihren traurigen Ausgang in eine Infektion, ist bereits oben berichtet (125, 126, 127, V).

Ist eine genaue anatomische Wiederherstellung der Gestalt der Gelenkfläche nicht gelungen, so überragen Knochen und Knorpelkanten eines Bruchstückes die benachbarte Bruchfläche. Unter der Belastung wird die Sprungbeingelenkfläche fest auf diese Kanten gedrückt. Die Folge ist eine Zerstörung des Knorpels und des subchondralen Knochens. Durch die Verwerfung der Fersenbeingelenkfläche werden außerdem einzelne Partien der Gelenkflächen sich gar nicht mehr berühren, andere wiederum allein belastet sein. Durch den fehlenden gleichmäßigen Gelenkschluß an allen Stellen des Gelenkes werden Verschiebungen des Fersenbeins gegen das Sprungbein — vor allem in seitlicher Richtung — eintreten können, die wiederum den — durch den Fb. bereits geschädigten — Kapsel- und Bandapparat in den Narben durch Zerrungen dauernd irritieren. Damit ist die schmerzhafte Arthrosis deformans geschaffen.

In einer Anzahl der Fälle stellt sich durch das Tiefertreten des Sprungbeins in den Fersenbeinkörper das Sprungbein mit seinem vorderen Anteil in eine mehr horizontale Lage ein. Die Folge ist, daß der Proc. ant. des Sprungbeins das Kahnbein überragen wird, welcher Umstand in seltenen Fällen eine Arthrosis deformans dieses Gelenkes verursachen kann. Häufiger kommt es zu einem ähnlichen Zerrungsschaden mit den gleichen Folgen im Calcaneo-Cuboid-Gelenk. Wir sehen die Arthrosis deformans dieser Gelenke meist bei älteren Leuten. Es scheint, daß hier das Alter mit seiner Disposition zur Arthrosis deformans einen bestimmenden Einfluß ausübt.

Im unteren Sprunggelenk bleibt die Arthrosis deformans in der Regel auf rein destruktive Prozesse beschränkt. Zackenbildungen u. dgl. fehlen. Diese fehlenden Zackenbildungen wie auch die Unmöglichkeit, das untere Sprunggelenk so darzustellen, ohne daß die beiden Gelenkflächen sich überschneiden, machen eine röntgenologische Diagnose der Arthrosis deformans des unteren Sprunggelenkes schwer. Sie ist aber klinisch durch die eingeschränkte oder aufgehobene Beweglichkeit im Gelenk, den beim passiven Versuch der Rollbewegung im Gelenk entstehenden Schmerz, vor allem in Verbindung mit der Anamnese — schmerzhaftes Gehen auf unebenem Boden, Abrutschen des Fußes über die Stiege u. a. m. — nicht zu verfehlen.

Die Arthrosis deformans klinisch durch die bekannten Reibegeräusche nachzuweisen, scheitert fast immer an dem festen Schluß des unteren Sprunggelenkes. Dieses hat schon in ungeschädigtem Zustand einen ziemlich festen Gelenkschluß: nach der Schädigung des Bandapparates durch den Fb. verhindern neben der anatomischen Umformung des Gelenkes die straffen schmerzhaften Narben in den Bändern eine Gelenksbewegung je nach dem Ausmaß des Schadens.

In einer nicht geringen Anzahl von Fällen ist im seitlichen Röntgenbild mit zeitlich größerem Abstand von der Verletzung eine zunehmende, stets regelmäßig ausgestaltete Verlängerung des hinteren Fortsatzes des Sprungbeins parallel zum Fersenbein zu sehen (s. Abb. 3b und 22b). Es handelt sich hier um einen reparativen Vorgang im Gelenk, der mit einer Arthrosis deformans (als Ausdruck eines Schadens) nichts gemein hat. Die tragfähige Gelenkfläche erfährt eine Vergrößerung. Man sieht dieselbe Erscheinung nicht selten auch nach Sprungbeinbrüchen.

Die Arthrosis deformans im vorderen Sprunggelenk hingegen ist infolge der Zerrung der Bänder rein proliferativer Natur. Es kommt sowohl vom Proc. ant. des Sprungbeins wie von dem des Fersenbeins ausgehend zur Bildung einer das Kahn- bzw. Würfelbein fußrückenwärts überragenden lippenförmigen Knochenausziehung, die röntgenologisch im seitlichen Bild immer gut darstellbar ist (Abb. 25 und 28b).

Der Grad der Arthrosis deformans im unteren Sprunggelenk ist vor allem abhängig von dem Ausmaß der Verwerfung der frakturierten Gelenkfläche. Höheres Alter wird nicht allein die Beschwerden, sondern auch — infolge der größeren Knochenbrüchigkeit — die Ausbildung der Arthrosis deformans verstärken, da der Knorpel ohnehin schon im Alter durch Abnutzungsvorgänge anatomisch oft geschädigt ist. Ferner werden sich das größere Gewicht bei der Belastung, dann aber auch ein gewisses Unvermögen, die veränderten statischen Verhältnisse nach den Fb. in etwa auszugleichen, ungünstig auswirken.

Bei den folgenden zahlenmäßigen Angaben über die freie bzw. gesperrte Beweglichkeit im unteren Sprunggelenk der nachuntersuchten Verl. der Gruppen IV bis VIII (Trümmer- und Stauchungsbrüche) ist der Jahrgang 1935 nicht mitberücksichtigt: die Zeitspanne, die zwischen dem Abschluß der Behandlung — meist 1—1½ Jahr — und dem Zeitpunkt der Nachuntersuchung liegt, ist zu kurz, um bereits diesen Befund, den die Verl. nach Ablauf dieser Frist bieten, als endgültig zu werten. *Kazda* und auch *Werner* fordern eine Zeitspanne von 2—3 Jahren, in der alle Schäden nach einem Fb., soweit sie reversibel sind, auch geschwunden sind. Erst nach Ablauf dieser Frist wird man in der Lage sein, im Befund Endgültiges über den Erfolg der Behandlung auszusagen. Wir haben uns bei unseren eigenen Nachuntersuchungen von der Berechtigung dieser Forderung überzeugen können.

Die Bewegung im unteren Sprunggelenk war:

	Frei	Gehemmt	Gesperrt	Insgesamt
Gruppe IV	14	16	8	38 Verl.
„ V	3	16	29	48 „
„ VI	—	2	5	7 „
„ VII	—	4	4	8 „
„ VIII	—	6	4	10 „
	17 (15%)	44 (40%)	50 (45%)	111 Verl. (100%)

Die Zahlen der Gruppe IV geben insofern ein schiefes Bild, als hier auch die extraartikulären, nur den Fersenbeinkörper betreffenden Brüche enthalten sind. Nach den oben über die Entstehung der Arthrosis angeführten Gründen haben sie niemals eine Arthrosis deformans zur Folge, ein Befund, der, wie die große Tabelle im einzelnen angibt, regelmäßig bei unseren Nachuntersuchungen erhoben wurde. Daraus erklärt sich der hohe Anteil (mit fast 33%) dieser Gruppe an den frei beweglich gefundenen Gelenken. Die übrigen Gruppen V—VIII, deren Charakteristikum gerade der intraartikuläre Bruch ist, geben ein getreues Bild der wirklichen Verhältnisse bei den rein intraartikulären Brüchen. Bei 78 Verl. war die Beweglichkeit gehemmt oder gesperrt, d. i. 96%. Bei nur 3 Verl. war das Gelenk frei beweglich befunden worden, d. i. 4%.

Wir sind also nur in etwa 4% aller Fälle in der Lage gewesen, anatomisch genau das Gelenk wiederherzustellen. Dieses Ergebnis scheint auf den ersten Blick sehr schlecht zu sein. Berücksichtigt man das über die — besonders der genauen Einrichtung der Bruchstücke im Wege stehenden — Besonderheiten des unteren Sprunggelenkes Gesagte, so kann diese Zahl nicht überraschen.

Ohne den später folgenden Angaben über die Wiederaufnahme der Arbeit vorzugreifen, soll hier kurz bemerkt werden, daß etwa $^3/_4$ aller Verl. mit aufgehobener oder eingeschränkter Beweglichkeit zu ihrer früheren Arbeit zurückgekehrt sind, etwa $^1/_4$ ihren früheren Beruf nicht wieder aufgenommen haben. Diese Zahlen sind unabhängig vom Alter der Verl. gewonnen.

Unter den 70 Verl. mit eingeschränkter bzw. gesperrter Beweglichkeit sind 6, die sich bei der Befragung als vollkommen beschwerdefrei bezeichnet haben. Je 2 gehören den Gruppen IV, V und VI an. Einer von diesen hat einen doppelten Fb. (Gruppe V) mit einer intraartikulären Fraktur des distalen Tibiadrittels auf der einen Seite. 4 von den 6 Verl. haben ihren gewohnten Sport wieder aufgenommen — natürlich auch ihren früheren Beruf —. 5 Verl. stehen im 3. Lebensjahrzehnt, eine Verl. im 5.

Da unter dem Einfluß der Arthrosis deformans im unteren Sprunggelenk auf die Funktion die Sperre oder zumindest stark herabgesetzte Beweglichkeit des Gelenkes in der Regel eine schmerzhafte ist, werden die Verl. eine Bewegung im unteren Sprunggelenk ohnehin zu vermeiden suchen. Sie wählen sich auf ihren Wegen einen möglichst ebenen Boden, auf dem die Gefahr einer Rollbewegung im Gelenk nicht so groß ist. Auf weichem Boden, z. B. auf dem Lande, haben sie ebenfalls geringere Schmerzen von ihrer Arthrosis deformans, da der Boden bei jedem Tritt dem Fuß nachgibt. Dagegen ist das Gehen auf unebenem harten Boden, das Steigen und Leitersteigen für sie besonders schmerzhaft. Noch jüngere Leute, durchschnittlich bis etwa zum 4. Lebensjahrzehnt, vermögen sich weitgehend dieser Gelenksperre anzupassen — vor allem oberes aber auch die anderen Gelenke des Fußes, sind ja nicht beeinträchtigt. So kommt es, daß noch etwa $^3/_4$ dieser Verl. zu ihrem Beruf zurückkehren, wenngleich sie natürlich auch nicht vollkommen beschwerdefrei sind.

Felsenreich sieht in der ungenügenden Nachbehandlung die Ursache zur Entstehung der „posttraumatischen Arthritis". Er folgert daraus, Verl. mit Fb. in Spitalbehandlung in zweckmäßigerer Weise, als bisher geschehen ist, nachzubehandeln. Wir haben oben aufgezeigt — auf Grund unserer Nachuntersuchungen und praktischer Erwägungen —, daß jeder bestehenbleibenden Gelenksverwerfung die Arthrosis deformans folgen muß. Da noch eine Abänderung zu schaffen, ist trotz und unabhängig jeder Nachbehandlung, unmöglich. Die Arthrosis deformans ist eine Folge ausschließlich des Fb., nicht Folge einer fehlerhaften Nachbehandlung. Er sieht die Ursache der Arthrosis deformans vor allem in „der übermäßigen Beanspruchung atrophischen Knochens und der schwer geschädigten Gelenke nach Abschluß der Fixationsperiode". Soweit er unter den „schwer geschädigten Gelenken" die Verwerfung der Gelenkfläche versteht, stimmen wir mit ihm überein. Diese Schädigung bleibt aber irreversibel trotz aller Nachbehandlung. Wir haben auch nach extraartikulären Fb. — vor allem bei alten Leuten — einen schweren Kalkschwund gesehen: niemals hat dieser eine „posttraumatische Arthritis" zur Folge gehabt. Trotz ihres starken Kalkschwundes haben diese Gelenke ausnahmslos ihre frühere Beweglichkeit wieder erhalten. Auch „die Überbelastung beim Gehen ohne Gips" ist keine Ursache einer Arthrosis deformans; gewiß wird diese eine Schädigung der Gelenke — nicht allein des betroffenen unteren Sprunggelenks — hervorrufen, jedoch werden diese Schäden weitgehend besserungsfähig sein.

Bei der Entstehung des „contracten Plattfußes" Pes planoabducto-valgus, den wir nur in vereinzelten Fällen bei ausnahmslos älteren Verl. in geringem Maße ausgebildet gesehen haben, hält

Felsenreich „die Kontraktur als die Folge der Irritation des unteren Sprunggelenkes". Wir folgen ihm hierbei — doch bleibt trotz aller Nachbehandlung die Irritation infolge der vorhandenen Arthrosis deformans weiter bestehen, und sie wird dauernd „auf dem Wege des Reflexbogens ausgelöst". Wir haben schon erwähnt, daß es den meisten Verl. gelingen wird, sich den veränderten Verhältnissen im unteren Sprunggelenk in unterschiedlichem Grade bei der Abwicklung des Fußes anzupassen.

Wir sind in der Lage, die „den Reflexbogen auslösende Komponente" — den bei den Rollbewegungen entstehenden Schmerz — auszuschalten, indem wir das Gelenk operativ versteifen (Arthrodese des unteren Sprunggelenkes).

Wir wollen hier an dieser Stelle schon betonen, daß auch wir Anhänger einer zweckmäßigen Nachbehandlung sind. Wir dürfen nur nicht die Nachbehandlung als fehlerhaft oder ungenügend bezichtigen, dann, wenn wir uns gern über unser eigenes Unvermögen in der Erreichung eines guten Ergebnisses hinwegtäuschen wollen. Wir müssen uns eben mit dem Erreichbaren zufrieden geben — und wir vermögen heute die größte Gefahr, die dem Verl. mit einem Fb. gedroht hat, zu bannen: den traumatischen Plattfuß. Die Wiederherstellung eines anatomisch einwandfreien Sprunggelenkes ist uns sehr häufig versagt, aus der Unzulänglichkeit der Mittel, die uns zur Verfügung stehen, gleich, ob es sich um die blutige oder unblutige Behandlung des Fb. handelt.

Im übrigen ist ja nicht beim Fb. allein, sondern bei allen übrigen intraartikulären Brüchen — vor allem der unteren Extremität — in unterschiedlichem Ausmaße das Eintreten einer Arthrose oft nicht zu vermeiden, trotz aller Nachbehandlung. (Trümmerbruch des Tibiakopfes — Sprungbeinbruch usw.).

Werner hält noch (1930) die Arthritis für nachträglich bedingt, verkennt vor allem noch die Ursache der Beeinträchtigung der Bewegung im unteren Sprunggelenk, die er „oft und ziemlich stark" fand.

Die Ankylose eines Gelenkes kann eintreten nach einer schweren Schädigung des Gelenkes: a) nach Infektion eines offenen Bruches, b) nach einer Infektion eines geschlossenen Bruches durch Nagelstörungen u. a. m. Wir haben eine Gelenksinfektion nach einem offenen Bruch nicht gesehen, wohl aber eine solche durch Eingehen eines Nagels in das untere Sprunggelenk. In diesem Falle kam es wohl zur schweren Infektion und Ausbildung einer Arthrosis deformans, nicht aber zur Bildung einer Ankylose. Es scheint, daß gerade beim unteren Sprunggelenk die Möglichkeit der Ausbildung einer Ankylose gering ist. Dagegen haben wir unter unseren Fällen von Stauchungs- und Trümmerbrüchen eine Verl., die nach vollkommen ungestörtem Heilverlauf bei der Nachuntersuchung klinisch und — was das vordere Sprunggelenk anlangt, auch röntgenologisch — eine Ankylose des vorderen und unteren Sprunggelenkes aufwies. Oberes Sprunggelenk und sämtliche übrigen Gelenke des Fußskelets waren im vollen Umfang frei beweglich. Die Verl. (214, 9, VIII) ist vollkommen beschwerdefrei, macht Bergtouren von unbegrenzter Dauer ohne jeden Schmerz.

Den Grund dafür, weshalb es gerade in diesem einzigen Falle zur Ankylose des unteren und vorderen Sprunggelenkes gekommen ist, vermögen wir nicht anzugeben. Möglicherweise ist sie auf dem Boden der Arthrosis deformans entstanden — dafür spricht der röntgenologische Befund, wie er bei der Arthrosis deformans des vorderen Sprunggelenkes bereits beschrieben wurde, der hier auch gefunden wurde, aber mit der knöchernen Vereinigung der vom Sprungbein bzw. vorderen Fortsatz des Fersenbeins ausgehenden Knochenleiste mit dem Kahnbein bzw. Würfelbein. Der Grad des Fb. war gewiß ein schwerer; aber das kann nicht die Ursache sein — wir haben viel schwerere Fb. gesehen, bei denen es jedoch nicht zur Ankylose gekommen ist.

Dieser ohne unser Zutun in eine Ankylose ausgeheilte Fall eines Fb. legt es uns gerade auf Grund der Tatsache, daß der Fuß in seiner Funktion schmerzfrei ist, nahe, durch eine operative Maßnahme (Arthrodese) den gleichen Erfolg anzustreben, ein Vorschlag, der in letzter Zeit vornehmlich von Chirurgen aus Südamerika gemacht wurde. Wir haben in letzter Zeit bei starken arthrotischen Beschwerden die Arthrodese des unteren Sprunggelenkes nach abgeschlossener Behandlung des Fb. mit gutem Erfolg ausgeführt.

In dem uns zugänglichen Schrifttum fand sich nicht ein einziger Fall einer Ankylose nach Fb., weder als Folge einer Infektion noch, wie in unserem Falle, wahrscheinlich auf dem Boden der Arthrosis deformans. Es wird sicher der Ausgang eines Fb. in eine Ankylose auch eine Seltenheit bleiben.

e) Muskelschwund.

Er ist der Ausdruck der verminderten Beanspruchung des verletzten Beines im Vergleich mit dem anderen Bein. Von eingeschränktem Wert ist seine Bestimmung bei gleichzeitig unabhängig vom Fb. bestehenden Leiden einer oder beider Beine, wie Krampfaderbildung, Krampfadergeschwüre, Ödeme renalen oder kardialen Ursprung und ähnlichen Erkrankungen. Ebensowenig verwertbar sind seine Maße bei gleichzeitig entstandenen Verletzungen der unteren Extremität oder solchen, die zeitlich noch nach dem Fb. entstanden sind.

Wir beobachteten allgemein, daß ausnahmslos alle Verl. mit einem Fb. der Gruppen II, III und IVa, selbst, wenn der Unfall, wie es bei den im Jahre 1935 Verl. der Fall war, erst 1—1¹/₂ Jahre zurücklag, keinen Unterschied in dem Umfang der Wadenmuskulatur aufwiesen. Jugendliche Verl. mit einem Trümmer- oder Stauchungsbruch — Gruppe IV—VIII — zeigten dieselbe Erscheinung. Bei den anderen betrug der Unterschied der Wadenumfangsmaße im Durchschnitt 1¹/₂ cm, war jedoch stärker (im allgemeinen) bei den Verl., die ihren Fb. erst im Jahre 1935 erlitten hatten. Bei diesen Verl. sind eben die Beschwerden im allgemeinen noch stärkere.

Das Ausmaß des Muskelschwundes geht konform mit den Beschwerden nach dem Fb. Diese wiederum sind abhängig von der zurückbehaltenen Dauerschädigung nach dem Fb., werden aber auch wesentlich durch das Alter bzw. die Konstitution des einzelnen mitbestimmt. So hatte der jetzt 29jähr. Verl. mit einem Fb. der Gruppe VI (186, VI, 2) trotz einer zurückgebliebenen schweren Schädigung (contracter Fuß — s. S. 125) keinen Muskelschwund aufzuweisen.

Gefäßschäden. Größere Gefäße können durch den Fb. selbst, da sie in der Umgebung des Fersenbeins nicht mehr angetroffen werden, nicht verletzt werden. Zu einer vollkommenen Unterbindung der Blutzufuhr und des Blutabflusses des Fußes kann es daher in der Regel nicht kommen. Trotzdem sind bei einem Trümmer- oder Stauchungsbruch die Gefäße immer stark geschädigt, worauf schon der meist starke Bluterguß hinweist. Ein Verschwinden des Pulses der Art. dors. ped. — man prüfe immer beide Seiten! — läßt immer auf eine schwerere Schädigung der Gefäße schließen. Diese durch den Fb. hervorgerufenen Schäden an den Gefäßen werden sich um so schlimmer auswirken, wenn diese bereits durch chronische Gefäßerkrankungen, vor allem Arteriosklerose, Diabetes u. ä. erkrankt waren.

Entsprechend dem Grad der primären Schädigung (durch den Fb.) und dem der chronischen (Arteriosklerose und andere Erkrankungen) werden sich diese schon auf den Heilplan bestimmend auswirken. Es kann vorkommen, daß die schwerste Gefäßschädigung eine absolute Gegenanzeige gegen eine entsprechende Behandlung sein kann (Dauerzug!). In anderen Fällen werden sich die Folgen der erlittenen Gefäßschädigung erst im Verlauf der bereits durchgeführten Behandlung so stark auswirken, daß sie ein Abbrechen der Behandlung erforderlich machen (z. B. 204, VII, 13). Schließlich zwar wird bei geringeren Schäden die eingeschlagene Behandlung ohne Störung im Heilverlauf beendet sein, der Verl. aber späterhin über ständiges Kälte- und taubes Gefühl in dem verletzten Fuß klagen. Das letztere wurde allerdings fast ausnahmslos bei alten Leuten, niemals bei jüngeren beobachtet. Es hat vor allem darin seinen Grund, daß der jugendliche Organismus die Gefäßschäden noch weitgehend zu beseitigen vermag, wozu der ältere eben nicht mehr in der Lage ist.

Sehr häufig haben wir bei unseren Nachuntersuchungen über eine leichtere Form von Zirkulationsstörungen, unabhängig vom Alter, klagen gehört: die Verl. gaben an, daß sie jeden Witterungswechsel durch unangenehme Kältegefühle im Fuß verspüren. Diese Erscheinung kann man, glaube ich, auf eine erhöhte Reaktion der kleinsten Gefäße zurückführen.

Ebenso häufig trifft man auf eine zum Teil derbere, selten weiche Schwellung unterhalb beider Knöchel, zu beiden Seiten der Ferse. Diese Schwellung belästigt die meisten Verl. gar nicht. Es scheint, daß es sich bei letzterer Erscheinung weniger um einen Zirkulationsschaden als vielmehr um bindegewebige Neubildungen in der Subcutis handelt.

Zusammenfassend läßt sich sagen, daß die Gefäßschäden nach Fb., besonders dann, wenn bereits chronische Schädigungen der Gefäße vorliegen, auf den Heilverlauf von bestimmendem Einfluß werden können, daß sie insbesondere bei alten Leuten zu Dauerbeschwerden — kalten Füßen u. a. — führen können.

f) Nervenschäden.

Größere Nervenstämme verlaufen ebenfalls nicht in der Gegend des Fersenbeines. Die in der Fersenbeinregion vorüberziehenden Nerven verlaufen meist unter der Haut, so daß direkte Verletzungen von Nerven ausschließlich auf Grund eines Fb. kaum vorkommen.

Im Verlaufe der Behandlung kann es zu Nervenschäden kommen infolge eines a) fehlerhaft angelegten Gipsverbandes, b) als Folge der Einrichtung im Schraubenzugapparat (infolge des zur Einrichtung der Bruchstücke erforderlichen starken Zuges). Bei unseren Verl. haben wir an Nervenschädigungen nur die Parese des Nerv. peron. gesehen, und zwar in 5 Fällen, von denen alle im Schraubenzugapparat eingerichtet waren; von diesen wurden 4 Verl. mit dem Dauerzugverfahren weiter behandelt, ein Verl. im Doppelnagelgips. In jedem Falle war die Parese reversibel. Am längsten dauerte sie in einem Falle 3 Wochen, in dem günstigsten Falle 2 Tage, bis eine völlige Wiederherstellung zur Norm erfolgt war. Inwieweit bei dem einzelnen Fall ein fehlerhaft angelegter Gipsverband, in dem anderen die Behandlung im Schraubenzugapparat anzuschuldigen war, ist nur schwer zu entscheiden.

Diese 5 Fälle machen unter den im Schraubenzugapparat eingerichteten 120 Fällen 4% aus. Auf Grund dieser, noch dazu nur kurzfristigen Schäden des Nerv. peron., die Einrichtung im Schraubenzugapparat zu verwerfen — wie das verschiedentlich geschehen ist — ist nicht angängig; vor allem steht diese Zahl in keinem Verhältnis zu dem Dauerschaden, den man bei einer Unterlassung der Einrichtung im Schraubenzugapparat anrichten würde.

10. Statistik.

Einzelne Berufe.

sind durch das besondere Gefahrenmoment ihrer Spezialarbeit — auf dem Dach, auf der Leiter, auf dem Gerüst — anteilmäßig stark unter den Verletzten mit Fb. vertreten:

Im Verletztengut des Unfallkrankenhauses

1. das Baugewerbe . . . . 97 Verl. = 43%
2. Schlosser, Maschinist, Mechaniker, Elektriker 21 „ = 9%
3. Bedienerin, Hausgehilfin, Hausbesorgerin . . . 10 „ = 4%
4. Monteure. . . . . 9 „ = 4%

Unter den Versicherten ist der Anteil der im Baugewerbe Beschäftigten noch bedeutend höher; hier beträgt er 52%. Mit nur 4% Anteil an der Gesamtzahl ist die Berufsgruppe der Monteure anscheinend nur schwach vertreten. Berücksichtigt man aber, daß die Anzahl der Monteure im Vergleich mit der Stärke anderer Berufsgruppen nur klein ist, dann muß man mit demselben Recht den Fb. des Monteurs als eine typische Verletzung dieses Berufes ansprechen, wie man es beim Bauarbeiter getan hat.

Im einzelnen verteilen sich unsere 228 Verl. auf folgende Berufe: Baugewerbe (97), Monteure (9), Schlosser (9), Tischler (8), Elektriker (6), Spengler (4), Transport- (Speditions-) Arbeiter (4), Maschinisten (4), Bedienerinnen (4), Hausgehilfinnen (4), Fensterputzer (3), Pförtner (3), Steinmetze (2), Mechaniker (2), Brauer (2), Kellner (2), Kutscher (2), Diener (2), Geschäftsdiener (2), Hausbesorgerinnen (2). Je einmal war vertreten: ein Kraftwagenführer, Maschinenmeister, Heizer, Aufzugsführer, Bauwächter, Plakatanschläger, Kohlenarbeiter, Magazineur, Faßbinder, Stricker, Hafenarbeiter, Eisenverschleißer, Holzarbeiter, Eisarbeiter, Schuhmacher, Fleischselcher, Kartonagenarbeiter, Telegraphenoberadjunkt, Textilarbeiter, Kinooperateur, Heeresarbeiter, Spiritusbrenner, Ingenieur, Pensionist, Amtswart, Chemiker, Kontorist, Techniker, Goldschmied, Dekorateur, Werkmeister, Grubenmeister, Wachmann, Landwirt, Gärtner, Gartenarbeiter, Schiffsmann, Marktgehilfe, Zuckerbäcker, Köchin, Sortiererin, Landarbeiterin, Schneiderin, Brauereihilfsarbeiterin. 1 Verl. war arbeitslos, einer Schüler; 6 machten nur die Angabe „Hilfsarbeiter" ohne nähere Berufsangabe. 5 Verl. waren Private oder Beamte.

Auf die einzelnen im Baugewerbe zusammengefaßten Berufszweige ergibt sich folgender Anteil:

Beruf	Versicherte	Nichtversicherte	Insges.	Beruf	Versicherte	Nichtversicherte	Insges.
Steinarbeiter . .	2	—	2	Übertrag:	68	2	70
Ziegelarbeiter. .	1	—	1	Bauhilfsarbeiter.	8	—	8
Tonarbeiter . .	1	—	1	Bauglaser . . .	1	—	1
Baumaurer. . .	38	2	40	Maler	3	1	4
Fassader	1	—	1	Anstreicher . .	9	1	10
Gerüster	12	—	12	Dachdecker . .	6	—	4
Zimmerer . . .	13	—	13				
	68	2	70		93	4	97

Lackierer, Pflasterer, Rauchfangkehrer (Schornsteinfeger) waren unter unseren Verl. nicht vertreten.

Unfallursachen sind in der überwiegenden Anzahl der Fälle **Sturz bzw. Fall**[1]:

Im einzelnen verunglückten durch Sturz bzw. Fall von der Leiter 83 Verl. = 37,2%, vom Gerüst 38 Verl. = 17,0%, in den Schacht bzw. Grube 14 Verl. = 6,3%, aus dem Fenster 13 Verl. = 5,8%, vom Auto oder Wagen 12 Verl. = 5,4%, auf der Stiege 10 Verl. = 4,5%, von der Mauer 9 Verl. = 4,0%, vom Dach 7 Verl. = 3,1%, vom Telegraphenmast 1 Verl. = 0,5%, vom Kran 1 Verl. = 0,5%, Direkte Verletzungen 17 Verl. = 7,6%. Sonstiges 18 Verl. = 8,1%. Insgesamt 223 Verl. = 100,0%. Keine Angaben 5 Verl. Im ganzen 228 Verl.

Bei den 188 Verl., die durch Sturz bzw. Fall verunglückt waren, betrug die Sturz- bzw. Fallhöhe

	$1/2$ m	1 m	2 m	3 m	4 m	5 m	6 m	7 m	8 m	insges.
bei	3	13	35	39	37	11	13	3	6	160 Verl.

bei je einem Verl.: 9 m, 10 m, 12 m, 13 m, 15 m, 16 m . . . . . 6 ,,

166 Verl.

Die Fallhöhe wußten nicht anzugeben . . . . 22 ,,

188 Verl.

Die Angaben über die Fallhöhe allein sagen natürlich über die Schwere des Fb. nichts aus. Von weit größerer Wichtigkeit für letztere ist die Beschaffenheit des Bodens, auf den der Verl. fiel bzw. stürzte: so stürzte eine Verl. aus dem 4. Stockwerk in den Garten und trug trotz dieser großen Fallhöhe (etwa 16 m) nur eine Abscherung des Tuberculum mediale (Gruppe II) davon. Andererseits stürzte eine andere Verl. aus dem Fenster im 1. Stock (etwa 4 m) auf die Straße: sie erlitt einen doppelseitigen Fb. der Gruppe VIII, einen Kompressionsbruch der Lendenwirbelsäule mit vollständiger Lähmung von Blase und Mastdarm und beider Beine, beiderseitige Speichenbrüche, war 92 Tage in Spitalbehandlung und ist heute noch — 11 Jahre nach

---

[1] Eine genaue Unterteilung in Sturz und Fall war nicht möglich, weil die meisten Verl. für beide Worte denselben Begriff unterlegen, die Unterteilung dadurch willkürlich gewesen wäre.

dem Unfall — arbeitsunfähig, während die andere Verl. sofort
nach der Abschreibung — beide sind Hausgehilfinnen und etwa
gleich alt — ihren Beruf wieder aufgenommen hat. Da die Angaben
über die Bodenbeschaffenheit der Aufsprungsfläche meist unzureichend sind, ziehen wir auch keine Schlüsse daraus.

Fb. nach Suicid sind bei uns selten: wir verfügen über 2 Fälle (beide Frauen!),
Beide stürzten sich aus dem ersten Stockwerk auf die Straße, eine, nachdem sie vorher
Lysol zu sich genommen hatte; an den Folgen der Lysolvergiftung ist sie gestorben.

Fb. bei Psychosen, Delirium tremens u. dgl. werden von *Werner* und *Schindler*
angegeben. Es finden sich solche Fälle in unserem Material nicht.

Arbeiten auf Gerüsten, Dächern und Leitern (im Freien) gehen
mit Beginn der kalten Jahreszeit zu Ende. Damit ist die Arbeits-
saison des Bauarbeiters beendet. Diese saisonbedingten Schwan-
kungen drücken sich deutlich, wie aus der Kurve 1 ersichtlich,
auch in der Anzahl der Verl. mit Fb., geordnet nach Monaten, aus
(wobei die untere Linie jeweils die Zahl der im Baugewerbe Beschäftigten, die obere die aller Verl. angibt).

Die Kurve des Bauarbeiters zeigt zunächst den saisonmäßig bedingten Anstieg in den Sommermonaten und den Abfall der Wintermonate, in denen wegen
des Schlechtwetters die Arbeit ruht. Der kleine Anstieg im Dezember ist zunächst
etwas verwunderlich; Umbauten aus Anlaß des Weihnachtsgeschäftes geben dem
Baugewerbe eine beschränkte Beschäftigung. Die Kurve deckt sich fast genau
mit dem Verlauf der Kurve der monatlich im Baugewerbe Beschäftigten des
Arbeitsamtes für das Baugewerbe in Wien.

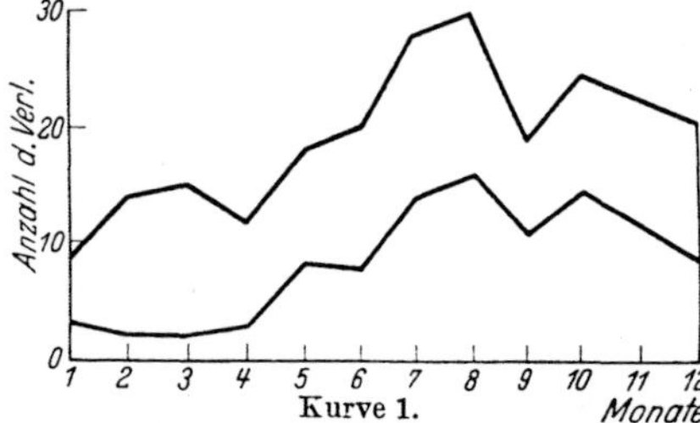

Aber auch die Kurve aller Verl.
läßt den gleichen Einfluß der
Jahreszeit auf die Häufigkeit des
Fb. erkennen: Fb. ereignen sich
meist (unter unseren Verl. zu 95%)
bei der Arbeit im Freien. Da
wegen des Schlechtwetters diese
in den Wintermonaten ausgesetzt
werden muß, nimmt auch in gleichem Maße die Häufigkeit an Fb. ab.

Über das Alter gibt folgende Tabelle Aufschluß (aufgeteilt
nach Gruppen):

Alter in Jahren	I	II	III	IV	IV a	V	VI	VII	VIII	Insgesamt
10—20	—	5	—	4	1	2	—	—	1	13
21—30	—	11	—	10	6	8	3	1	2	41
31—40	—	8	3	15	1	14	3	7	5	56
41—50	—	6	4	12	1	25	1	2	8	59
51—60	—	3	2	12	1	21	—	4	7	50
61—70	1	—	—	2	—	6	—	—	—	9
	1	33	9	55	10	76	7	14	23	228

Mit mehr als $^1/_4$ (genauer 28,5%) ist das 5. Jahrzehnt vertreten. Nicht viel weniger Anteil haben das 4. und das 6. Jahrzehnt. 165 Verletzte, d. i. 71,5%, standen in einem Alter zwischen 31 und 60 Jahren, unter 30 Jahren 54 Verl. = 23%.

Diese Altersgruppierung hat seinen Grund in 2 Feststellungen: Maurer, Monteure, Schlosser, Mechaniker und andere der oben bereits unter den Fb. besonders häufig vertretenen Berufe sind Spezialberufe, die ihre Spezialarbeit erst nach entsprechender Ausbildung ausüben. Von unseren Verl. hatten die Monteure ein Durchschnittsalter von über 50, die Maler und Anstreicher von 42, die Gerüster und Fassader von 41, die Maurer von 40, die Dachdecker und Spengler, Mechaniker und Schlosser von 35 Jahren. Letztere arbeiten eigentlich nur gelegentlich, im Gegensatz zu den vorher genannten Berufen, auf Leitern und Gerüsten; es wird also bei diesen eine mangelnde Übung mitspielen.

Ein anderer Grund, weshalb gerade erst jenseits einer gewissen Altersgrenze der Fb. häufiger vorkommt, ist folgender: ein jüngerer Mensch wird bei drohendem Ereignis häufig einen größeren Mut, zum anderen auch durch seine bessere körperliche Gewandheit — zum Teil eine Auswirkung des geringeren Gewichtes des Jugendlichen! — z. B. einen Sprung wagen und ihn meistens auch glücklicher ausführen als einer, der ihm in diesen Eigenschaften durch sein höheres Alter unterlegen ist. Andererseits wird unter ganz gleichen Bedingungen der jugendliche Knochen (in unserem Falle: das Fersenbein) die Gewalt beim Auffallen anders ertragen als der des alten Mannes. Die Sprödigkeit des alten Knochens wird manchmal schon in dem Falle zu einem Bruch ausreichen, wo der jugendlich elastische Knochen dem Trauma noch ohne eine Knochenverletzung begegnen kann. In anderen Fällen wird die Gewalt so groß sein, daß es auch bei einem Jugendlichen zu einem Fb. kommt; aber, und das zeigt auch unsere Tabelle deutlich, er wird mit einem leichteren Bruch davonkommen als der Ältere. Schließlich noch wird das im allgemeinen doch beträchtlich größere Körpergewicht des Älteren sich auch beim Aufprall auf den Boden im Sinne einer Vergrößerung der Wucht beim Auffallen deutlich bemerkbar machen.

Anteil der Jugendlichen (unter 30 Jahren) an der Gesamtzahl der Verl. mit Fb. 23%, bei den Gruppen II (extraartikuläre Fb.), III, IV und IVa (intraartikuläre Fb., bei denen das Gelenk nicht verworfen ist 35%, bei den Gruppen V, VI, VII, VIII (Fb. mit Gelenksverwerfung) 14%.

Bei der Gruppe II beträgt der Anteil der Jugendlichen fast 50% bei der Gruppe IVa sogar 70%. (Die Gruppe I — Entenschnabelbruch — wurde aus der Berechnung ausgeschieden, weil sie nur einen Verl. enthält.)

Diese angeführten Zahlen zeigen deutlich den Einfluß des Alters auf die Schwere des Fb. in dem Sinne, daß der Fb. bei Jugendlichen meist gutartiger zu sein pflegt als im Alter.

Von *Werners* Verl. sind 13 = 26%, von *Schindlers* 19 = 31% Jugendliche. Als Sportunfall kommt dem Fb. nur geringe Bedeutung zu. Von unseren Verl. verunglückte eine 16jähr. Verl. dadurch, daß sie beim Rodeln in voller Fahrt mit dem Absatz gegen einen Baum anfuhr. Ein Verl. wies nach einem Motorradunfall nur als Nebenverletzung einen kleinen Abriß am Fersenbein auf. Die Hauptverletzung bestand in einem offenen Unterschenkelbruch derselben Seite. Sturz beim Hindernislauf, beim Stabhochsprung u. a. m. wären als günstige Gelegenheiten für einen Fb. denkbar: die stets vorhandene weiche Aufsprungfläche — Rasenboden, Sand- oder Torfgrube — nimmt dem Aufprall seine Wucht, wie andererseits auch der bereits erwähnten größeren Elastizität des jugendlichen Knochens eine Bedeutung zukommt.

Von *Vollraths* Verl. haben 2 den Fb. beim Sport sich zugezogen.

Bei unseren Verl. waren von dem Fb. betroffen ein Fersenbein bei 199 Verl. = 92,7%, beide Fersenbeine bei 19 Verl. = 8,3%, zusammen 218 Verl.

Insgesamt wurden also 247 Fb. gezählt. Die Verteilung der Fb. (geordnet nach Gruppen) zeigt folgendes Bild:

Gruppe	I	II	III	IV	IVa	V	VI	VII	VIII	Insges.	In Proz.
Links	—	22	5	24	5	48	5	6	12	127	51,4
Rechts	1	16	5	33	5	34	3	9	14	120	48,6
	1	38	10	57	10	82	8	15	26	247	100

Kazda findet in seiner kleinen Anzahl von 24 Fällen die linke Seite häufiger befallen als die rechte und macht sich auf Grund seiner Feststellung die Ansicht *Ehrets* (zitiert nach *Kazda*) zu eigen, die Ursache wäre in der größeren Ungeschicklichkeit des linken Beines zu suchen. *Werner* sah dagegen das rechte Fersenbein häufiger (24 : 19) betroffen. Bei *Schindler* halten sich rechts und links mit dem Verhältnis 25 : 24 in etwa die Waage.

Der Satz von *Ehret*, daß linksseitige Fb. häufiger sind, ist sicher nicht gültig; es ist ein eventuelles Überwiegen der einen über die andere Seite ein reiner Zufall, was auch *Werner* betont. Es müßte ja dann auch der linksseitige Fb. der schwerere sein; in der Tabelle zeigt zwar die Gruppe V eine deutliche Differenz zugunsten der linken Seite, aber die höheren Gruppen — mit Ausnahme der Gruppe VI, die noch dazu nur 8 Verl. umfaßt — sind rechts stärker besetzt als links. Zumindest ist der Unterschied nicht so augenfällig, daß die obige Vermutung sich damit beweisen ließe.

Die doppelseitigen Fb. betrafen folgende Gruppen:

Gruppe	II	III	IV	V	VI	VII	VIII	V u. II	VII u. II	VII u. V	insges.
Anzahl	2	1	2	5	1	1	3	2	1	1	19

Werner hat unter seinen Verl. 14%, *Schindler* 20% und *Kazda* gar 37,5% doppelseitige Fb. Vielleicht lassen sich diese Zahlen mit dem verhältnismäßig kleinen Verletztengut, das eine gewisse Fehlerquelle enthält, in Zusammenhang bringen. *Bode*, der über 230 Fb. berichtet — in dem mir zugänglichen Schrifttum die bisher *größte* Anzahl — hat 17 doppelte Fb. festgestellt, was einer Prozentzahl von etwa 7,3 entspricht, eine Angabe, die sich mit der unseren in etwa deckt.

An offenen Fb. zählten wir im ganzen 6, d. i. 2,4% aller Fb. Beteiligt war Gruppe IV 1 Verl., Gruppe IVa 3 Verl., Gruppe VII 1 Verl., Gruppe VIII 1 Verl., zusammen 6 Verl.

Bei den 3 Verl. der Gruppe IVa handelte es sich um ausgedehnte Weichteilwunden über dem Fußrücken, in deren Tiefe auch das Fersenbein in seinem Gelenkanteil eine kleine Absprengung aufzeigte. Sie heilten alle per primam intentionem. Ebenso der Fall der Gruppe IV (58, IV, 15). Bei Gruppe VII (193, VII, 2) kam es nach primärer Wundausschneidung und Naht durch den Dauerzug mit dem Nagel zu einem Aufreißen der Naht und Sekundärinfektion. Die Wunde hat sich durch Granulation ganz geschlossen; es ist keine Fistel zurückgeblieben. Ähnlich verhält es sich mit dem Fall der Gruppe VIII (224, VIII, 19): durch den Dauerzug mit dem Nagel kam es sekundär zu einer Hautrandnekrose. Auch diese Wunde ist ohne Fistel abgeheilt. Es handelte sich in diesem letzteren Falle um eine vollständige Zertrümmerung des ganzen Fersenbeins, wie wir sie schwerer nicht wieder gesehen haben.

Bode erwähnt einen offenen Fb. unter seinen Verl. überhaupt nicht, *Werner* sah ihn in einem einzigen Falle unter 50 Fb., d. i. = 2%. *Schindler* sah ihn unter 61 Fb. 6mal = 9,8%. *Magnus* fand unter den als typische Seekriegsverletzung beschriebenen Kompressionsbrüchen in 3 von 12 Fällen = 25% offene Fb. Dieser hohe Anteil an offenen Fb. erklärt sich durch die ausnehmend starke Gewalteinwirkung der Schiffsexplosion, eine Gewalt, die unter normalen Umständen auf dem Lande bei Fb. nicht zur Einwirkung kommt; ein offener Fb. ist selten.

Ungleich häufiger sind Nebenverletzungen bei Verl. mit Fb. Unter unseren Verl. sind es 34 = 15%.

Als Nebenverletzungen gewertet wurden ausschließlich nur Knochenbrüche und Verrrenkungen, dagegen keine Wunden, Gehirnerschütterung u. a. m.

Ebenfalls wurde der häufige Abbruch des Processus post. tali nicht zu den Nebenverletzungen gerechnet, wenn er auf derselben Seite des Fb. angetroffen wurde. Er kommt dadurch zustande, daß das hintere abgebrochene Stück des Fersenbeins durch seine Verschiebung nach oben den Processus post. tali abschert. Diese Abscherung ist also mehr eine Folge des Fb. als eine Nebenverletzung.

Über die Nebenverletzungen im einzelnen, insbesondere die betroffene Körperregion, gibt die folgende Zusammenstellung Aufschluß.

Sie ist geordnet nach Gruppen. Die Spalte 1 gibt sowohl die laufende Nummer an, wie auch die Numerierung, unter der der betreffende Verl. in der großen Liste sämtlicher Verl. (mit Ausnahme der Gruppen II und IVa, die nicht eigens in der großen Liste enthalten sind) geführt wird. Die folgende Spalte gibt Auskunft (abgekürzt) zunächst über den Namen und das Alter des Verl., außerdem noch über die Seite seines Fb. Die weiteren Spalten enthalten dann die einzelnen Körperregionen, zunächst die untere, dabei wiederum die (mit dem Fb.) gleichseitige, dann die andersseitige, ferner die obere Extremität, die Wirbelsäule und die letzte Spalte die sonstigen Regionen.

Lfd.Nr., Nr. in d. Gruppe	Name, Alter, Seite	Untere Extremität		Obere Extremität	Wirbelsäule	Sonstige Verletzungen
		gleichseitig	andersseitig			
Gruppe II.						
1	Sch. H. 24, r.	—	—	—	fract. vert. L II, III	—
2	B. E. 20, r.	fract. tali	fract. crur. complic.	fract. oss. navicul. sin.	—	—
3	Z. O. 28, r.	fract. tib. c. sublux. tali lat. et oss. metatars. II—V	—	—	—	—
Gruppe III.						
4 (9)	B. F. 44, l.	fiss. mall. lat. cum sublux. in articul. Chopart.	—	—	—	—
Gruppe IV.						
5 (29)	Sch. A. 59, r.	fract. colli fem.	—	fract. rad. sin.	—	fract. pelv.
6 (31)	J. E. 42, l.	—	fract. condyl. med. tibiae	—	—	—
7 (32)	D. A. 58, r.	—	—	fract. oss. navicul. dext.	—	—
8 (41)	Sch. K. 18, r.	—	—	fract. rad. loc. typic. dext.	—	—
9 (49)	U. F. 27, r.	fract. apic. malleol.	—	—	—	—
Gruppe IVa.						
10	O. L. 22, r.	lux. metatars.	—	—	—	—
11	P. R. 41, l.	fract. oss. cuneiform. I	—	—	—	—
12	K. J. 28, r.	fract. crur. complic.	rupt. lig. collat. lat. et lig. cruc. gen.	—	—	—
Gruppe V.						
13 (8)	K. K. 51, r.	fract. apic. fibulae	—	—	—	—
14 (42)	N. R. 33, r.	—	—	fiss. rad. dext.	fract. vert. L II	—

Lfd.Nr., Nr. in d. Gruppe	Name, Alter, Seite	Untere Extremität		Obere Extremität	Wirbelsäule	Sonstige Verletzungen
		gleichseitig	andersseitig			
15 (48)	K. J. 28, l.	fract. crur. complic.	—	—	—	—
16 (55)	Sch. L. 58, l.	—	—	—	fract. vert. L I	—
17 (57)	B. K. 46, r.	—	—	fract. rad. loc. typ. sin.	—	—
18 (60)	L. F. 26 bds.	fract. intra-articul. dist. tibiae dext.	—	—	—	—
19 (62)	K. F. 26, l.	—	fract. malleol. med. et lux. oss. navicul.	—	—	—
20 (64)	W. J. 54, r.	fiss. malleol. lat.	—	—	—	—
21 (67)	L. J. 50, l.	—	fract. crur. complic.	—	—	—
22 (72)	K. F. 44, l.	—	—	luxat. hum. axill. sin. c. fract. tuber-culi maioris	—	—
23 (74)	W. A. 49, r.	fract. mal-leol. lat.	—	—	—	—
24 (76)	K. J. 55, l.	—	fract. intra-articul. dist. tibiae	—	—	—

Gruppe VII.

Lfd.Nr., Nr. in d. Gruppe	Name, Alter, Seite	gleichseitig	andersseitig	Obere Extremität	Wirbelsäule	Sonstige Verletzungen
25 (12)	W. L. 37, l.	—	fract. tibiae	—	—	—

Gruppe VIII.

Lfd.Nr., Nr. in d. Gruppe	Name, Alter, Seite	gleichseitig	andersseitig	Obere Extremität	Wirbelsäule	Sonstige Verletzungen
26 (1)	F. M. 16 bds.	—	—	fract. radii loco typ. bilateralis	fract. vert. L II (m. Lähmung)	—
27 (6)	W. K. 39, r.	fract. malleol. lat.	—	—	—	—
28 (7)	W. F. 24, r.	fract. oss. cuneiform. II et cuboid.	—	—	—	—
29 (8)	E. E. 37, r.	—	fract. proc. post. tali	—	fract. vert. L III	—
30 (9)	M. M. 48, r.	fract. crur.	—	—	—	—

Lfd.Nr., Nr. in d. Gruppe	Name, Alter, Seite	Untere Extremität		Obere Extremität	Wirbelsäule	Sonstige Verletzungen
		gleichseitig	andersseitig			
31 (19)	N. F. 47, l. off.	fract. oss. navicul. et cuboid. c. lux. ped. in articul. Chopart	—	—	—	—
32 (20)	K. A. 58, bds.	—	—	—	—	fract. costarum sin.
33 (21)	G. F. 57, l.	fract. bimall. s. sublux. tali lat.	—	—	—	—
34 (22)	V. R. 48, l.	fract. oss. navicul. et cuboid. et metatars. V c. sublux. in articul. Chopart Fract. malleol. med.	—	—	—	—

Auf die einzelnen Gruppen verteilen sich demnach die Verl. mit Nebenverletzungen:

Gruppe	II	III	IV	IVa	V	VII	VIII	insges.
	3	1	5	3	12	1	9	34
Anteil in Prozent d. Gruppe	9%	11%	9%	30%	16%	7%	35%	100%.

Sieht man von der Gruppe IVa ab, in der die geringfügigen Verletzungen des Fersenbeins zusammengefaßt sind, so ist das anteilmäßige Ansteigen der höheren Gruppen unverkennbar; hält die Gruppe V mit einem Anteil der Verl. mit Nebenverletzungen von 16% etwa das Mittel ein, so ist in der Gruppe VIII der Anteil mit 35% der höchste. Je schwerer der Fb. ist, um so häufiger geht er mit Nebenverletzungen einher.

| Je 3 Verletzungen hatten . . . . 3 Verl. = 9 Verletzungen |
| je 2 „ „ . . . . 3 „ = 6 „ |
| je 1 Verletzung hatten . . . . . 28 „ = 28 „ |

Insgesamt: 34 Verl. mit 43 Verletzungen.

Offene Brüche (als Nebenverletzungen) hatten 4 Verl. Sie betrafen ausnahmslos den Unterschenkel, und zwar derselben Seite (wie der Fb.) 2 Verl., der anderen Seite 2 Verl., insgesamt 4 Verl.

Nach Körperregionen waren betroffen:

	Untere Extremität		Obere Extremität	Wirbelsäule	Sonstiges	Sa.
	gleichseitig	andersseitig				
Anteil in Proz.	19 44%	8 18%	9 21%	5 12%	2 5%	43 100%

Der hohe Anteil (44%) der gleichseitigen unteren Extremität ist ohne weiteres verständlich, ebenso der Anteil mit je etwa 20% der Verletzungen des anderen Beines und der Arme; häufig ist durch das Aufkommen mit den Füßen die Kraft des Falles noch nicht erschöpft; sie wirkt sich noch weiter aus in der Weise, daß der Fallende vornüber auf die Hände stürzt. Kommt es nicht zum Sturz vornüber auf die Hände und wirkt die Kraft des Falles noch weiter fort, so wird sie sich innerhalb des Körpers im knöchernen Stützgerüst — der Wirbelsäule — auswirken, und zwar in der Weise, daß der schwere Brustkorb, nachdem der übrige Teil des Körpers nach dem Aufprall zur Ruhe gekommen ist, am Übergang in die Lendenwirbelsäule vornüber gebogen wird, es zu einem Kompressionsbruch im Bereiche der oberen Lendenwirbelsäule kommt; jedenfalls sind alle unsere Wirbelbrüche der Verl. mit Fb. dort lokalisiert. Erfahrungsgemäß nimmt der Fallende häufig eine charakteristische Haltung ein, bei der er den Oberkörper nach vorn neigt und eine kyphotische Haltung der Wirbelsäule bewirkt.

Bei den Knochenbrüchen (einschließlich der Fissuren) beider unteren Extremitäten waren zahlenmäßig am meisten vertreten: die Knöchelbrüche, und zwar der laterale 5mal, der mediale 2mal, bimalleolärer Bruch 1mal.

Ferner wurden gezählt an:

Unterschenkelbrüchen	5	Talusbrüchen	1
Schienbeinbrüchen	6	Abbruch d. Proc. post. tali	1
Brüchen einzelner Fußknochen	6	Schenkelhalsbruch	1

An Luxationen bzw. Subluxationen wurden beobachtet:

im *Chopart*schen Gelenk	3	des IV. Metatarsalknochens	1
des Talus nach lateral	2	des Kahnbeins	1
der Metatarsalknochen II—V	1		

Brüche (bzw. Fissuren) der oberen Extremität betrafen ausnahmslos die Speiche (evtl. mit Abbruch des Griffelfortsatzes der Elle) und das Kahnbein. Sie verteilen sich auf die rechte bzw. linke Hand wie folgt:

Bruch	rechts	links
Speichenbruch a. typ. Stelle	2	2
Speichenschaftbruch	1	1
Kahnbeinbruch	1	1
Sa.:	4	4

In einem Falle kam es zur Verrenkung des linken Oberarmkopfes in die Axilla mit Abbruch des großen Rollhöckers.

An sonstigen Nebenverletzungen kamen vor: 1 Beckenbruch, in 1 Falle mehrfache Rippenfrakturen.

Hinsichtlich des Anteils der Verl. mit Nebenverletzungen deckt sich unsere Anzahl prozentual etwa mit der Zahl *Bodes*, der 16,9% angibt; allerdings bezieht er in diese Zahl auch die während des Krankenlagers aufgetretenen mittelbaren Verletzungsfolgen ein, wie Thrombosen, Embolien, Fisteln u. a. m. *Schindler* berichtet von 44% und *Werner* von 34% Nebenverletzungen unter ihren Verl.

Alle Autoren stimmen darin überein, daß der Knöchelbruch die häufigste Form der Nebenverletzung darstellt. An zweiter Stelle wird bei fast allen der Sprungbeinbruch (einschließlich des Abbruchs des Proc. post. tali?) genannt. Unter unseren Verl. fand sich nur ein einziger Fall eines Talusbruches. *Schindler* gibt 2 Fälle von Wirbelbrüchen an, was bei seinem kleinen Verletztengut etwa unserem Prozentsatz entsprechen würde. Daß aber *Bode* bei seinen 230 Fb. nur in einem Falle einen Wirbelbruch beobachtet hat, ist etwas verwunderlich. Auch in den Angaben der Nebenverletzungen der oberen Extremität weichen seine Angaben (nur 1 (!) Kahnbeinbruch!) stark von unseren Beobachtungen von 8 Frakturen bzw. Fissuren ab.

Der Anteil der Frauen in unserem Material ist naturgemäß gering. Unter 228 Verl. waren es 20, was etwa einem Anteil von 9% entsprechen würde.

Die Ursache liegt darin, daß sie in Berufen, die nach der obigen Aufstellung durch ihre Spezialarbeit am meisten gefährdet sind, gar nicht oder fast gar nicht vertreten sind — unter der Berufsgruppe Baugewerbe ist in unserem Material eine Frau als „Bauhilfsarbeiterin" geführt. Im allgemeinen bleiben diese Berufe, weil sie schwere körperliche Arbeit verlangen, dem Manne vorbehalten. Die Zusammensetzung nach Berufen bei den Frauen ergibt demnach ein vollkommen anderes Bild als es oben — nach dem Anteil aller Verl. — gegeben wurde.

Beruf	Versichert	Nicht versichert	Insgesamt	Anteil a. d. Zahl d. weibl. Verl. %
Hausgehilfin	1	3	4	20
Bedienerin	1	3	4	20
Private	—	3	3	15
Hausbesorgerin	—	2	2	10
Bauhilfsarbeiterin	1	—	1	5
Brauereihilfsarbeiterin	1	—	1	5
„Hilfsarbeiterin"	1	—	1	5
Köchin	—	1	1	5
Sortiererin	—	1	1	5
Landarbeiterin	—	1	1	5
Schneiderin	—	1	1	5
Insges.:	5	15	20	100

Fast die Hälfte aller Frauen (9) waren im Haushalt als Hausgehilfinnen, Bedienerinnen und als Köchin beschäftigt; zählt man dazu noch die unter der Spalte „Private", die bis auf eine Verl. bei der Hausarbeit verunglückten, hinzu, rechnet man die eine jugendliche Hausgehilfin, die sich in selbstmörderischer Absicht aus dem Fenster stürzte, ab, dann sind es genau die Hälfte aller Frauen, die bei ihrer täglichen Arbeit im Haushalt verunglückten: meist bei der Arbeit auf der Leiter, dann aber auch beim Fensterputzen durch Sturz aus dem Fenster. Etwa die gleiche Arbeit haben die Hausbesorgerinnen.

Bei den einzelnen Gruppen sind die Frauen wie folgt beteiligt:

Gruppe	Versichert	Nicht versichert	Insgesamt	Anteil in Proz. a. d. Gruppe
II	—	2	2	6
IV	2	2	4	7
V	2	5	7	9
VII	—	1	1	7
VIII	1	5	6	26
Sa.:	5	15	20	
Anteil in Proz.	25%	75%	100%	

Überraschen muß zunächst der hohe Anteil der Frauen an den höheren Gruppen der Fb. Mit 14 = 70% der Gruppen V, VII und VIII überwiegen sie weit über die 6 = 30% Anteil der Gruppen II und IV. Die beiden Verl. der Gruppe II sind Jugendliche. Unter den 4 der Gruppe IV ist ebenfalls eine Jugendliche und 2 unter 40 Jahren. Eine Verl. (59 J.) hat eigentlich nur im Fb. die geringere Verletzung bei gleichzeitigem Schenkelhalsbruch derselben Seite und einem schweren Beckenbruch. Von den 14 Verl. der Gruppen V, VII, VIII sind nur 3 im 4. Jahrzehnt, 6 im 5. Jahrzehnt, 3 im 6. und 1 Verl. im 7. Jahrzehnt. Nach dem oben bereits über den höheren Anteil der älteren Leute an den schweren Fb. Gesagten wäre eine Erklärung vielleicht darin zu finden, daß durch die vielseitigere Beschäftigung in der körperlichen Arbeit seines Berufs der Mann im höheren Lebensalter körperlich elastischer bleibt als die Frau — was sicherlich nicht für den Einzelfall, sondern für den großen Durchschnitt gilt.

Über die Umstände, die im einzelnen nicht nur zu dem doppelten Fb. der Gruppe VIII, sondern auch zu den schweren Nebenverletzungen bei der jugendlichen Verl. geführt haben, ist bereits an anderer Stelle alles gesagt.

Auffallend ist auch der geringe Anteil der Frauen an der Zahl der Versicherten mit nur 5 Verl. von 180 Versicherten, d. i. = 2,8%, während er an der Zahl der Nichtversicherten mit 15 Verl. von insgesamt 48 Nichtversicherten 31,3% beträgt. Das ist daraus zu erklären, daß Hausgehilfinnen, Bedienerinnen und Hausbesorgerinnen den Bedingungen des bis zum Jahre 1935 gültigen Gesetzes über die Unfallversicherung nur unter ganz bestimmten Voraussetzungen genügten, daher auch zumeist gegen Unfall nicht versichert waren.

Bode, der ausschließlich über Fälle aus einem Unfallambulatorium einer Baugewerks-Berufsgenossenschaft berichtet, hat naturgemäß keine weiblichen Verl. *Werner* berichtet von 6 Frauen = 3% unter seinen Verl., *Schindler* von 9 Frauen, was einem Prozentsatz von 14,8 entspräche.

Übersicht über die Anzahl der versicherten und nicht versicherten Verletzten (geordnet nach Gruppen):

| Gruppe | Anzahl der Verl. | | Insgesamt |
	versichert	nicht versichert	
I	1	—	1
II	26	7	33
III	8	1	9
IV	48	7	55
IVa	7	3	10
V	62	14	76
VI	6	1	7
VII	10	4	14
VIII	12	11	23
	180 (79%)	48 (21%)	228 (100%)

Bei den Nichtversicherten sind zunächst alle diejenigen zusammengefaßt, die überhaupt nicht im Sinne der Unfallversicherung versichert waren. Zu denen gehören auch die Inhaber eines selbständigen Handwerkerbetriebes, in dem sie mitarbeiten (Inhaber und Meister eines eigenen Anstreichergeschäftes u. ä.). Ferner wurden bei den Nichtversicherten geführt die bei der Ausführung einer Arbeit, die nicht im Auftrage des Arbeitgebers und außerhalb der Arbeitszeit geschah, verunglückt sind und schließlich diejenigen, die Opfer eines Verkehrsunfalls geworden sind, der kein Wegunfall im Sinne eines Betriebsunfalles ist.

Wie stark die Zahl der Versicherten bzw. der Nichtversicherten durch den Anteil der Frauen beeinflußt ist, darüber gibt folgende Zusammenstellung Aufschluß:

	Versicherte	Nichtversicherte	Alle Verl. insges.
Männer	175 Verl. = 97,2%	33 Verl. = 69%	208 Verl. = 91,2%
Frauen	5 „ = 2,8%	15 „ = 31%	20 „ = 8,8%
	180 Verl. = 100%	48 Verl. = 100%	228 Verl. = 100,0%

Nach Berufen geordnet verteilen sich die nicht versicherten Männer wie folgt: Pförtner (3), Beamte (2), Maurer (2), Geschäftsdiener (2); je 1 Verl. war: Ingenieur, Pensionist, Amtswart, Kontorist, Chemiker, Techniker, Goldschmied, Elektromonteur, Maschinist, Dekorateur, Werkmeister, Grubenmeister, Wachmann, Anstreicher, Zimmermaler, Landwirt, Gärtner, Gartenarbeiter, Zuckerbäcker, Marktgehilfe, Schiffsmann, Hilfsarbeiter; 1 Verl. war arbeitslos, einer Schüler — insgesamt 33.

Es wird sich die Anzahl der Versicherten bzw. Nichtversicherten je nach der Zusammensetzung der Verl. in den einzelnen Krankenhäusern (d. h. deren chirurgische Abteilungen) nach der einen oder anderen Seite verschieben. Naturgemäß werden Unfallkrankenhäuser, insbesondere aber Unfallambulanzen von Bauberufsgenossenschaften, unter ihren Verl. mit Fb. einen hohen Anteil an Versicherten haben. Es ist aber sicher, daß die Gefahr einen Fb. bei der Berufsarbeit, vor allem der Maurer und Monteure, zu erleiden, ungleich größer ist als bei irgendeinem anderen Anlaß. Unabhängig von der besonderen Bestimmung des einzelnen Krankenhauses — Unfallkrankenhaus, allgemein-chirurgische Abteilung — wird daher in der Mehrzahl der Fb. ein entschädigungspflichtiger Unfall sein.

11. Röntgenbilder.

Tafel I.

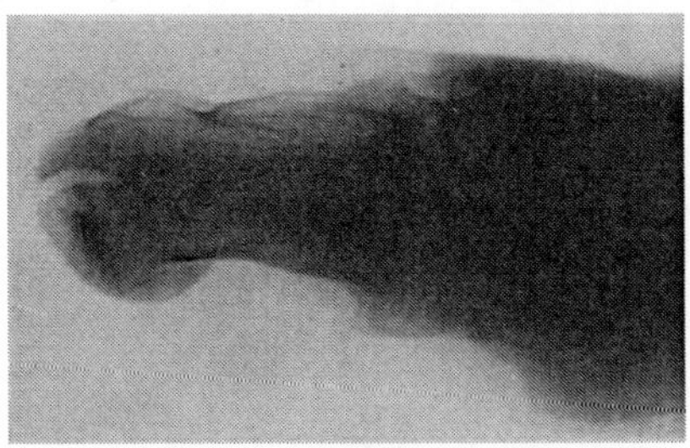 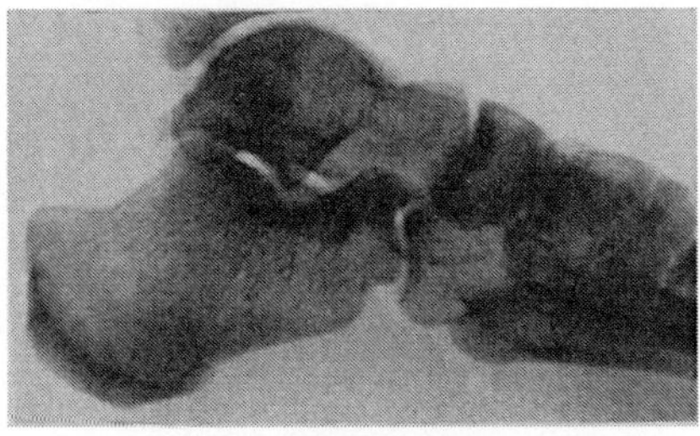

Abb. 1 a.   Abb. 1 b.

Abb. 1. Bruch des Tuberculum mediale (Gruppe II). Im seitlichen Bild (b) ist der Bruch kaum zu erkennen, in der plantar-dorsalen Aufnahme ist er hingegen nicht zu übersehen.

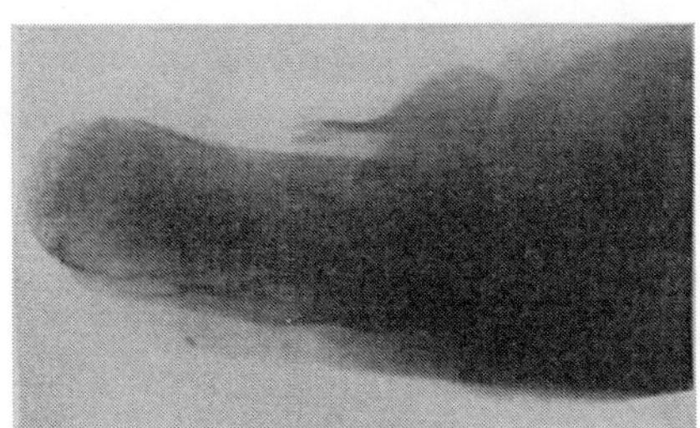 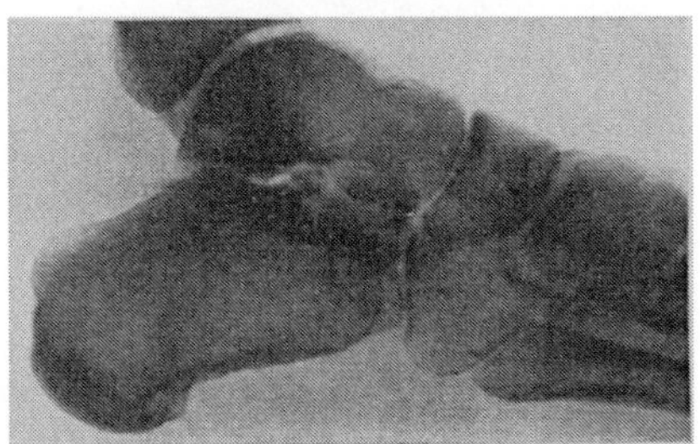

Abb. 2 a.   Abb. 2 b.

Abb. 2. Abbruch des Sustentaculum tali (Gruppe III). In der plantar-dorsalen Aufnahmerichtung (a) kommt diese Bruchform immer gut zur Darstellung. Aus dem seitlichen Bild ist sie nur selten — in unserem Falle einmal besonders gut — zu vermuten (40, III, 6).

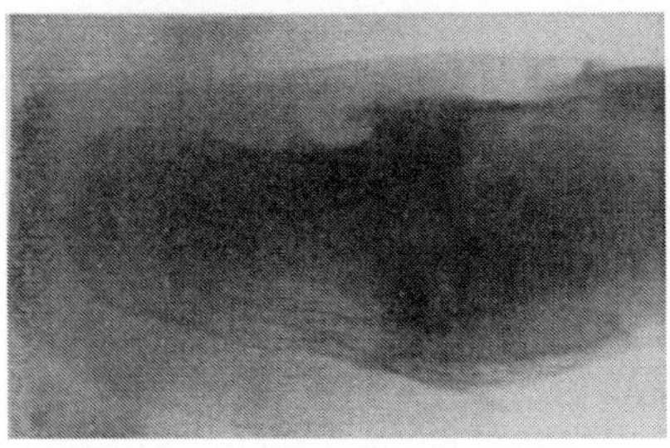 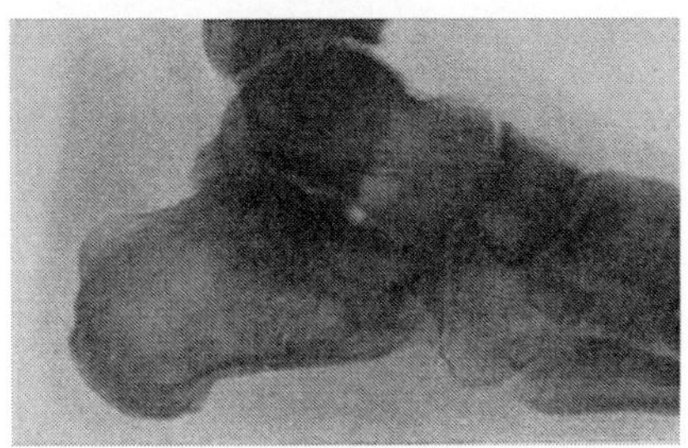

Abb. 3 a.   Abb. 3 b.

Abb. 3. Kontrollaufnahme zu Abb. 2 — etwa 7 Jahre nach dem Unfall. Arthrotische Ausziehung am Sustentaculum tali (a).

Tafel II.

Abb. 4—6. Fersenbeinbruch unseres jüngsten Verl. — 10 Jahre alt (Gruppe IV).

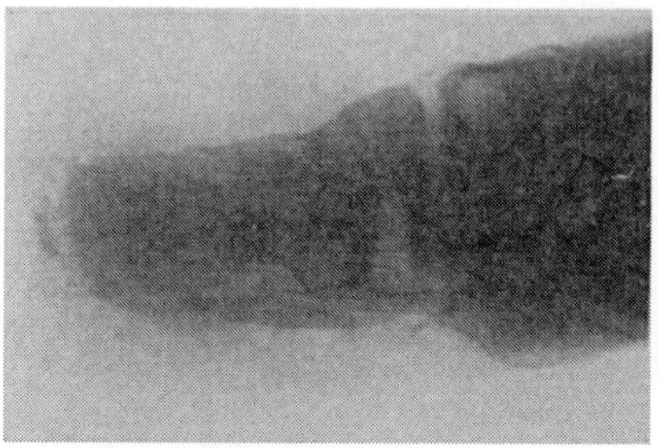

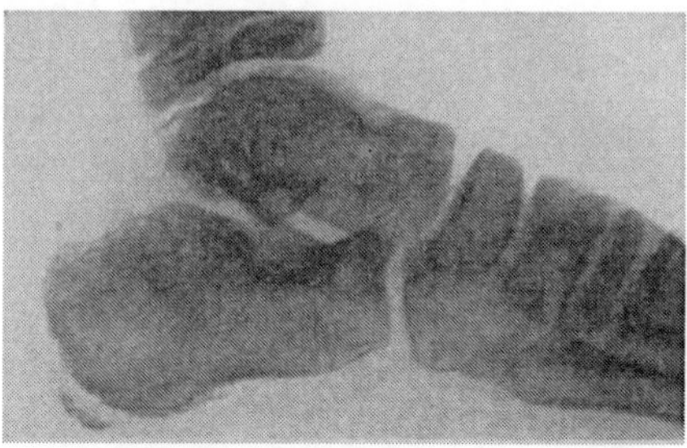

Abb. 4a.   Abb. 4b.

Abb. 4.   Der Verlauf der Bruchlinie ist im seitlichen Bild (b) nur bei aufmerksamster Betrachtung (auch auf der Originalaufnahme!) an einer Verdichtungslinie in den Knochenbälkchen zu erkennen. In der plantar-dorsalen Aufnahmerichtung (a) kommt der Bruch besser zur Darstellung (67, IV, 24).

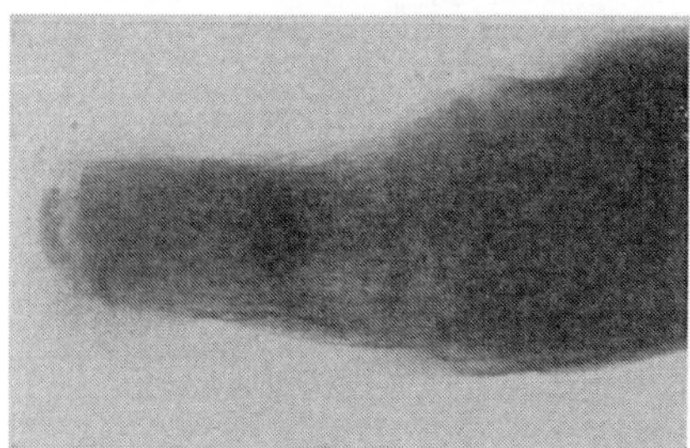

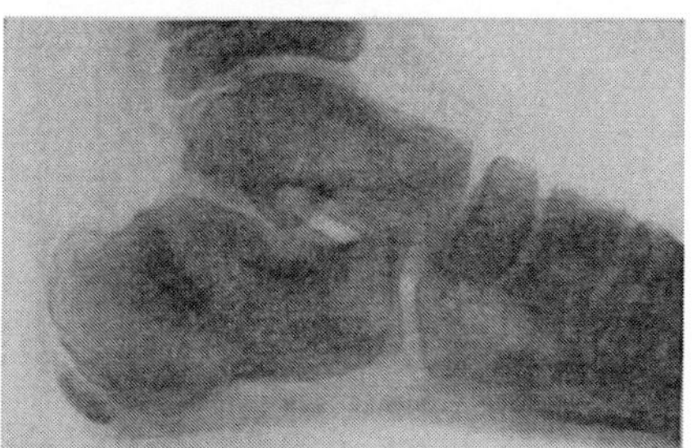

Abb. 5a.   Abb. 5b.

Abb. 5.   Kontrollaufnahmen 6 Wochen nach dem Unfall bei Abnahme des Gehgipsverbandes.   Die Verdichtungslinie im Knochen hat in beiden Ebenen (a + b) erheblich zugenommen.

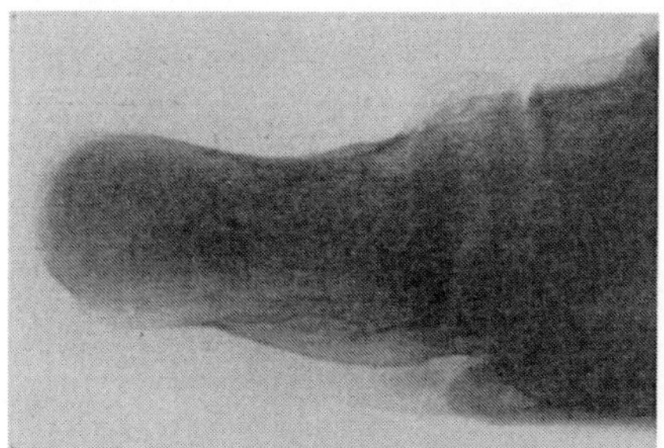

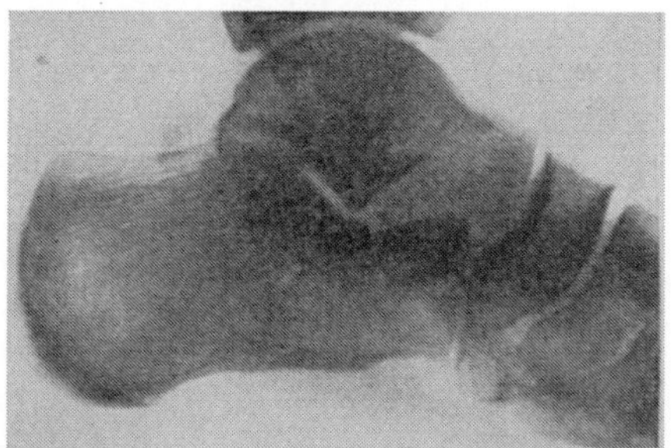

Abb. 6a.   Abb. 6b.

Abb. 6.   Kontrollaufnahmen etwa 7 Jahre nach dem Unfall.   Von dem Bruch ist nichts mehr zu sehen.

Zu Tafel III:

Abb. 7.   Die Bruchlinie beginnt am hinteren Fortsatz des Sprungbeins und verläuft annähernd vertikal (b).   Tubergelenkswinkel: 15°.

Abb. 8.   Kontrollaufnahme im Dauerzug, 4 Wochen nach dem Unfall.   Der Tubergelenkswinkel ist überkorrigiert — auf 40°.   Zwischen den Bruchstücken ist eine Lücke zurückgeblieben (b).   Die Verkürzung ist ausgeglichen und der nach innen offene Winkel der Bruchstücke ist beseitigt (a).

Abb. 9.   Kontrollaufnahmen 9 Jahre nach dem Unfall. Die Höhlenbildung im Fersenbein hat sich bis auf einen geringen Rest geschlossen (b). Der Bruch ist bei guter Achse knöchern fest verheilt (a). Der Verl. ist vollkommen beschwerdefrei bei freier Pro- und Supination. Tubergelenkswinkel unverändert: 40°.

Abb. 10.   Kontrollaufnahmen der unverletzten Seite.   Auf den plantar-dorsalen Aufnahmen (Abb. 8 bis 10a) überschneiden sich obere und untere äußere Kante des Fersenbeins.   Ursache der Überschneidung ist eine leichte Supinationsstellung der Ferse bei der Aufnahme.   Diese Überschneidung ist nicht mit einer Bruchlinie zu verwechseln.   Sie kommt an dieser Stelle und in diesem Verlauf nicht vor, ist auch undenkbar, wenn man sich die Entstehung des Fb. veranschaulicht.

Tafel III.

Abb. 7—10. Bruch des Fersenbeinkörpers hinter der Gelenkfläche vom Typ des Abscherungs-
bruches — Gruppe IV (54, IV, 11).

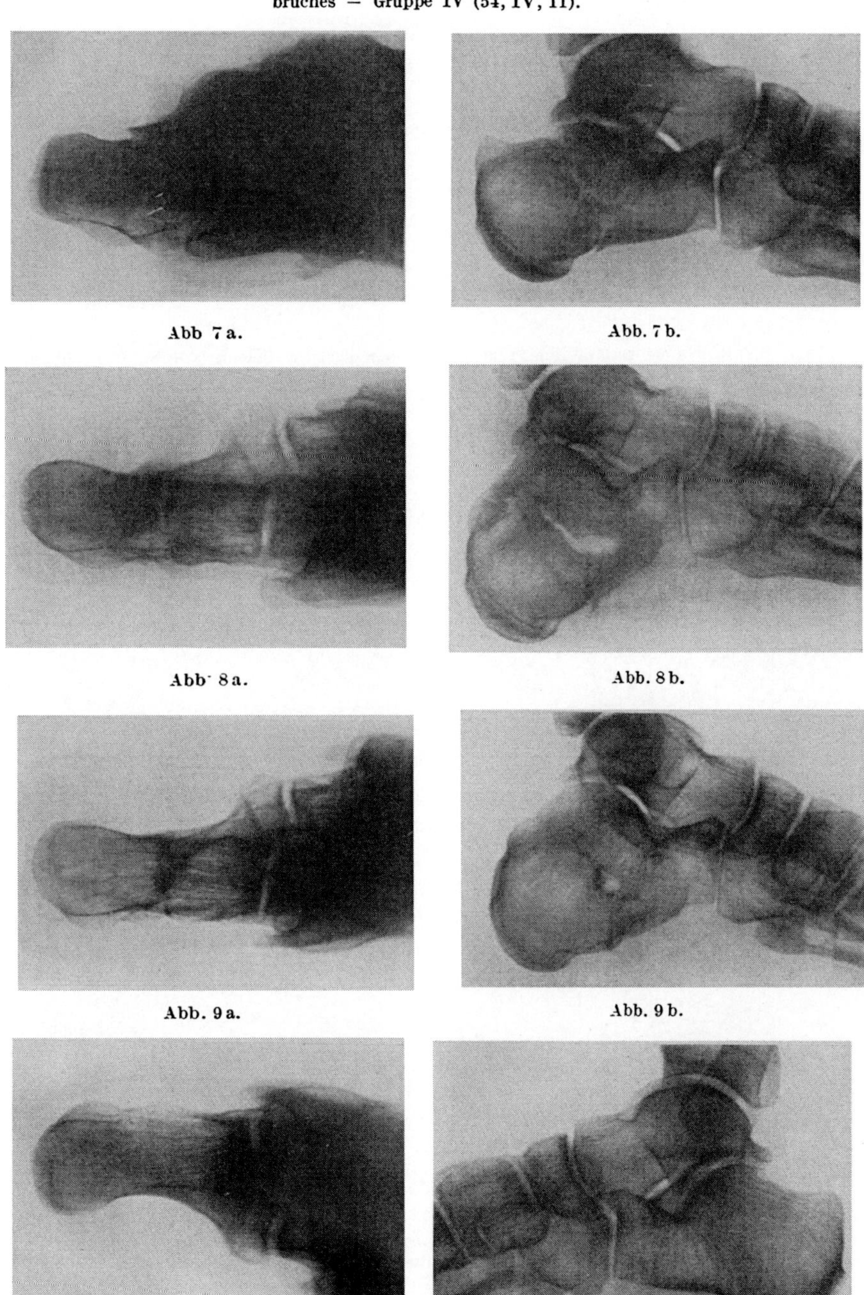

Abb 7 a.   Abb. 7 b.

Abb. 8 a.   Abb. 8 b.

Abb. 9 a.   Abb. 9 b.

Abb. 10 a.   Abb. 10 b.

Tafel IV.

Abb. 11–13. Bruch der Gruppe IV (71, IV, 28).

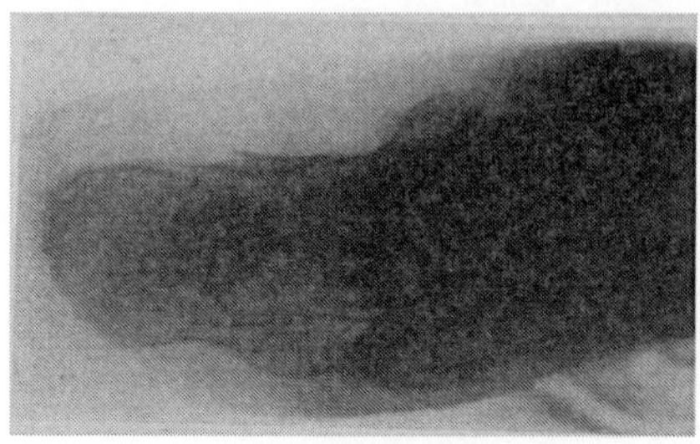

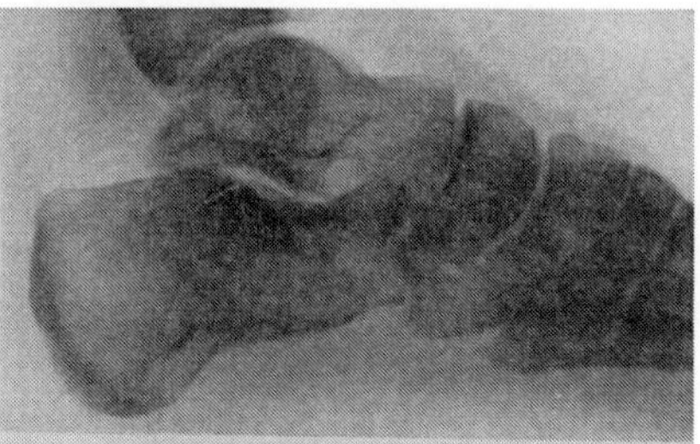

Abb. 11 a.   Abb. 11 b.

Abb. 11. Die Bruchlinie verläuft im Fersenbeinkörper hinter dem Gelenk (a + b). Das hintere
Bruchstück ist höher getreten — Tubergelenkswinkel: 15° (b).

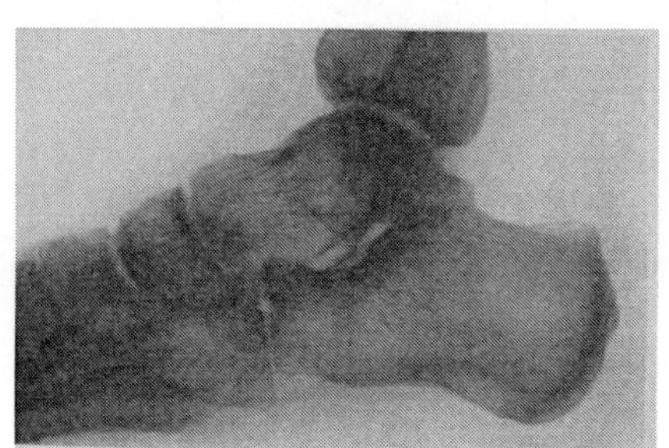

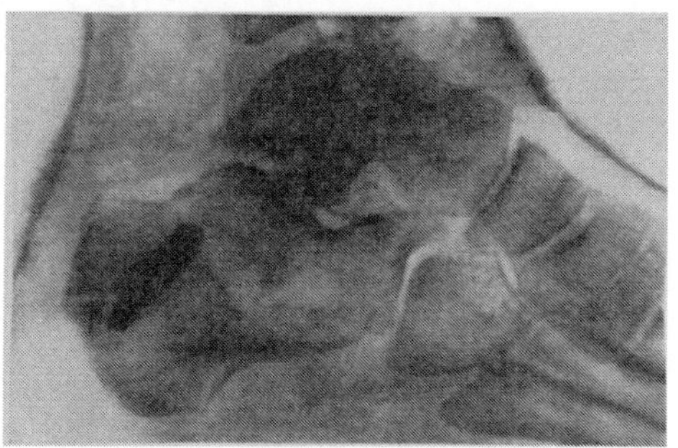

Abb. 12 a.   Abb. 12 b.

Abb. 12. Der Tubergelenkswinkel ist aufgerichtet auf 35° (b), a zeigt die unverletzte Seite.

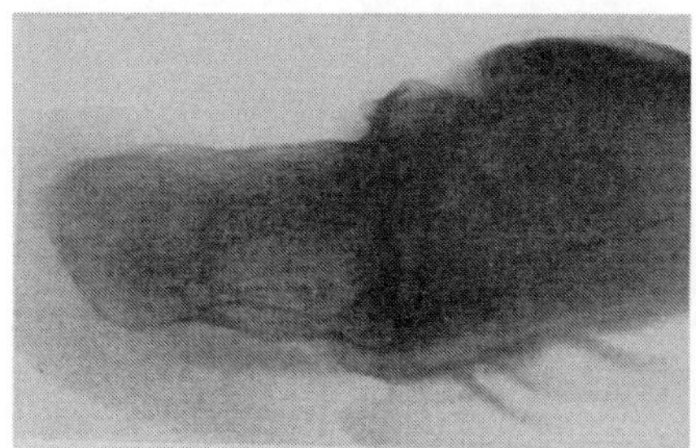

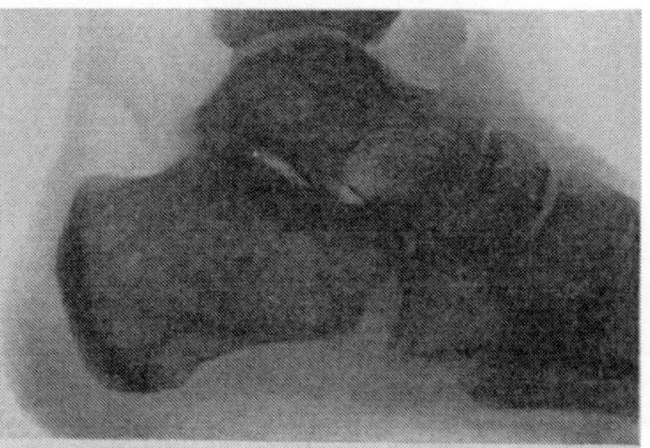

Abb. 13 a.   Abb. 13 b.

Abb. 13. Kontrollaufnahmen des verletzten Fersenbeins 6 Jahre nach dem Unfall. Tubergelenkswinkel unverändert: 35°. Der Verl. ist vollkommen beschwerdefrei bei ungestörter Pro- und
Supination.

Tafel V.

Abb. 14—16. Leichter Bruch der Gruppe V (126, V, 18).

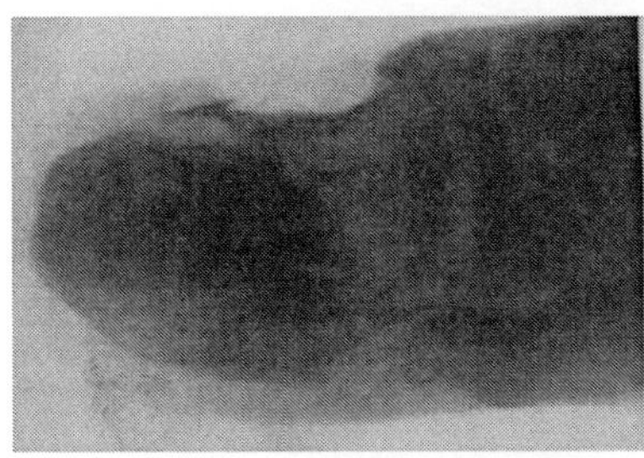 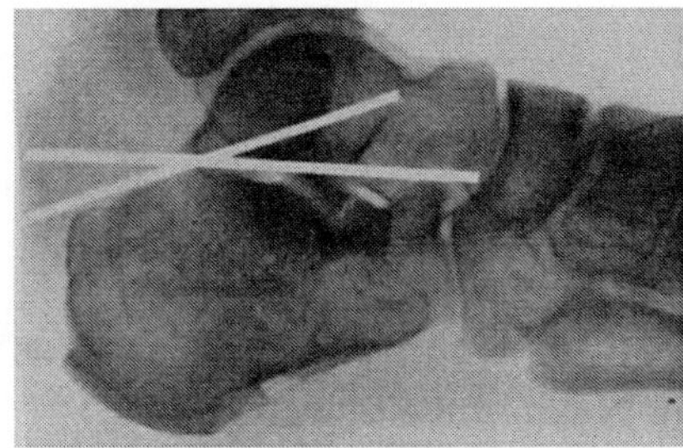

Abb. 14a.   Abb. 14b.

Abb. 14. Die Bruchfläche verläuft durch das Gelenk, der Tubergelenkswinkel ist auf 20° vermindert (b). Auf Abb. b ist die Messung des Tubergelenkswinkels dargestellt.

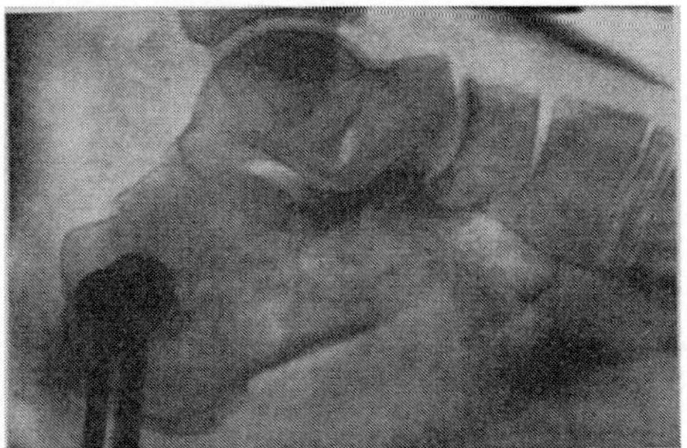

Abb. 15. Tubergelenkswinkel nach der Aufrichtung: 30°. Wahrscheinlich durch Eingehen mit einem Nagel in das untere Sprunggelenk kam es zur Infektion. Der Dauerzug mußte entfernt werden. Die Folge ist, daß der Tubergelenkswinkel negativ wird.

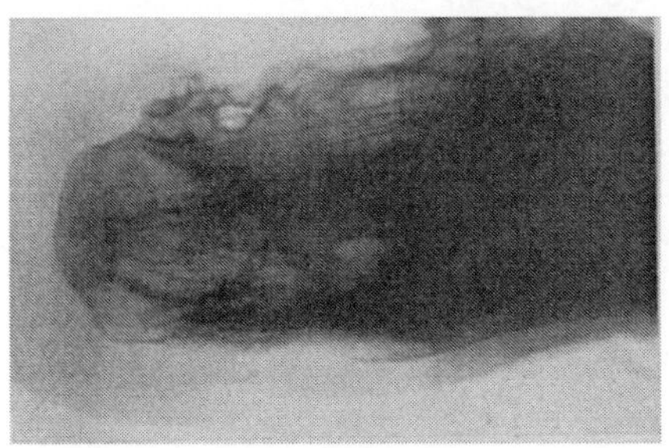 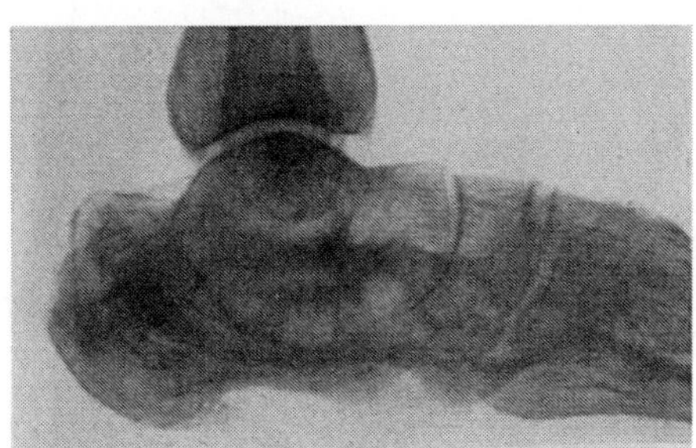

Abb. 16a.   Abb. 16b.

Abb. 16. Kontrollaufnahmen 7 Jahre nach dem Unfall. Folgezustand nach frühzeitig infolge Infektion abgebrochener Behandlung im Dauerzug: Tubergelenkswinkel minus 15°, traumatischer Plattfuß, völlige, schmerzhafte Bewegungssperre im unteren Sprunggelenk, behinderte Bewegungen im oberen Sprunggelenk und der Zehen. Frühere Arbeit als Dachdecker konnte nicht wieder aufgenommen werden.

Tafel VI.

Abb. 17—19. Typischer Bruch der Gruppe V (153, V, 45).

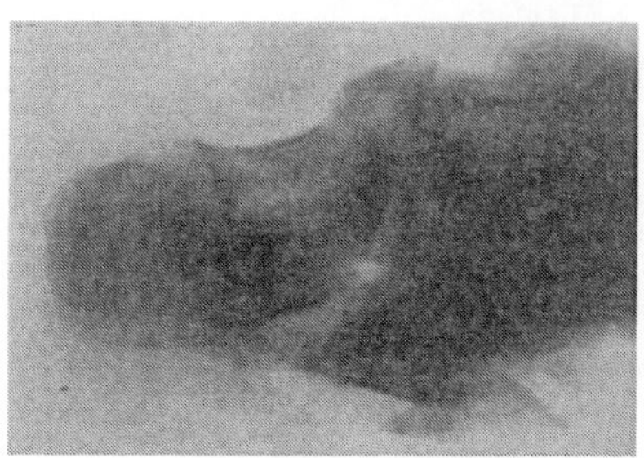

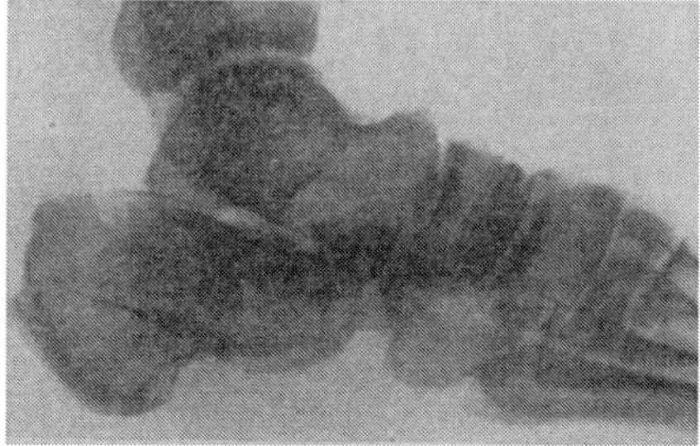

Abb. 17 a.   Abb. 17 b.

Abb. 17. Abbruch und typische Verdrehung des äußeren Anteils der hinteren Fersenbeingelenkfläche. Tubergelenkswinkel: 0° (b).

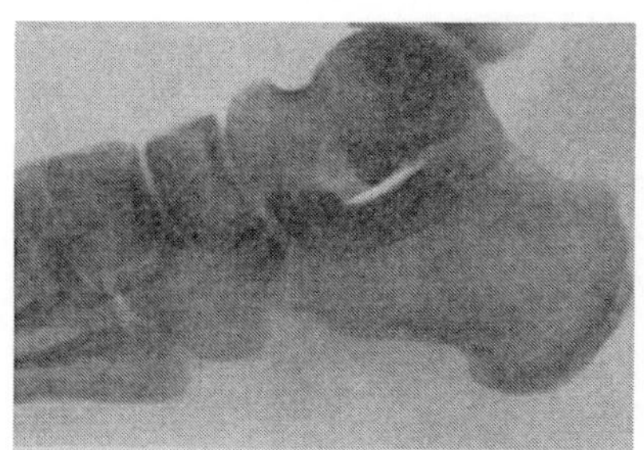

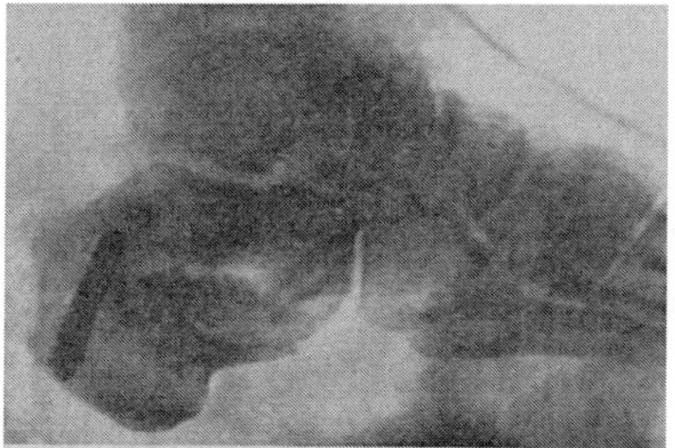

Abb. 18 a.   Abb. 18 b.

Abb. 18. Mit der Wiederaufrichtung des Tubergelenkswinkels auf 20° gelingt es auch, den verlagerten
Anteil der hinteren Fersenbeingelenkfläche in seine richtige Lage zu bringen und damit die Gelenkfläche anatomisch wiederherzustellen. Ermöglichst wurde die Einwirkung auf den äußeren Anteil
der hinteren Fersenbeingelenkfläche dadurch, daß er mit dem hinteren Bruchstück, durch das der
Nagel getrieben wurde, in Verbindung stand (b). Abb. a gibt die unverletzte Seite wieder.

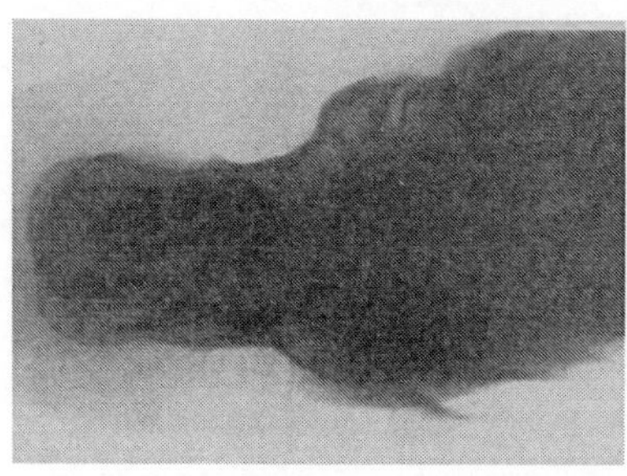

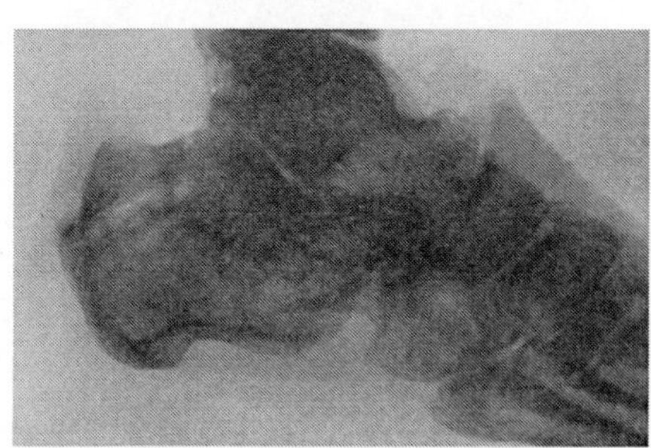

Abb. 19 a.   Abb. 19 b.

Abb. 19. Kontrollaufnahmen 5 Jahre nach dem Unfall. Pro- und Supination sind kaum behindert.
Der Verl. hat trotz seines Alters von 58 Jahren seinen früheren Beruf als Anstreicher wieder aufgenommen.

Tafel VII.

Abb. 20—22. Typischer Bruch der Gruppe V (152, V, 45).

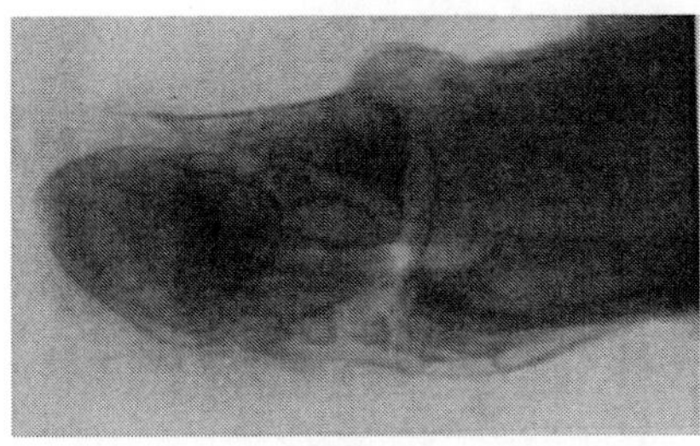 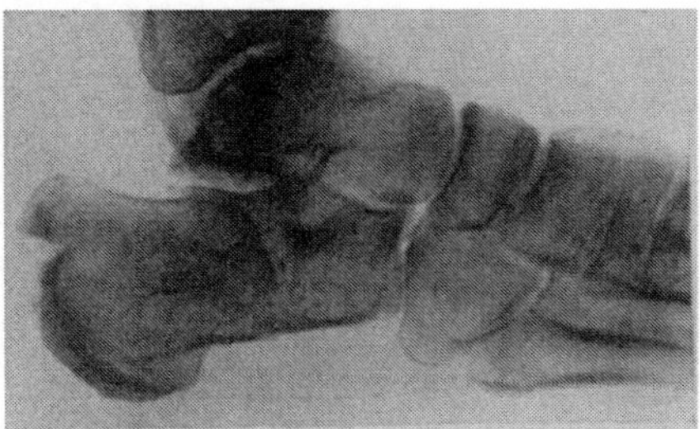

Abb. 20a.   Abb. 20b.

Abb. 20. Nicht so günstig wie in dem auf Abb. 17 dargestellten Falle lagen die Verhältnisse bei dem doppelseitigen Fb. Wiedergegeben ist nur der linksseitige Bruch — die Bruchform der anderen Seite ist ähnlich. Auch hier war der äußere Anteil der hinteren Gelenkfläche des Fersenbeins mit dem hinteren Fersenbeinanteil in Verbindung geblieben (b). Tubergelenkswinkel: 8°.

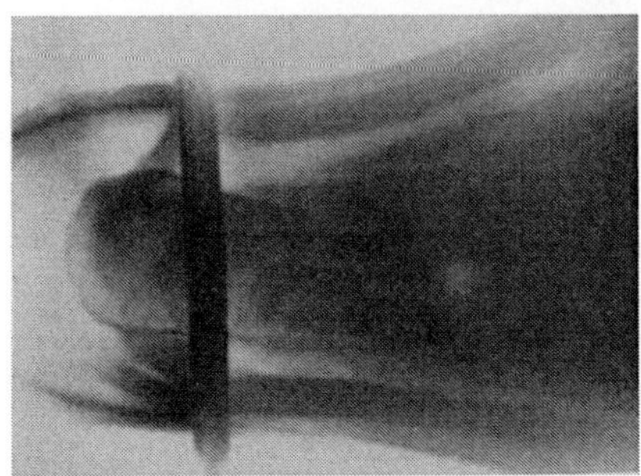 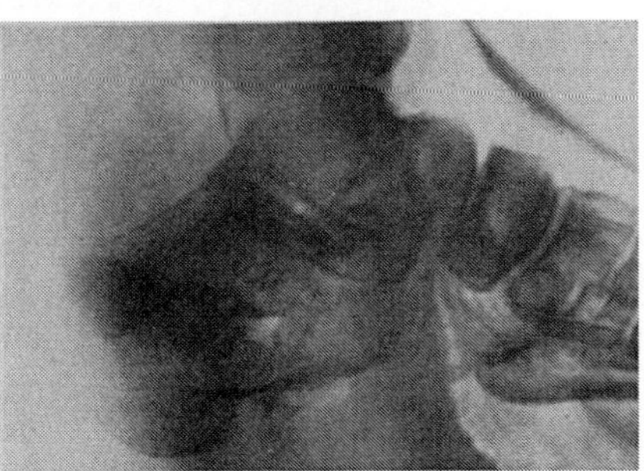

Abb. 21a.   Abb. 21b.

Abb. 21. Kontrollaufnahme nach der Einrichtung. Der äußere Anteil der hinteren Fersenbeingelenkfläche liegt wieder an normaler Stelle (b). Jedoch ist es nicht gelungen, auch den übrigen Teil der Gelenkfläche anatomisch genau wiederherzustellen, obwohl es im Röntgenbild den Anschein hat. Die Folge ist, daß sich die Bewegungen des unteren Sprunggelenks nicht wiederherstellen. Tubergelenkswinkel: 30°.

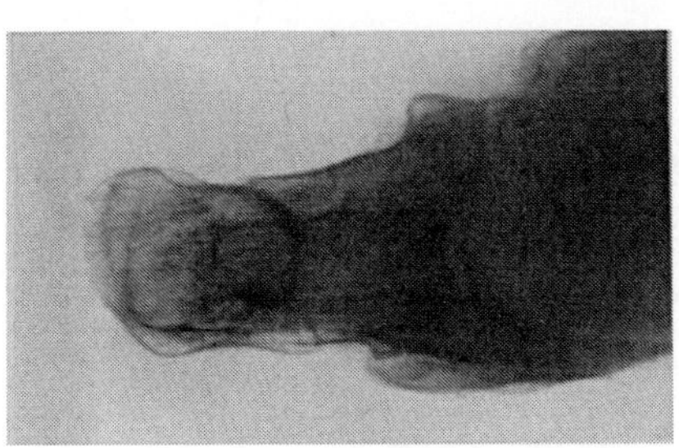 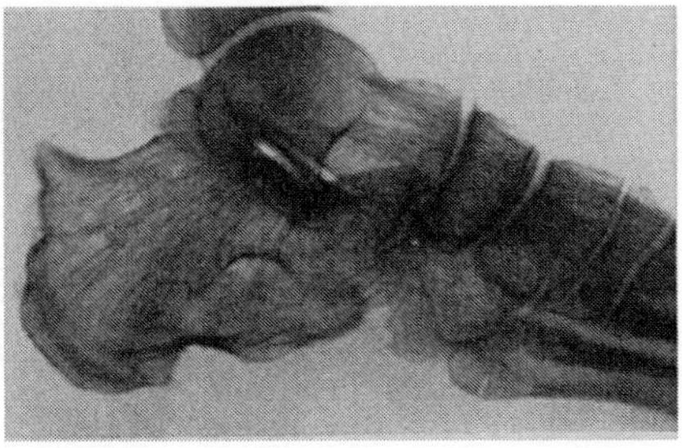

Abb. 22a.   Abb. 22b.

Abb. 22. Kontrollaufnahme fast 3 Jahre nach dem Unfall. Tubergelenkswinkel: 25°. Pro- und Supination sind gesperrt. Verrichtet als 60jähriger leichtere Arbeit als Tischler (früherer Beruf). Kein traumatischer Plattfuß. Für die Leistungsfähigkeit — doppelseitiger Bruch, beiderseits gesperrte Pro- und Supination — spricht die kräftige Wadenmuskulatur; s. Abb. 36b. Im Vergleich zur Abb. 20b sieht man auf Abb. b eine beträchtliche Verlängerung des hinteren Fortsatzes des Sprungbeins über dem Fersenbein. Wir haben sie häufiger gesehen (Abb. 3b). Sie kommt auch bei Sprungbeinbrüchen vor. Im übrigen s. S. 129.

Tafel VIII.

Abb. 23—25. Typischer Bruch der Gruppe V (131, V, 23).

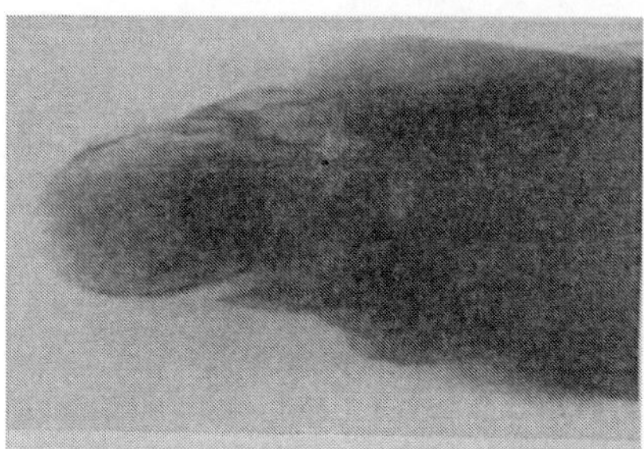 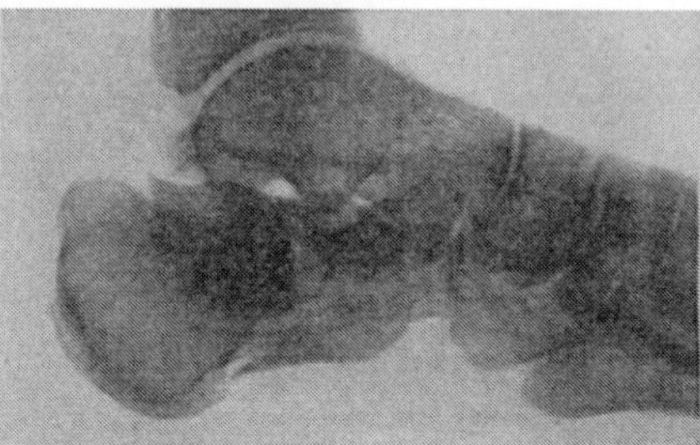

Abb. 23a.   Abb. 23b.

Abb. 23. Der äußere Anteil der hinteren Gelenkfläche des Fersenbeins ist abgebrochen und in typischer Weise verdreht. Der abgebrochene Anteil steht aber hier in keinem Zusammenhang mit dem hinteren Fersenbeinanteil (b).

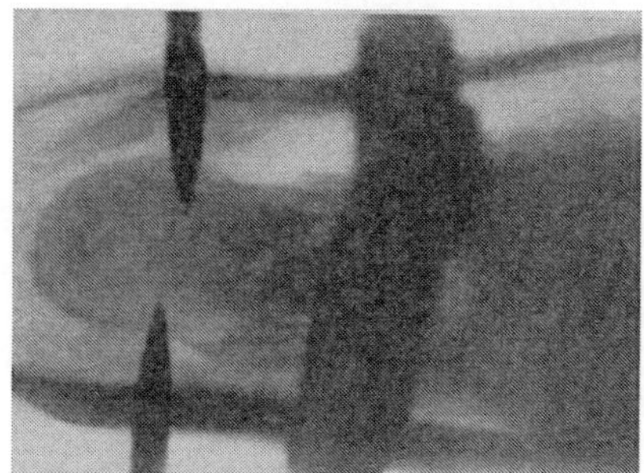 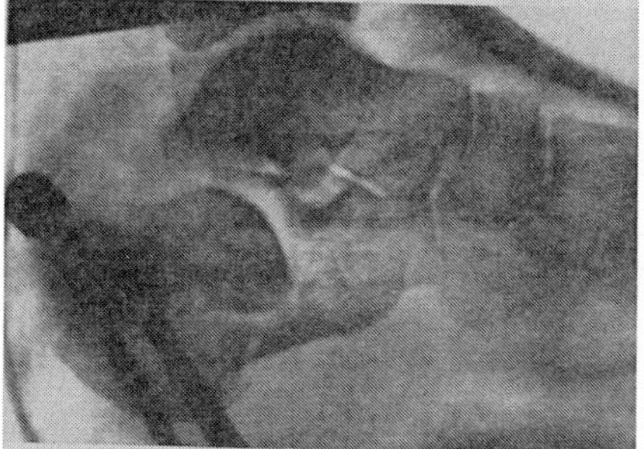

Abb. 24a.   Abb. 24b.

Abb. 24. Kontrollaufnahme nach der Einrichtung. Weil der Abbruch des äußeren Anteils der hinteren Fersenbeingelenkfläche isoliert erfolgt ist, bestand keine Möglichkeit, seine Stellung zu beeinflussen (b).

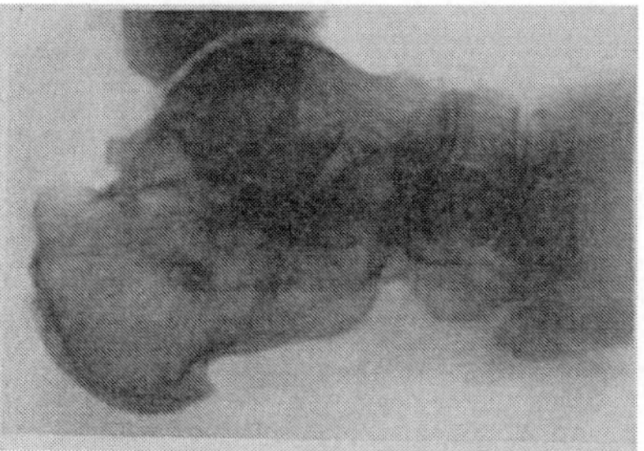

Abb. 25. Kontrollaufnahme 5 Jahre nach dem Unfall. Röntgenologisch und klinisch entspricht das Ergebnis der ungünstigen Bruchform. Völlige Sperre im unteren Sprunggelenk. Der 57jähr. Verl. hat seinen Beruf als Monteur aufgeben müssen. Man beachte die Arthrose im Würfelbein-Fersenbein-Gelenk — lippenförmiger Fortsatz am vorderen Fersenbeinfortsatz, entstanden wahrscheinlich durch Bänderzug. Man sieht sie besonders häufig, wenn die Einstauchung des Sprungbeins ins Fersenbein nicht behoben wurde, also bei erheblich vermindertem Tubergelenkswinkel.

Tafel IX.

Abb. 26—28. Typischer Bruch der Gruppe VI (188, VI, 4).

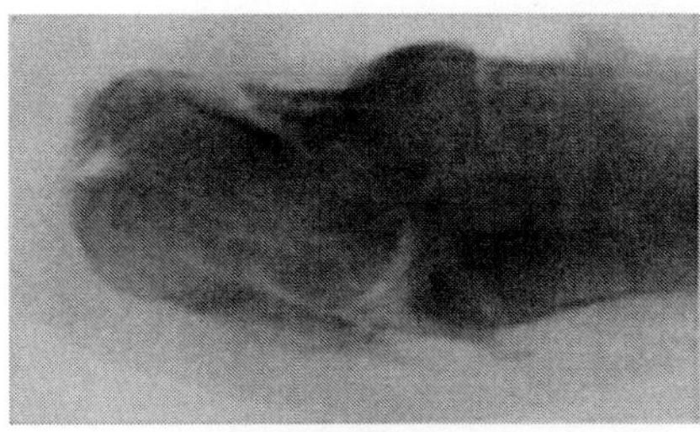

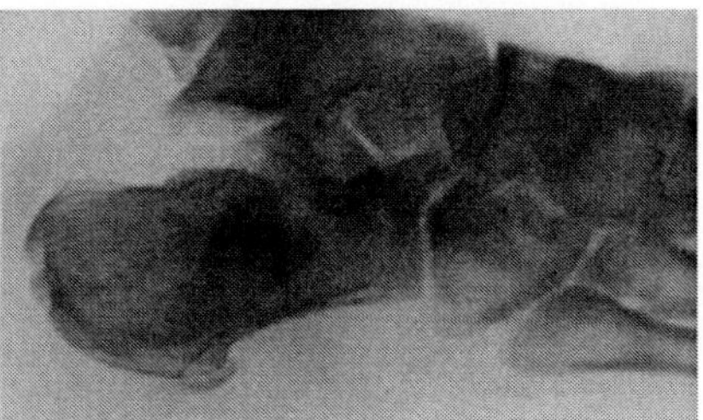

Abb. 26 a.   Abb. 26 b.

Abb. 26. Erhebliches Klaffen des unteren Sprunggelenks im hinteren Gelenkanteil. Beide Röntgenbilder (a + b) sind unmittelbar nach der Einlieferung gemacht, das Klaffen ist also nicht durch einen Zug herbeigeführt. Man beachte die große Anzahl der Bruchstücke in Abb. a, die auf der Abb. b nur gering zu sein scheint.

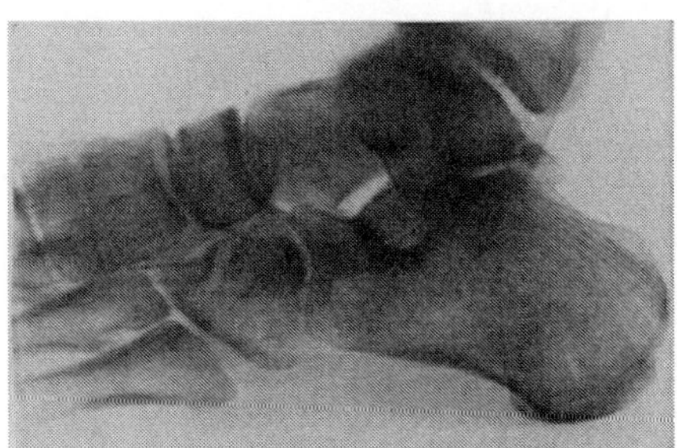

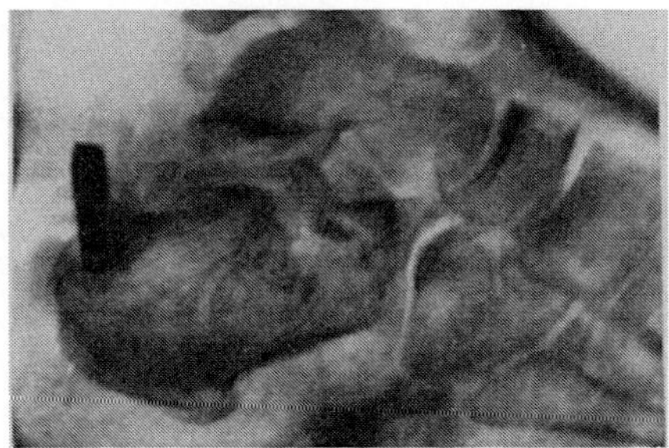

Abb. 27 a.   Abb. 27 b.

Abb. 27. Kontrollaufnahme nach der Einrichtung. Es gelingt nicht durch Zug — wie auch durch keine andere Einrichtungsmethode — das Klaffen des unteren Sprunggelenkspaltes zu beseitigen (b). a — Vergleichsaufnahme der unverletzten Seite.

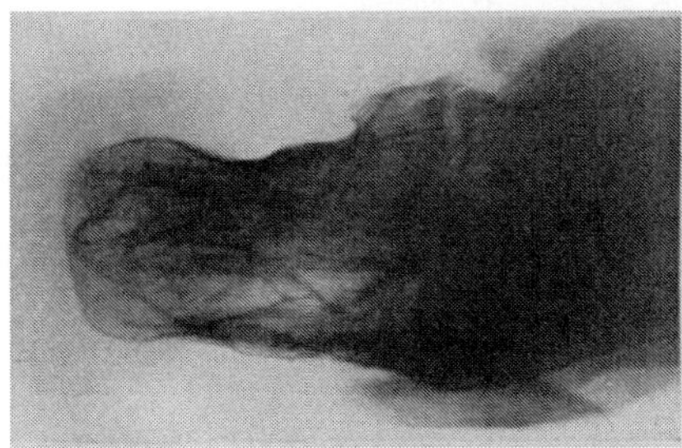

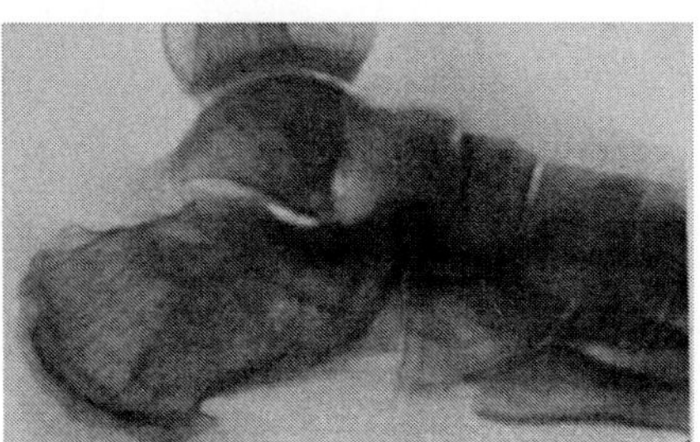

Abb. 28 a.   Abb. 28 b.

Abb. 28. Kontrollaufnahmen fast 7 Jahre nach dem Unfall. Tubergelenkswinkel: 20° (b). Gang des 35jähr. Verl. noch leicht hinkend. Pro- und Supination gesperrt. Seinen Beruf als Dachdecker hat der Verl. nicht wieder aufgenommen. Man beachte wieder die Arthrose des vorderen Sprunggelenks (b) (s. auch Abb. 3b und Abb. 25).

Tafel X.

Abb. 29—31. Der schwerste von uns beobachtete Fb. (224, VIII, 19).

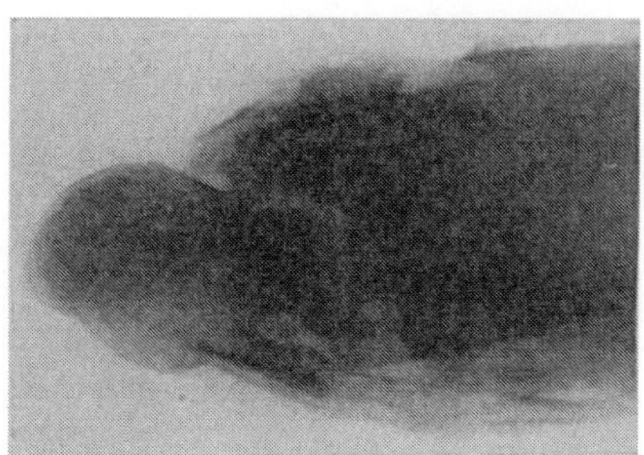

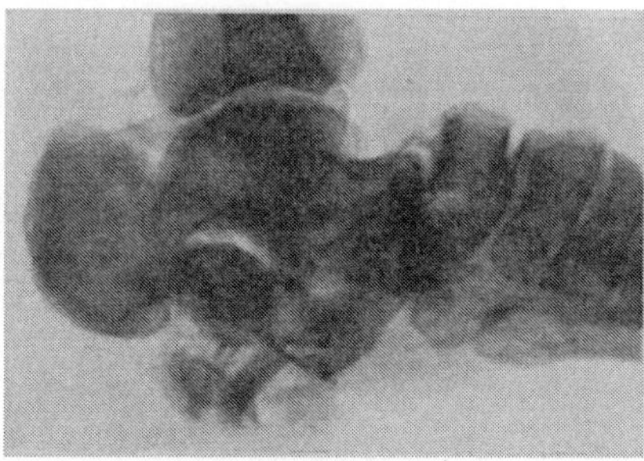

Abb. 29a.   Abb. 29b.

Abb. 29. Offener Bruch der Gruppe VIII, mit offenem Bruch des Kahnbeins, Würfelbeins und Verrenkung des Fußes im *Chopart*schen Gelenk gegen den Fußrücken.

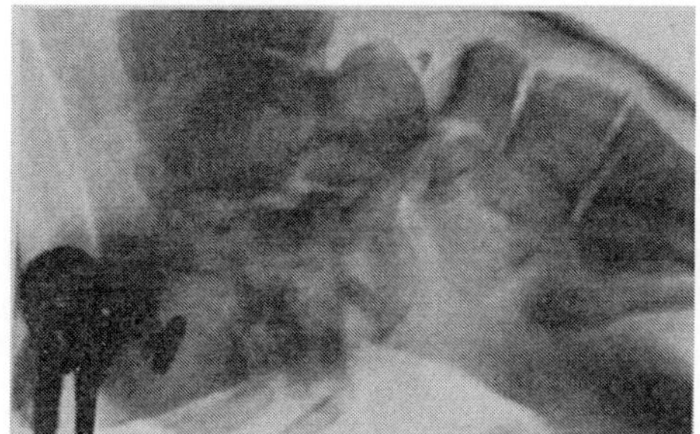

Abb. 30. Kontrollaufnahme nach der Einrichtung. Vorher Wundausschneidung, Drainage für 24 Stunden; wegen der Nebenverletzungen am gleichen Fuß war ein Drahtzug durch die Mittelfußknochen erforderlich. Dauerzug für 9 Wochen. Glatte Wundheilung, Gehgips für 6 Wochen.

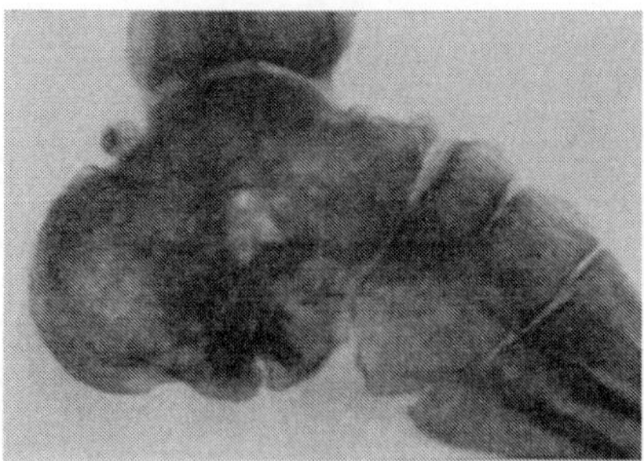

Abb. 31. Kontrollaufnahme 3 Jahre nach dem Unfall. Aus Fersen- und Sprungbein ist ein Gebilde entstanden. Arthrose des vorderen Sprunggelenks als Folge des Kahnbeinbruches. Körpergewicht der Verl.: 105 kg. Pes contractus supinatorius der verletzten Seite (s. S. 125). Gang hinkend, kein Zehengang. Die Dorsalflexion ist bei Mittelstellung aufgehoben, Plantarflexion frei (Fußwurzelverletzungen!). 1. Dauerrente: 40%. Ihre frühere Arbeit als Bedienerin kann die Verl. nicht mehr verrichten.

Tafel XI.

Abb. 32—34. Doppelseitiger Fb. der Gruppe VIII (225, VIII, 20).

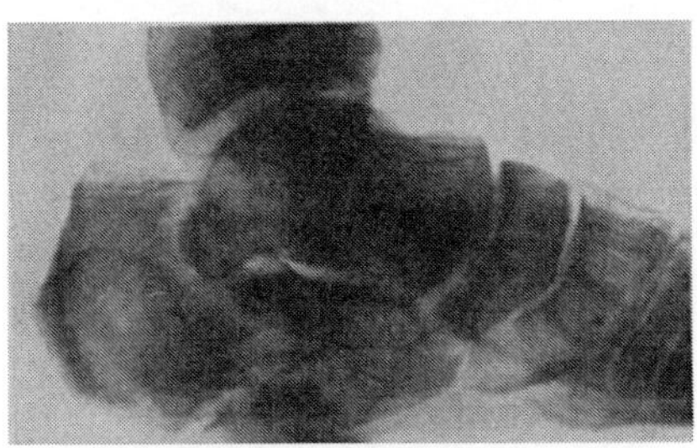

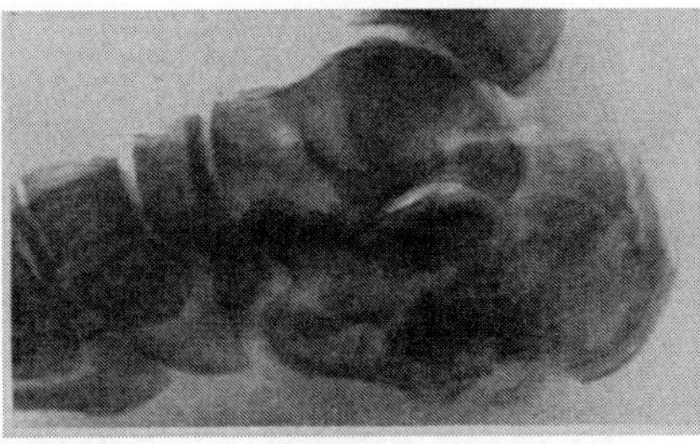

Abb. 32a.   Abb. 32b.

Abb. 32. **Aufnahmen nach der Einlieferung. Tubergelenkswinkel: a) links: — 5°, b) rechts: 0°.**
2 Wochen nach dem Unfall trat bei dem 58jähr. Verl. eine schwere doppelseitige Lungenentzündung
auf, die zur Aufgabe der Behandlung im Dauerzug zwang. Der Verl. wurde auf eine Innere Klinik
verlegt, beide Füße auf Schienen gelagert. 7 Wochen nach dem Unfall stand der Verl. in Geh-
gipsverbänden auf. Anfangs wegen allgemeiner körperlicher Schwäche nur geringe Belastung.
Entfernung der Gehgipsverbände 15 Wochen nach dem Unfall, späterhin Zinkleimverbände.

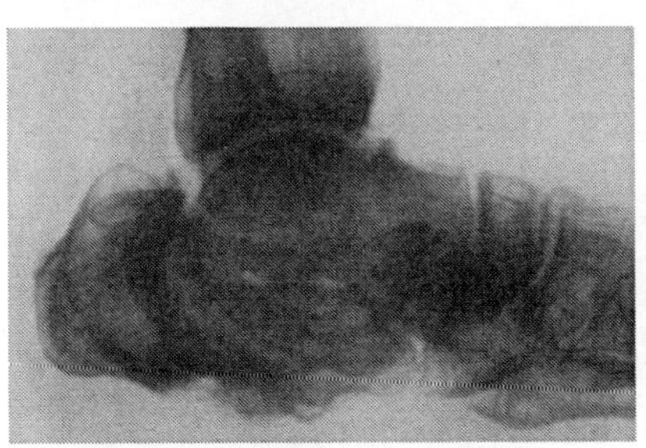

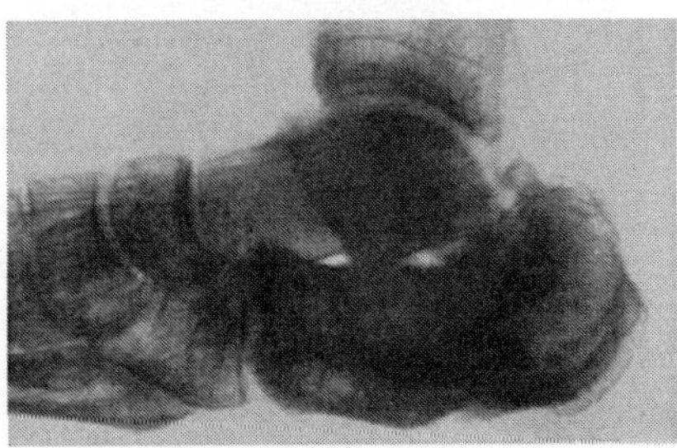

Abb. 33a.   Abb. 33b.

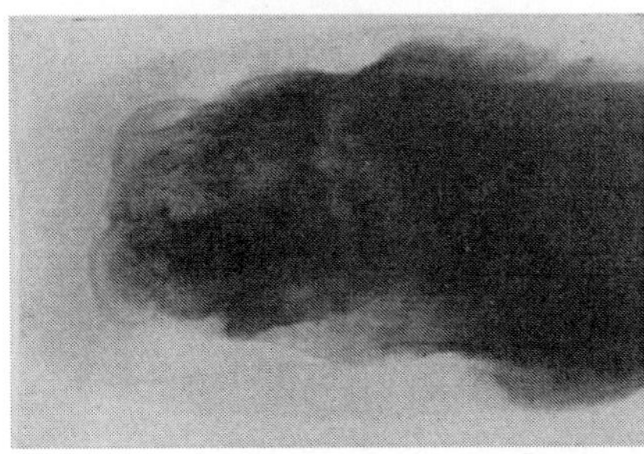

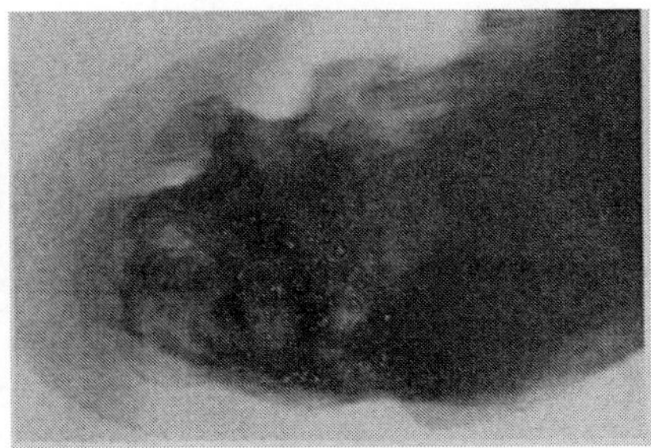

Abb. 34a.   Abb. 34b.

Abb. 33 und 34. **Kontrollaufnahmen 3 Jahre nach dem Unfall. Tubergelenkswinkel: a) links — 40°.
b) rechts: — 40°.** Klinisch sind die Folgen den Röntgenbildern entsprechend. Hochgradiger traumatischer Plattfuß beiderseits (s. Abb. 36a), vollständig gesperrte Pro- und Supination, mühsamer,
langsamer Gang, erhebliche Beschwerden, starke Muskelabmagerung. Der Verl. ist nicht versichert,
ist daher zu einer lohnbringenden Arbeit gezwungen. Man sieht aus diesem Fall, zu welchen Folgen
eine nur mit Schienenlagerung und Gehgipsverband bei schweren Fersenbeinbrüchen durchgeführte
Behandlung führen muß.

Tafel XII.

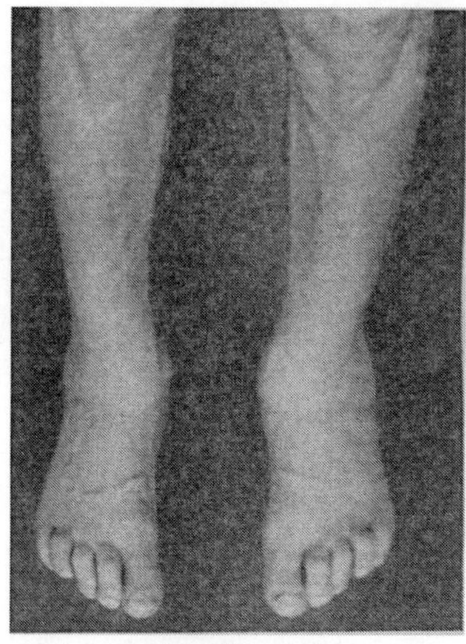

Abb. 35a.

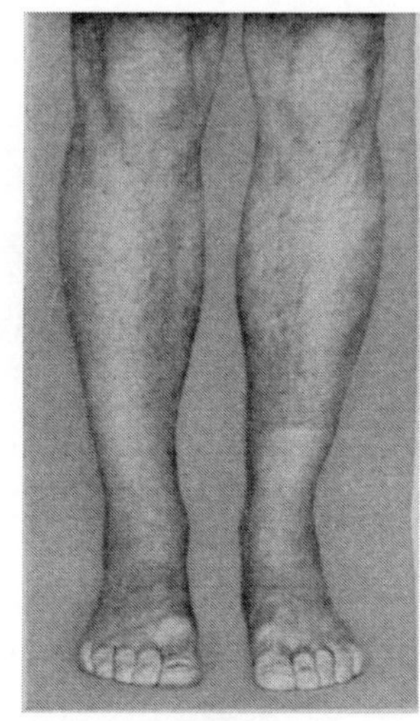

Abb. 35b.

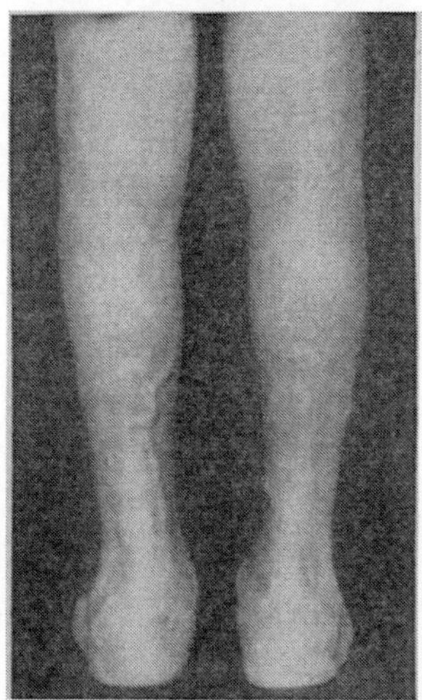

Abb. 36a.

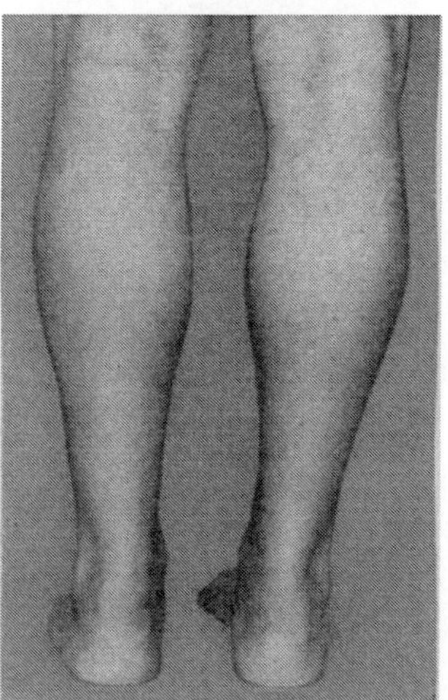

Abb. 36b.

Abb. 35a und 36a. Zustand nach doppelseitigem Fb. (225, VIII, 20), dessen Behandlung 2 Wochen nach dem Unfall abgebrochen werden mußte. Anschließend Schienenlagerung für weitere 5 Wochen, später Gehgips für weitere 7 Wochen. Röntgenbilder s. Abb. 32—34.

Abb. 35b und 36b. Zustand nach doppelseitigem Fb. (152, V, 44). Aufrichtung im Schraubenzugapparat, Weiterbehandlung im Doppelnagelgipsverband, anschließend Gehgipsverband. Röntgenbilder des linksseitigen Bruches sind auf Abb. 20—22 wiedergegeben. Der rechtsseitige Bruch zeigte ähnliche Verhältnisse. Beide Verl. sind gleich alt. — Bei der Nachuntersuchung 61 Jahre. Die Aufnahmen 35a und 36a wurden 3 Jahre nach dem Unfall, die Bilder 35b und 36b 1 (!) Jahr nach dem Unfall angefertigt. Der Gegensatz ist deutlich: Bei a erhebliche Verbreiterung beider Fersen, Umrisse der Achillessehne stark verstrichen, hochgradiger traumatischer Plattfuß, starke Abmagerung der Wadenmuskulatur. Klinisch war der Gang mühsam und schleppend. Bei b keine Verbreiterung der Fersen, erhaltene Umrisse der Achillessehne, kein traumatischer Plattfuß, kräftige Wadenmuskulatur bereits 1 Jahr nach dem Unfall. Gang nicht auffällig. Tubergelenkswinkel zu a beiderseits: — 40°. Tubergelenkswinkel zu b beiderseits +25°.

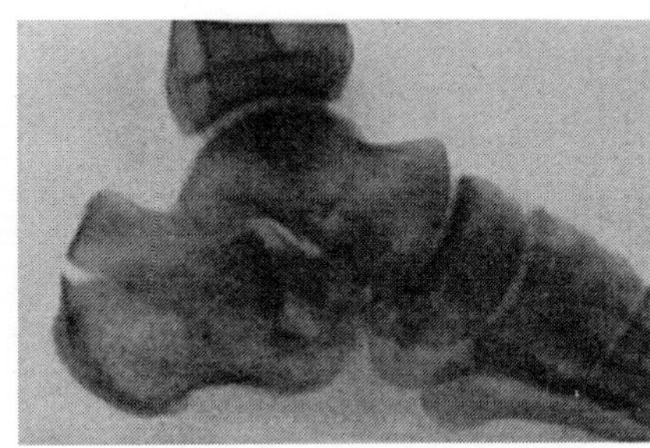

Abb. 37. Fb. der Gruppe I. Entenschnabelbruch, mit typischer Verschiebung des Bruchstückes. Oberhalb des Bruchstückes ein verkalktes Gefäß, für die Prognose ungünstig.

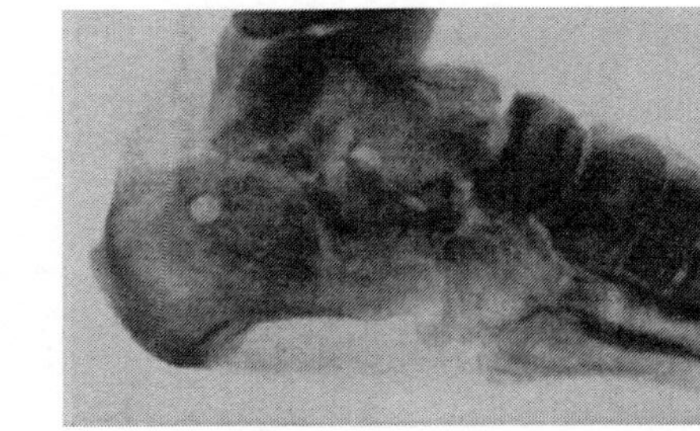

Abb. 38. Fb. der Gruppe VII (198, VII, 7). Neben den Zeichen der Gruppe V erscheint der Sprungbeinhals höher als das vorgelagerte Kahnbein, eine Folge der erheblichen Einstauchung des Sprungbeins in das gebrochene Fersenbein.

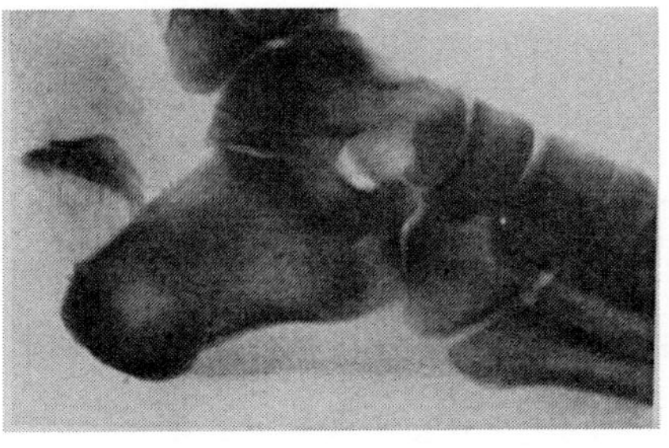

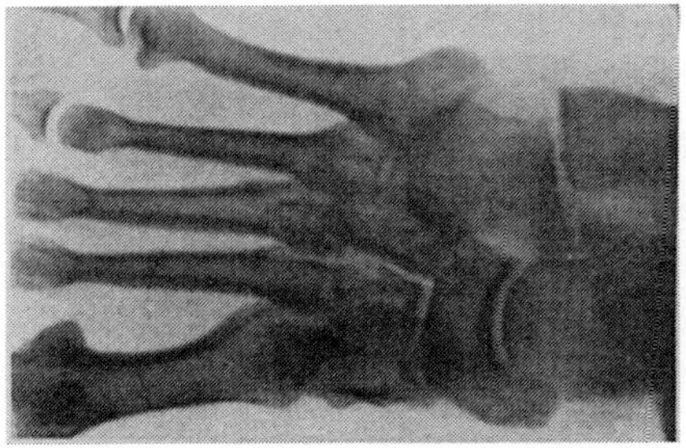

Abb. 39. Dorso-plantares Bild bei einem Bruch der Gruppe VIII, das die Verrenkung des vorderen Fersenbeinfortsatzes gegen das Würfelbein zeigt — ein Zeichen der Gruppe VIII.

Abb. 40. Fleckiger Knochenkalkschwund bei Sepsis (203, VII, 12), an der der Verl. ad exitum kam. Die Nagelstelle liegt im Bruchspalt und schafft dadurch die Möglichkeit einer Infektion des Gelenks. Dieser Fehler ist dem Verl. zum Verhängnis geworden.

Schrifttumsverzeichnis.

A. Allhoff, Die Prognose der Fersenbeinbrüche, Dissert. Kiel 1913. — *A. Arneesen*, Extensionsbehandlung der Calcaneusfraktur (Ulleval Sykehus, Oslo), Chirurg **11**, 4 (1939). — *F. Barettoni*, Sulle Fratture del Calgagno, Edizioni della Cassa Nazionale Infortuni, Rom 1929, VII. — *S. P. Bartley*, Treatment of Fractures of the Body of the Os calcis; Demonstration of Technic (Open and Closed); Demonstration of End-Results (Long Island College Hospital, Department of Surgerie). — *E. Becker*, Zur Behandlung der Fersenbeinbrüche, Dtsch. Z. Chir. **1906**, 83. — *P. Bode*, Der Fersenbeinbruch — eine typische Verletzung des Bauarbeiters — (Erfahrungen an 230 Fersenbeinbrüchen), Arch. orthop. Chir. **37**, 5 (1937). — *L. Böhler*, Die Behandlung der Fersenbeinbrüche und die Verhütung des traumatischen Plattfußes, Z. orthop. Chir. **45**; Behandlung der Fersenbeinbrüche, Chirurg **1929 I**, H. 16; Entstehung, Erkennung, Behandlung und Begutachtung der Fersenbeinbrüche, Mschr. Unfallheilk., Beiheft 4, **1930**; Fersenbeinbrüche, Franzós. Chirurgenkongr. 1935, Paris; Die Technik der Knochenbruchbehandlung, 1.—6. Aufl., Maudrich, Wien. — *M. Borchardt*, Behandlung der Fersenbeinbrüche, in „Handbuch d. Prakt. Chirurgie", Bd. VI, Chirurgie d. unt. Gliedmaßen, Stuttgart: Enke 1928. — *H. Bürkle-de-la-Camp*, Zur Fersenbeinbruchbehandlung, Z. Chir. **1936**, 16. — *A. Chakir* u. *A. Mouchet*, Fracture de Shepherd associée à une fracture de calcanéum. Etude de mécanisme. Bull. et Mémoires de la Société anatom., Tagung v. 1. XII. 1923, **20**, Nr 10, 747. — *A. Comolli*, Sulla cura chirurgica delle fratture del calcagno, Chir. Org. Movim. 9, H. 4—5 (1925), Capelli Bologna. — Congrès Francais De Chirurgie, 44. Tagung 1935, Paris, vom 9. X., 371—716: Les Fractures du Calcanéum. — *H. R. Conn*, Fractures of the Os Calcis, Ohio State Medic. J. **1929**; The Treatment of Fractures of the Os Calcis, J. Bone Surg. **17**, Nr 2, 392—405 (1935). — *W. Drewke*, Die Frakturen des Calcaneus und ihre Behandlung, Dissert. Berlin 1913. — *W. J. Eastwood*, Fractures of the Os Calcis, Brit. J. Surg. **1938**, 636—646. — *W. Ehalt*, Die Verwertung des Tubergelenkswinkels in der Beurteilung von Verletzungen und Erkrankungen des Fersenbeins, Mschr. Unfallheilk. **40**, 1 (1933) — Das modifizierte Verfahren nach Westhues zur Behandlung der Fersenbeinbrüche, Chirurg **9**, 17 (1937) — Behandlung der Fersenbeinbrüche mit Behandlungsergebnissen, Wien. klin. Wschr. **52**, 18 (1939). — *F. Felsenreich*, Die Therapie der Calcaneusfraktur, Arch. orthop. Chir. **35**, 5 (1935). — *E. Fiorini*, Contributo allo studio delle fratture del calgagno, Chir. Org. Movim. **10**, H. 4—5 (1926), Capelli, Bologna. — *C. R. G. Forrester*, Acute Fractures Of The Os Calcis, Their Treatment From The Industrial Standpoint, Amer. J. Surg. **1934** (September). — *M. R. Francillon*, Zur Anatomie u. Klinik d. Processus trochlearis calcanei. Epiphysenbildung am Proc. trochlearis, Z. orthop. Chir. **57** (1932). — *P. Fuchsig*, Über Fersenbeinbrüche, Chirurg **10**, 22 (1938). — *M. S. Henderson*, Fractures of The Os Calcis, Surgery, Gynecology and Obstetrics **63**, 782—784 (1936). — *F. Kazda*, Brüche des Fersenbeins, Arch. orthop. Chir. **18**, 6 (1921). — *J. Köstler*, Zur operativen Wiederherstellung alter Fersenbeinbrüche, Z. Chir. **1939**, 47. — *K. Krömer*, Atypische Fersenbeinbruchformen bei Jugendlichen. Röntgenprax. **9**, 25—26 (1937). — *E. H. Lagomarsino*, A Proposito De Las Fracturas Graves Del Calcaneo, Rev. Orthopedia y Traumatologia, **1937** (April). — *K. Lang*, Rißfraktur des Calcaneus, Z. Chir. **1939**, 28. — *Ch. Lenormant* et *Wilmoth*, Les Fractures sous-Thalamiques de Calcanéum, Leur traitement par la réduction à ciel ouvert et la greffe ostopériostique, Rev. Path. et de Physiol. du Travail **1932** (Mai). — *P. Lorthioir* u. *P. Kempeneers*, Les Fractures du Calcanéum, J. Chir. et Ann. Soc. belge Chir.

1931 (Juni). — *G. Magnus*, Die Kompressionsfraktur des Calcaneus als typische Seekriegsverletzung. Dtsch. Z. Chir. **134** (1915). — *Malgaigne*, Die Knochenbrüche und Verrenkungen, Bd. 2, 1850. — *H. S. Nissen-Lie*, Fractura calcanei, eine Nachuntersuchung von 10 i. d. III. Abt. d. Krankenhauses Ullevaal i. Jahre 1934 behandelten Fällen, Acta chir. scand. (Stockh.) **81**, H. II—III (1938). — *L. Olivarez*, Un caso de fractura de calcáneo tratada por injerto oseo, Act. Soc. Cir. Madrid **1**, H. 2 (1932). — *F. Pagliani*, Contributo allo studio delle fratture da strampamento del calcagno, Chir. Org. Movim. **19**, H. 2 (1934). — *R. S. Reich*, Subastragaloid Arthrodesis in the traitment of old fractures of the Calcaneus, Surgery **1926** (Mai) — End-results in fractures of the Calcaneus, J. amer. med. Assoc. **19**, 1909—1912 (1932). — *A. Rothberg*, Avulsion fracture of the os calcis, J. Bone Surg, **21**, 218—220 (1939). — *E. Schindler*, Calcaneusfrakturen, Dissert. Leipzig 1934. — *F. Schneck*, Zur Behandlung der Fersenbeinbrüche, Chirurg **24** (1930). — *O. R. Schoffield*, Fractures of the os calcis, J. Bone Surg. **1936** (Juli). — *V. Schuppler*, Abrißbruch am Fersenbein, Bruns' Beitr. **166**, 402—413 (1938). — *G. Segre*, Sugli esiti delle fratture del calgagno, Bolletino e Memorie della Società Piomentese di Chirurgia, Sitz. v. 25. I. 1936. — *Cl. Sieberg*, Histologische Untersuchung üb. anatomischen Bau u. Pathologie des Fersenbeinsystems. Dissert. Königsberg 1936. — *R. Soeur*, Le traitement des fractures du calcanéum, J. Chir. et Ann. Soc. belge Chir. **1936** (April). — *W. Tyrell*, Posttraumatische Kantenstellung des Fußes in Supinationskontraktur. Dissert. Hamburg 1940. — *M. Zur Verth*, Die indirekten Fersenbeinbrüche (Kompressionsbrüche) und ihre Einteilung, Z. Chir. **1919**, 16 — Mechanik und System des Fersenbeinbruches, Münch. med. Wschr. **1920**, 39 — Über den Bruch des Fersenhöckers, Dtsch. Z. Chir. **153**, 5—6 (1920). — *J. F. Vidal*, Zwei seltene Entstehungsarten von Fersenbeinbrüchen, Z. Chir. **62**, 6 (1935). — *F. Vollrath*, Die Behandlung der Fersenbeinbrüche unter Berücksichtigung des Tubergelenkwinkels von *Böhler*, Dissert. Kiel 1937. — *J. Vorschütz*, Zur Behandlung der Calcaneusbrüche, Z. Chir. **63**, 11 (1936). — *W. Wagner*, Über Frakturen durch Muskelzug, Arch. klin. Chir. **171**, 503—514 (1932). — *A. Werner*, Über Calcaneusfrakturen und ihre Spätresultate, Mschr. Unfallheilk., Beiheft 3, **1930**. — *H. Westhues*, Eine neue Behandlungsmethode der Calcaneusfrakturen, Z. Chir **62**, 17 (1935). — *L. O. Zeno*, El tratiamento de las fracturas del calcaneo por el método de *Böhler*, La Semana Médica, Spinelli, Cordoba 1930.

Praktische Anatomie

Ein Lehr- und Hilfsbuch
der anatomischen Grundlagen ärztlichen Handelns

Von

T. von Lanz und W. Wachsmuth

Erster Band / Vierter Teil

Bein und Statik

Mit 342 zum größten Teil farbigen Abbildungen. XVI, 485 Seiten. 1938

RM 45.—; gebunden RM 49.—

Inhaltsübersicht:

Allgemeiner Teil: Form und Bedeutung des Beines als Teil des Gesamtkörpers: Aufgabe des Beines im Körperhaushalt. Abhängigkeit der Beinform vom Körperbautyp. Eigenform des Beines. — **Praktisch-anatomische Gliederung des Beines.** — **Übersicht über das Beinskelet:** Klinische Untersuchung des Beinskeletes. Entwicklung des Beinskeletes. Die Knochenarterien des Beinskeletes. — **Übersicht über die Gefäßversorgung des Beines:** Arterien. Venen. — Lymphsystem. — **Übersicht über die Nervenversorgung des Beines:** Die segmentale Innervation des Beines. Plexus lumbosacralis. — **Die Hüfte, Regio coxae. Leistenbeuge, Regio subinguinales:** Aufbau. Die Leistenbeuge am Lebenden. Die Bindegewebs- und Fascienverhältnisse der Leistenbeuge. Die Hautschichten. Die Gefäße und Nerven der Unterleistengrube. Hüftgelenk. — **Mediale Hüftgegend, Regio obturatoria:** Aufbau, Fascienverhältnisse. Regio obturatoria am Lebenden. Hautschichten. Die Gefäße und Nerven der Adductorengruppe. Der Canalis obturatorius als Bruchpforte. — **Gesäßgegend, Regio glutaea:** Aufbau, Regio glutaea am Lebenden. Fascienräume und Bindegewebsverhältnisse. Hautschichten. Die tiefen Gefäße und Nerven der Gesäßgegend. — **Das Hüftgelenk, Articulus coxae:** Ärztlicher Überblick. Die Gelenkkörper. Gelenkkapsel. Verstärkungsbänder des Hüftgelenkes. Lig. capitis femoris. Verrenkungen. Die Bewegungen des Hüftgelenkes. Die bewegenden Kräfte für das Hüftgelenk. Gefäße und Nerven des Hüftgelenkes. Ärztliche Topographie. — **Der Oberschenkel, Regio femoris:** Aufbau. Der Oberschenkel am Lebenden. Hautschichten. Oberschenkelvorderseite, Regio femoris ventralis. Oberschenkelrückseite, Regio femoralis dorsalis. Femurschaft. — **Das Knie, Genu, Kniekehle, Fossa oder Regio poplitea:** Aufbau. Die Kniekehle am Lebenden. Hautschichten und Hautversorgung. Die Bindegewebsverhältnisse der Kniekehlenraute. N. fibularis im Kniebereich. Der Gefäß-Nervenstrang in der Kniekehle. — **Kniegelenk, Articulus genus:** Gelenkkörper. Menisci. Führungsbänder. M. quadriceps femoris und Kniegelenk. Corpus adiposum genus. Gelenkhöhle. Gelenkkapsel. Die Bewegungen im Kniegelenk. Die bewegenden Kräfte des Kniegelenkes. Kniegelenk und Form des Beines. — **Regio articularis genus, Kniegelenkgegend:** Die Kniegelenkgegend und das Kniegelenk am Lebenden. Hautschichten und Fascienverhältnisse. Gefäße und Nerven in der Kniegelenkgegend. Zugangswege zum Kniegelenk. — **Der Unterschenkel, Regio cruris:** Aufbau. Der Unterschenkel am Lebenden. Hautschichten und Hautversorgung. Kammer der Streckmuskeln. Kammer der Wadenbeinmuskeln. Wadengegend, Regio cruris posterior. Skeletschicht des Unterschenkels und die Schienbein-Wadenbein-Verbindungen. — **Der Fuß, Pes. Knöchelgegend, Regio malleolaris:** Gegend des Schienbeinknöchels, Regio malleolaris tibialis. Gegend des Wadenbeinknöchels, Regio malleolaris fibularis. Hintere Knöchel- und Fersengegend, Regio malleolaris posterior et calcanearis. — **Sprunggelenke, Articuli tali.** Oberes Sprunggelenk, Articulus talo-cruralis. Unteres Sprunggelenk, Articulus talo-tarsalis. Die Bewegungen in den Sprunggelenken. Die bewegenden Kräfte der Sprunggelenke. Blut- und Nervenversorgung der Sprunggelenke. Lagebeziehungen. Untersuchung und Zugangswege. — **Das Fußskelet:** Das topographische Gefüge. Entwicklung der Stellung und Lage der einzelnen Knochen des Fußskeletes. Das statische Gefüge. Die Band- und Muskelverklammerungen des statischen Fußgerüstes. Das Versagen des statischen Fußgerüstes. (Zur Lehre vom Plattfuß.) — **Fußrücken, Dorsum pedis:** Aufbau und Bedeutung. Der Fußrücken am Lebenden. Hautschichten. Die Schicht des Bewegungsapparates. Die tiefe Gefäß-Nervenlage des Fußrückens und die tiefe Fußrückenfascie. — **Die Fußsohle, Planta pedis:** Druckkonstruktion der Fußsohle. Die Fußsohle am Lebenden. Die Hautschichten der Fußsohle. Der tiefe Fußsohlenbereich. — **Zehen, Digiti pedis.** — **Schrifttum.** — **Schlagwortverzeichnis für Text und Abbildungen.**

VERLAG VON JULIUS SPRINGER IN BERLIN